亲·悦阅读系列

新编孕产妇保健百科

何卫珍⊙编

中国纺织出版社

内容提要

本书以全新的视角，从孕前的充分准备，到孕期每一周准妈妈与胎宝宝的变化、营养“孕”味、日常护理、快乐胎教以及不适与疾病的应对，乃至分娩、坐月子、产后恢复等诸多方面进行系统、详细地诠释，以便指导准爸爸、准妈妈在各个时期采用科学的方法应对各种不同的保健问题，从而轻松地度过孕期的每一个阶段，顺利地迎接小宝宝的到来！

图书在版编目(CIP)数据

新编孕产妇保健百科 / 何卫珍编 .--北京：中国纺织出版社，2014 . 10

（亲 · 悦阅读系列）

ISBN 978-7-5064-9820-3

Ⅰ. ①新… Ⅱ. ①何… Ⅲ. ①孕妇-妇幼保健-基本知识②产妇-妇幼保健-基本知识 Ⅳ. ①R715.3

中国版本图书馆CIP数据核字（2014）第082446号

责任编辑：樊雅莉　　　　责任印制：储志伟

中国纺织出版社出版发行

地址：北京市朝阳区百子湾东里A407号楼　邮政编码：100124

销售电话：010-67004422　传真：010-87155801

http: //www.c-textilep. com

E-mail: faxing@c-textilep. com

中国纺织出版社天猫旗舰店

官方微博http://weibo.com/2119887771

北京佳信达欣艺术印刷有限公司印刷　各地新华书店经销

2014年10月第1版第1次印刷

开本：710×1000　1/16　印张：20

字数：265千字　　定价：29 . 80元

目录
Contents

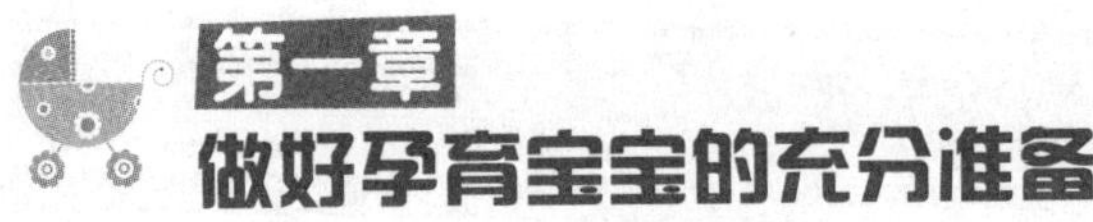
第一章
做好孕育宝宝的充分准备

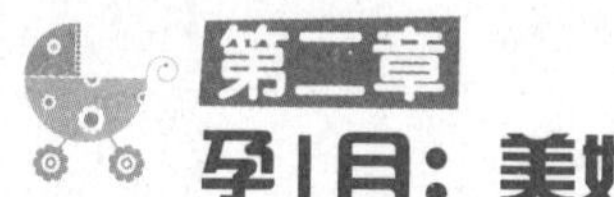

第二章 孕1月：美妙孕程从这里开始

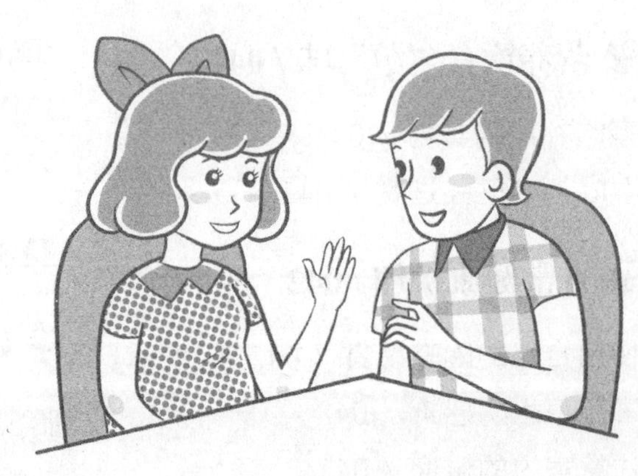

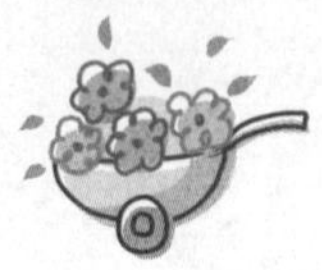

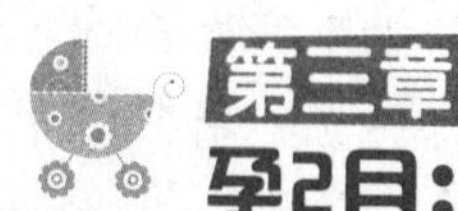

第三章 孕2月：微妙的变化

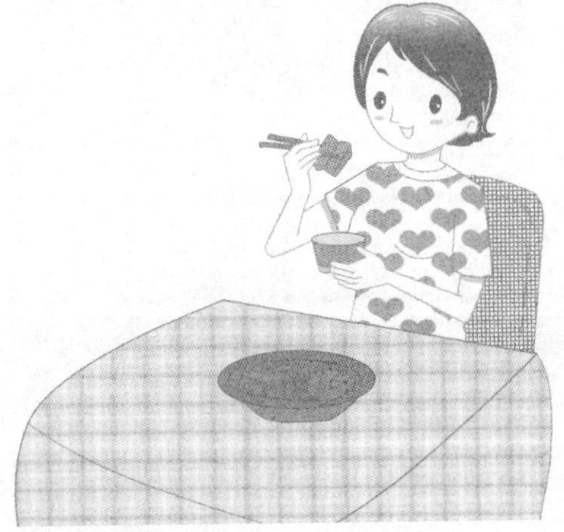

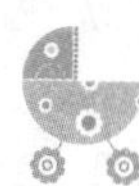

第四章 孕3月：已经是个小人儿了

孕9周

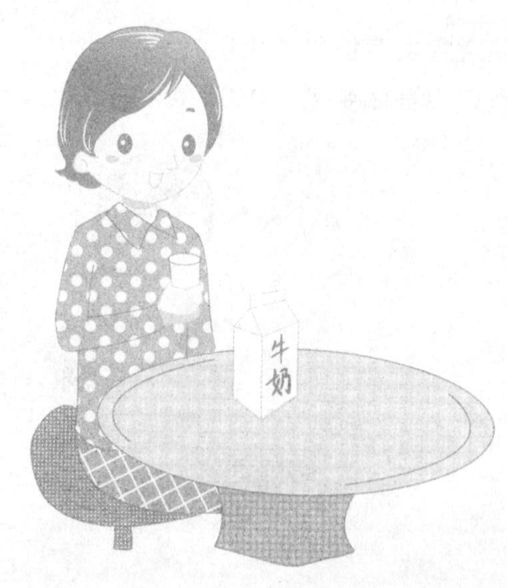

孕10周

孕11周

孕12周

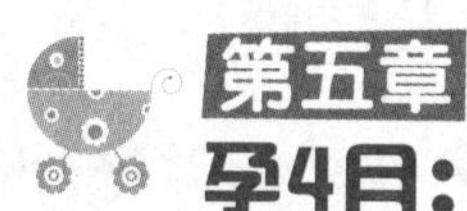

第五章 孕4月：对声音有了反应

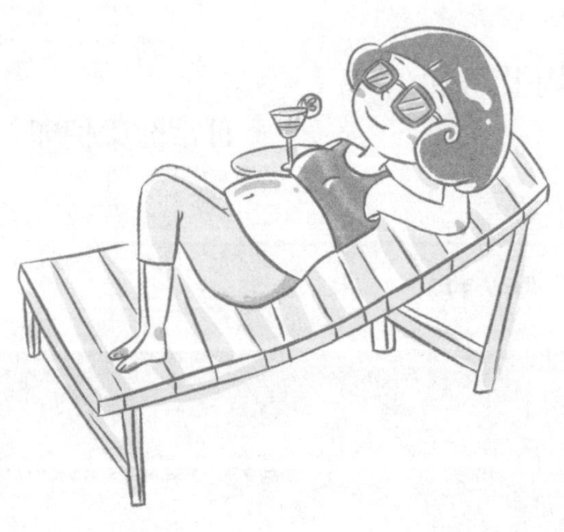

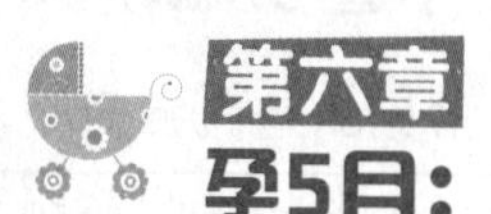

第六章 孕5月：看上去像个小梨子

孕20周

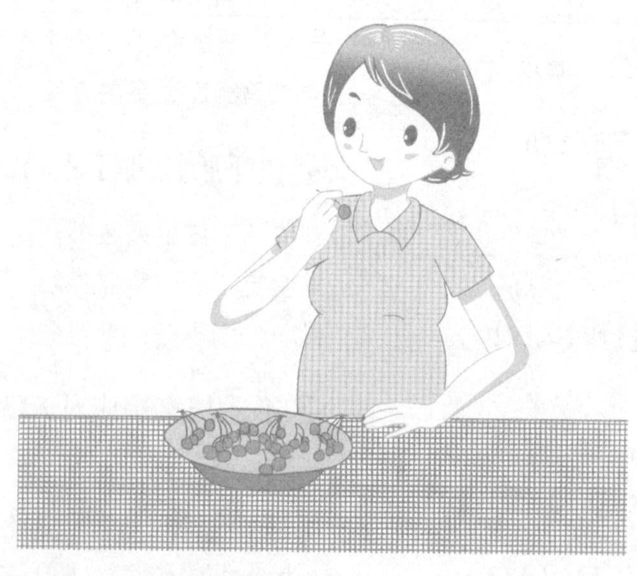

第七章 孕6月：小模样清晰可见

孕21周

孕22周

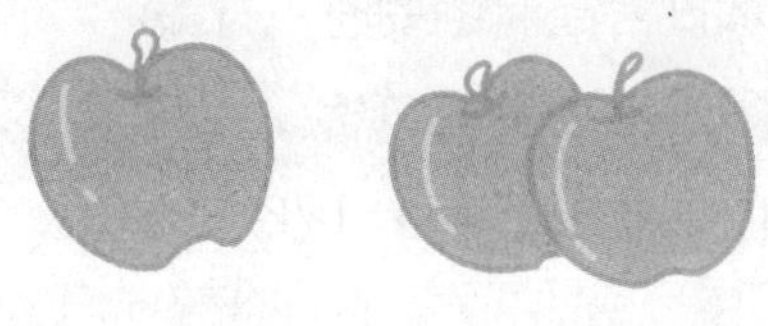

第八章 孕7月：进入大脑发育的高峰期

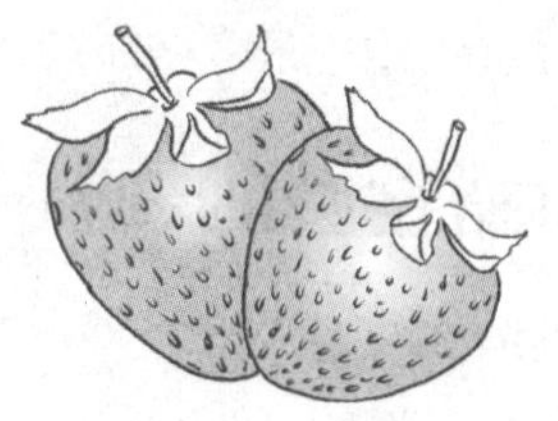

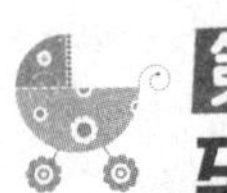

第九章 孕8月：听见妈妈的声音

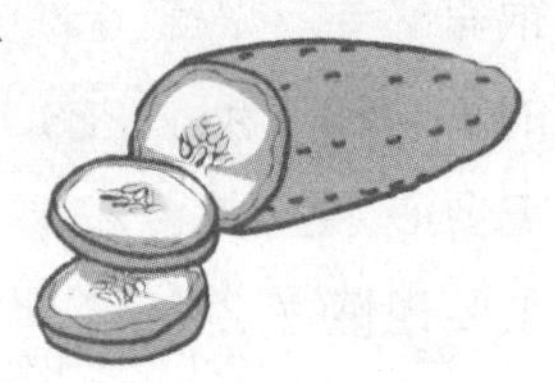

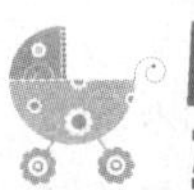

第十章 孕9月：胎宝宝更结实了

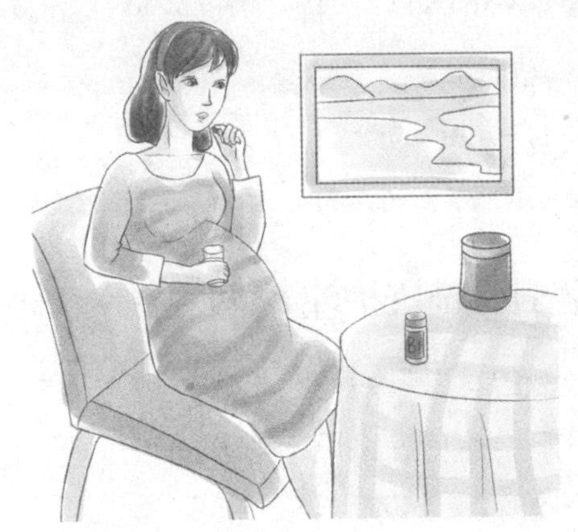

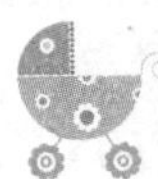

第十一章 孕10月：就要和宝宝见面了

第十二章 坐月子：健康、美丽的幸福妈妈

不适与疾病的应对 / 287

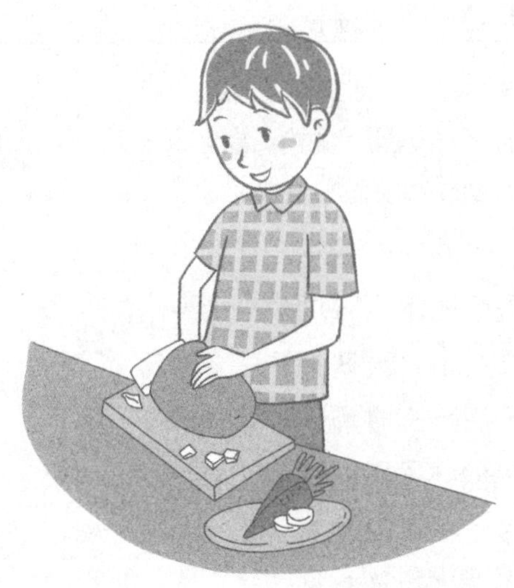

第一章

做好孕育宝宝的充分准备

年轻的夫妇们都希望自己能拥有健康、聪明的宝宝。那么，如何才能做到这一点呢？答案是掌握相关的孕前知识，在怀孕前合理、科学地安排生活，使身体和精神都达到最佳状态，为孕育宝宝做好充分准备。

重视孕前体检

夫妻具有健康的身体，才能孕育出同样健康的宝宝。因此，在怀孕前，夫妻双方一定要进行孕前检查，同时，女方还要治疗一些对怀孕有影响的疾病。

孕前检查的重要性

年轻男女结婚组建小家庭后，下一步就要考虑新的家庭成员“小宝贝”的出生问题，这就是计划生育。打算要宝宝的夫妻，应提前3个月或半年到医院进行身体检查。如果双方患有影响怀孕的疾病，应及时治疗，待身体康复后才能怀孕。

孕前检查的主要内容

孕前检查主要包括以下内容：

月经检查

月经异常是妇科常见病，它带给女性的不仅是自身的烦恼和痛苦，还会影响到能否正常受孕。有月经异常，如经期不准、经色经量异常、痛经等的女性一定要及时检查。

白带检查

白带是女性生殖系统健康与否的预报器。孕前白带异常的女性，若不加治疗则怀孕后病情会加重，而且在分娩时很有可能通过产道将病菌感染给宝宝。到任何一家正规医院做个妇科常规检查，就可以了解白带是否正常以及引起白带异常的原因，并可在医生的协助下进行对症治疗。

尿常规检查

通过尿常规检查可以排除糖尿病、尿道感染、肾炎等疾病，有助于肾脏疾患的早期诊断，如果有肾脏疾病，应治愈后再怀孕。

妇科内分泌检查

妇科内分泌检查主要是检查女性的性激素和对性激素有影响的其他激素的含量和水平。该项检查是否正常会直接影响到女性能否正常受孕和受精卵是否可在母体内正常发育。

血常规检查

在怀孕之前一定要认真地做个血常规检查，它可以告诉你的血液是否正常、凝血能力如何等重要信息。

肝功能检查

肝是人体重要的解毒器官，如果肝功能不正常对身体的危害是很大的，尤其是在怀孕这样的特殊时期。另外，若母亲携带有肝炎病毒，还会传染给胎儿。所以孕前做一次肝功能检查是非常必要的。

口腔检查

如果准备怀孕，女性朋友别忘记做一次孕前的口腔检查。保证牙齿的健康，是安全度过妊娠期的条件之一。

孕前需治愈的疾病

在孕前，如果患有某些慢性疾病，如女方患有精神病、糖尿病、癫痫、甲状腺功能异常等，需治愈后才可妊娠。乳腺或盆腔内良性肿瘤以及经常发作的慢性阑尾炎等，最好在怀孕前进行手术治疗。男女一方患有肺结核、病毒性肝炎、淋病、尖锐湿疣等传染性疾病时，在传染期均不宜受孕。女方如患肝炎且不在传染期，但肝功能异常，需要在医生指导下受孕。

不要忽略遗传病的咨询

遗传病是指完全或部分由遗传因素决定的疾病，多为先天性。夫妻双方孕前应向遗传病科医生进行必要的咨询，阻断和避开可能发生的遗传病风险。

为孕育健康宝宝打好基础

所有夫妻都希望能以自己最佳的状态来迎接宝宝的到来，这就需要夫妻双方共同努力，不仅要重视孕前饮食，还要从身心两方面做好充分的准备。

将体重控制在正常水平

女性过胖或过瘦，内分泌功能都会受到影响，不利于受孕。实际体重低于标准体重15%为过瘦，这样的女性要多摄取优质蛋白质和富含脂肪的食物，如瘦肉类、蛋类、鱼类及大豆制品。实际体重高于标准体重20%以上为肥胖，这样的女性要注意控制热量的摄入，少进食油腻及甜味食物，争取将体重减到标准范围内，这样也可避免怀孕后并发妊娠高血压综合征及糖尿病的风险。

了解自身营养状况

从优生角度考虑，怀孕女性机体营养失衡会导致胎宝宝发育所需的某些营养素短缺，对优生不利。因此女性在怀孕前应当对自己的营养状况做全面了解，必要时也可请医生帮助，以便有目的地调整饮食，积极储存平时体内含量偏低的营养成分。

合理补充叶酸和碘

从计划怀孕的前3个月起，准妈妈每天要补充400毫克叶酸。叶酸是B族维生素中的一种，准妈妈缺乏叶酸可引起流产、胎宝宝神经管畸形等情况。补充叶酸可以选择富含叶酸的食物，例如深绿色蔬菜。为提高精子质量，准爸爸同样要补充叶酸。

碘是人体自身不能合成的微量元素，它可促进胎宝宝的细胞生长，尤其是脑细胞生长。准妈妈怀孕后对碘的需求量增大，所以怀孕前应多食海带、海蜇、虾皮、紫菜等含碘丰富的食物，做好身体内碘的储备。

保证充足的热量供给

在每天供给正常成人需要的9200千焦热量的基础上，再加上1600千焦的热量，以满足性生活的消耗，同时为受孕积蓄一部分能量，为受孕和优生创造必要条件。

保证优质蛋白质的供给

蛋白质具有促进伤口愈合、产生白细胞、防止细菌侵入的特殊功能。另外，催化身体新陈代谢的酶、合成调节生理功能的胰岛素等，都离不开蛋白质的帮助。可以说，人体没有蛋白质将不能运转。母体的蛋白质缺乏会直接导致婴儿先天缺乏蛋白质。

一般来说，在怀孕前，准妈妈蛋白质的每日摄入量应控制在80～85克。也就是说，每天1个鸡蛋、100克鱼肉及50克畜、禽肉，再加上1杯牛奶就可满足身体对蛋白质的需求。

摄入充足的矿物质和微量元素

怀孕期间，女性对微量元素和矿物质的需求都有所增加，胎宝宝在母亲体内的健康发育也离不开这些营养素。微量营养素之间也有相互作用，某些微量营养素可以提高另外一些微量营养素的吸收和利用，如维生素C可以增加铁的吸收率，而叶酸与维生素B_6、维生素B_{12}协同作用可以预防先兆子痫，钙的吸收需要维生素D来调节等，所以怀孕期间补充复合维生素的效果优于单一的某一种维生素或矿物质补充。另外，钙、铁、锌、铜等对构成骨骼、造血、提高智力、维持体内代谢的平衡有重要作用，准备怀孕的夫妻不可缺乏。

温馨提示

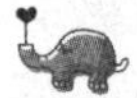

偏食、挑食、节食减肥、饮酒和吸烟等不良习惯，或长期口服避孕药，都会引起体内某些微量营养素的失衡。

孕前不宜缺钙

对于怀孕的女性来说，因钙流失而出现骨质疏松症的风险是30%～40%。如果平时就有喝咖啡、不爱晒太阳、不喝牛奶的习惯，那么可以肯定地说，缺钙的情况可能已经出现，如果不及时补充，在怀孕后钙只会流失得更快。专家提醒，女性在孕期出现大量钙流失主要源于胎宝宝，因为胎宝宝骨骼的形成所需要的钙全都来源于母体，因此准妈妈消耗的钙量要远远大于普通人。所以，准备怀孕的女性一定不能缺钙。

摄入含锰的食物

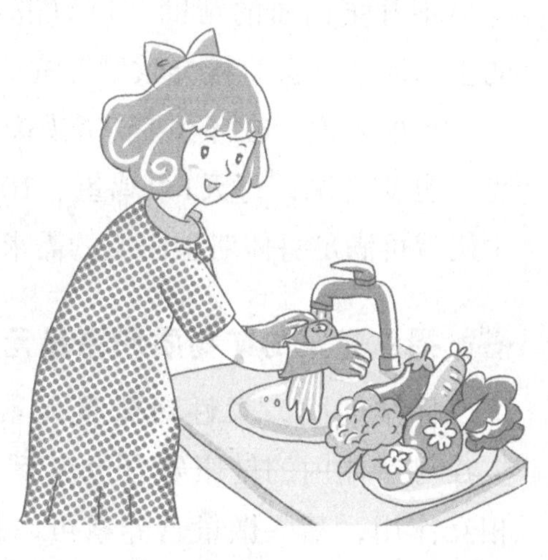

妇产专家们经研究发现，缺锰会让婴儿的智力低下。一般来说，常吃谷类和蔬菜等食物的人不会发生锰缺乏，但由于现今食品加工得过于精细，往往会造成锰摄入不足。因此，女性在怀孕前要适量多吃粗粮、新鲜蔬菜和水果，以保证锰的供给。

重视铁的补充

人体发生低血红蛋白性贫血往往都是由于缺铁而造成的。准妈妈在妊娠30～32周时，血红蛋白可降至最低，造成“妊娠生理性贫血”。在此基础上如果再缺铁，则可危及胎宝宝。调查表明，患严重贫血的准妈妈所生婴儿的红细胞体积比正常婴儿小19%，血红蛋白低20%。无论在孕前还是在孕期，准妈妈们都要做到科学饮食，多食一些含铁丰富的食物，如蔬菜中的黑木耳、海带、芹菜、韭菜；谷类食物中的芝麻、大麦米、糯米、小米；豆类食物中的黄豆、赤小豆、蚕豆、绿豆等，这样在孕育宝宝的时候才不会因为缺铁而出现贫血。

制订适宜的健身计划

计划怀孕前6个月，夫妻双方要量身制订一套适合自己身体状况的健身计划，并开始实施，使双方身体健康、精力充沛，这对新生命获得优良的遗传基因非常有利。

营造夫妻间和谐的氛围

为了生一个健康聪明的宝宝，在怀孕前夫妻双方要保证心理和谐。夫妻情绪、心态、精神、心境等方面的状态，对于女性怀孕和母子健康都有着微妙的影响。因此，夫妻之间需要多沟通，互相协调彼此的心态。一方心态失常时，另一方需要及时劝导和安慰，帮助对方摆脱心理困境。同时，双方在这一时期更需要互相包容和忍让，保持平和的心境，尽量避开平时容易引起争执的话题，一些可能会导致争论的非原则性问题，这时可先容忍下来，留待以后的适当时机解决，也可借其他方法使之自然消化。

躲避不利因素影响

为了孕育健康宝宝，应避免以下不利因素的影响：

·备孕准爸爸、准妈妈一定要戒烟禁酒。

·喜欢喝咖啡的备孕准妈妈，要把饮用量限制在一天一杯之内，可乐等饮料最好不喝，可以新鲜果汁或蔬菜汁代之。

·远离不安全环境，避免接触化学物质、超强电磁波等，尤其是准妈妈在生活中应尽量少接触染发剂，另外一天超过8小时以上的计算机操作工作显然也是不利于健康的。

·孕前不能随意服药，如果必须用药，一定要在医生的指导下服用。

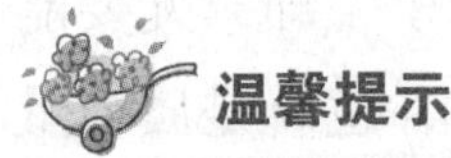

温馨提示

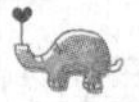

孕育宝宝是夫妻两个人的事。计划怀孕的夫妻，一定要养成良好的生活和饮食习惯，营造和谐的家庭氛围，齐心协力孕育健康宝宝。

成功受孕的要素

了解了与怀孕相关的知识、调养好了身心状态，是不是就万事大吉了呢？其实孕前准备还不止这些，在怀孕前，还需要做好充足的物质准备，掌握成功受孕的技巧。

功能正常的卵巢

卵巢是女性生殖器官之一，卵巢功能不佳或衰退会影响受孕成功的概率。卵巢有足够的卵细胞且卵泡正常发育是成功受孕的基础。

畅通无阻的输卵管

据统计，在生育障碍的病例中，输卵管因素所造成的不孕约占25%。输卵管是精子与卵子相会结合成为受精卵及早期胚胎发育的地方，输卵管梗阻会降低受孕概率。

健康的子宫

子宫是女性重要的生殖器官，是产生月经和孕育胎儿的重要场所。胚胎着床的正常位置是子宫腔，若子宫腔内长息肉、肌瘤或有粘连，都会影响胚胎着床。

质与量兼备的精子

孕育宝宝只靠女性一个人是无法完成的。男性方面的问题较为单纯，简单说可分为两大项：一是正常的性功能，即阴茎能顺利勃起且正常射精，这一项男性可自我检查。二是质与量兼俱的精子，即睾丸要能制造精子，而且精子的数量、活动力及形态都必须正常，也就是质与量俱佳。男性孕前检查最重要的就是精液检查，不少男性朋友嫌取精液麻烦而不愿检查。其实，与妻子复杂的检查相比，精液检查相对简单。

学会推算排卵期

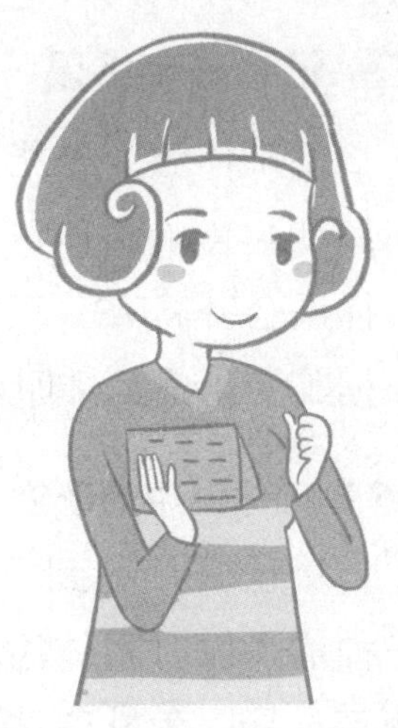

精子在女性体内存活时间最长是3天，而卵子只能在排卵后24小时之内受精，如果要怀孕，就应在排卵前3天至排卵后4天同房，这时的受孕概率较大。下面我们来介绍一种根据公式推算排卵期的方法。如果通过观察，你的月经很规律，28天1次，那么你可将月经周期的最长天数和最短天数均定为28天，代入下面这个公式：

排卵期第一天 = 最短一次月经周期天数 – 18天

排卵期最后一天 = 最长一次月经周期天数 – 11天

这样可计算出你的排卵期为本次月经来潮后的第10 ~ 第17天。这种计算方法是以本次月经来潮第1天为基点，向后顺算天数。找出排卵期后，如果想怀孕，可从排卵期第1天开始，每隔1日性交1次，连续一段时间，则极有可能怀孕。

观察子宫黏液

这是一种根据阴道黏液变化判断排卵期的方法。女性月经周期分为“干燥期—湿润期—干燥期”。在月经中间的湿润期，白带较多而且异常稀薄，一般持续3 ~ 5天。分泌物像鸡蛋清样，清澈、透明、高弹性、拉丝度长的这一天就是排卵日。

具体方法是：平常在早上起床后、洗澡前或小便前，用干净的卫生纸在阴道口拭取黏液，先看看，再拉长。一般你会有这样的发现，月经后的几天内，黏液又少又稠，这种状态下的黏液，提示你阴道内的环境呈酸性，不利于精子存活；在排卵前，卵巢分泌的雌激素不断增加，雌激素促进宫颈分泌出潮湿、滑润、富有弹性、清亮或白色的黏液，犹如鸡蛋清样，这类黏液的分泌可以过滤异常精子，为健康的精子提供营养的通道，引导精子经过宫颈、子宫进入输卵管。

记录基础体温

基础体温，是指经过6～8小时的睡眠后，尚未受到运动、饮食或情绪变化影响时所测出的体温。正常情况下，生育年龄女性每月排卵后体温会升高0.3～0.5℃。基础体温法就是每天测定清晨醒后的体温，根据其变化确定排卵日，并用以避孕或受孕的方法。

基础体温中的秘密

从这次月经到下次月经之间，每天早晨测量基础体温，可形成一种前半段时间体温较低、后半段时间体温较高的曲线。体温之所以变高，是因为排卵结束后卵巢中生成的黄体分泌黄体素所致。确切地说，月经结束后到下次排卵日开始的这段时间体温降低，排卵后到下次月经来临的这段时间体温升高。因此，在两次月经之间分为低温期和高温期两个时期，而且低温期的最后一天即为排卵日。

如何测定基础体温

每天在睡觉前将体温计甩到35℃以下，并放在床头安全的地方，第二天一醒来不要做任何运动，立即测量体温，因为任何动作都可能使体温升高而产生误差，所以必须在不运动的情况下完成测量。至少需要连续测量和记录3个月，画出曲线图，以便掌握体温上升、下降的规律，来确定自己的排卵日。如果出现持续两周以上较高的基础体温，就有可能是怀孕了。

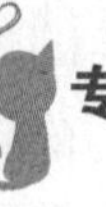

专家答疑

基础体温使用什么温度计测量？

建议使用专门的基础体温计。基础体温计与一般体温计不同，它的刻度较密，一般以36.7℃（刻度24）为高低温的分界。（36℃对应刻度10，38℃对应刻度50）。

选择适宜受孕的环境

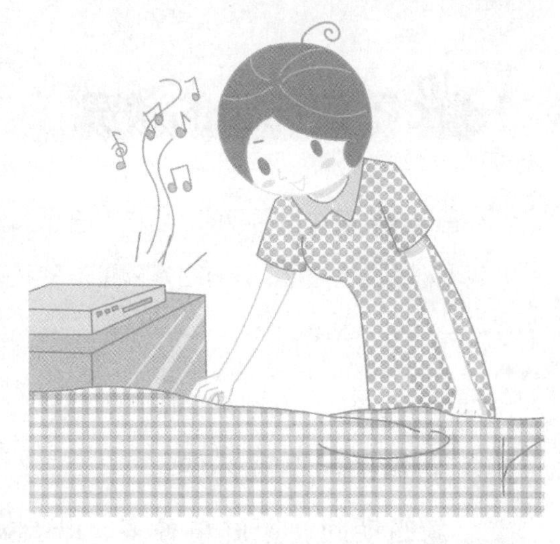

正如人们在工作、吃饭、睡眠时需要有一个与之相应的良好环境一样，受孕也需要良好的环境。理想的受孕时间最好是空气清新、令人精神振奋、精力充沛的日子；卧室的环境应尽量安静，不受外界条件的干扰；床上的被褥、床单和枕巾等物品应该是新的或干净的，最好是刚洗晒过且散发出一股清新的味道；并且要注意受孕时的视觉刺激，让室内沉浸在柔和的灯光下。放些优美轻松的乐曲，可以通过听觉器官作用于人体，使人处于一种和谐状态，营造一个良好的受孕环境，对于受孕质量的提高也是有帮助的。这种恬静舒适的环境往往能对人产生良好的心理暗示作用，使夫妻双方在最佳的状态播下爱情的种子。

掌握性生活的频率

怀孕以精子与卵子结合成受精卵为开始，在排卵期前后进行性生活才能受精。正常男子在射精后，通常需要30～40小时才能使新产生的精子达到最大量。性生活太频繁会导致精液量减少和精子密度降低，精子活动率和生存率下降，精子在女性生殖道的行进能力和与卵子相会的机会大为减弱。同时，过频的性生活还可能导致女性免疫性不孕。对于能够产生特异性免疫反应的女性，如果频繁地接触丈夫的精液，容易激发体内产生抗精子抗体，使精子黏附堆积或行动受阻，导致不能和卵子结合。

因此，频繁的性生活不仅不会增加受孕机会，而且会使受孕机会减低。在排卵期前应该适当减少性生活频率，这样才能保证精子的质量和数量。

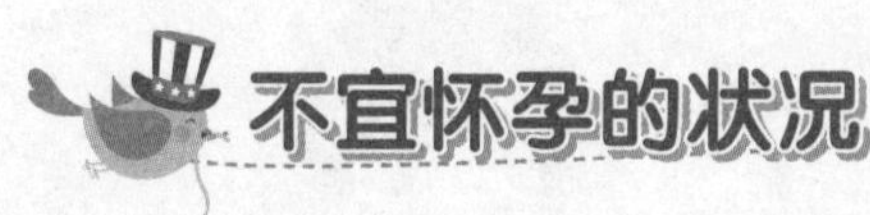

不宜怀孕的状况

备孕夫妻在准备怀孕前，应该系统地了解哪些状况会对怀孕有影响。如果有疾病，一定要积极配合治疗，这样才能确保未来宝宝的健康。

新婚期间不宜怀孕

新婚期间，家庭事务多，既要操办婚宴又要应酬客人，夫妻双方都很劳累，自身健康状况难免会有所下降；再加上在新婚蜜月里，精神兴奋，性生活频繁，精子和卵子发育可能不十分健康，如果这时怀孕，有可能造成胎儿发育不良。尤其是举办婚礼，要招待、宴请贺喜的亲朋好友，新郎新娘免不了要陪吃陪喝，而烟中的尼古丁和酒中的乙醇可直接或间接地使发育中的精子和卵子受到不同程度的损害，甚至发生畸变。这种受到损害的精子和卵子结合形成的受精卵，往往发育不正常，容易导致宝宝智力低下等问题。

停服避孕药后不要立即怀孕

平时服用避孕药的女性如果想怀孕，最好在停用避孕药6个月以后，让体内残留的避孕药完全排出体外。如果停药时间过短，体内的避孕药不能完全排出，可能会造成胚胎发生某些缺陷。在这近6个月的时间里，可以采用非药物方法避孕，例如使用避孕套。

人工流产后不急于怀孕

人工流产后，子宫、卵巢等生殖器官以及机体都有一个恢复的过程，要恢复到正常状态，需要进行适当的调养。人工流产后若很快再次怀孕，受精卵在尚未恢复好的子宫内膜上再次着床，容易引发自然流产。一般来说，人工流产后半年至1年再怀孕较好。

身体疲劳时不宜怀孕

身体疲劳时怀孕会影响优生，它主要降低男性精子质量。男性的睾丸对外界刺激非常敏感，对劳累的反应尤其强烈，劳累可能破坏精子的功能。现代社会引起疲劳的因素很多，比较明确的有如下12种：

· 频繁的性生活。

· 过于集中并持久的脑力劳动。

· 远程而紧张的结婚旅行。

· 激烈地争吵或生气。

· 剧烈的体育运动。

· 久坐。

· 过度的体力劳动。

· 沉迷于夜生活。

· 常赴舞会并频下舞场。

· 久卧病床。

· 长途旅行。

· 连续加夜班。

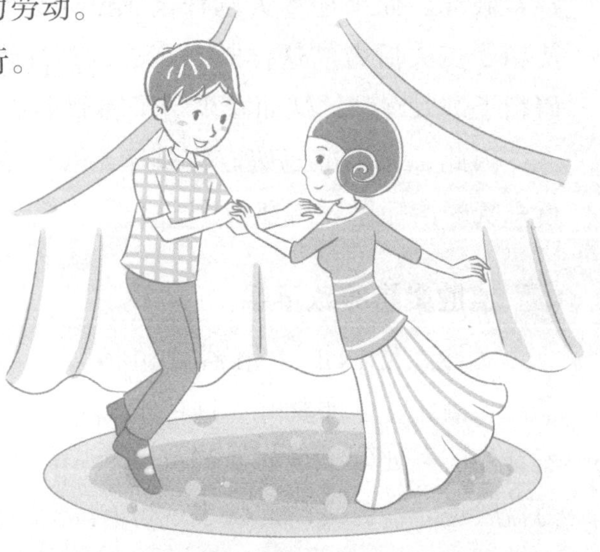

因此，要想优生，上述诸项可致疲劳的生活方式要有一定节制。

子宫肌瘤术后不宜马上怀孕

因为子宫肌瘤手术时会损伤子宫，伤口愈合后会遗留下瘢痕，而瘢痕组织的弹性、伸展性及承受能力较正常子宫肌纤维要低得多。如在术后短时间内怀孕，随着妊娠的进展，很可能经受不住子宫的膨胀、伸展，而发生子宫瘢痕裂开，即子宫破裂。一旦发生子宫破裂，可能导致孕妇、胎儿死亡。因此子宫肌瘤手术后，一定要严格避孕1～2年，如果不幸在此期间怀孕，也应在早期进行人工流产术，切不可存有侥幸心理。

宫颈糜烂会降低受孕能力

一般来说，育龄女性得了宫颈糜烂后，宫颈分泌物会比以前明显增多，并且质地黏稠。由于宫颈黏液含有大量白细胞，当精子通过宫颈时，炎症环境会降低精子的活力，黏稠的分泌物会使精子难以通过，炎症细胞还会吞噬大量的精子，剩下的部分精子还要被细菌及其毒素破坏。如果还有大肠杆菌感染，会对精子产生较强的凝集作用，使精子丧失活力。这样既对精子的活动度产生了一定影响，同时又妨碍精子进入宫腔，从而减少精子和卵子结合的机会。

因此，如果准妈妈有宫颈糜烂，一定要积极地治疗，而且最好进行系统的治疗以后再怀孕。

盆腔炎易导致不孕

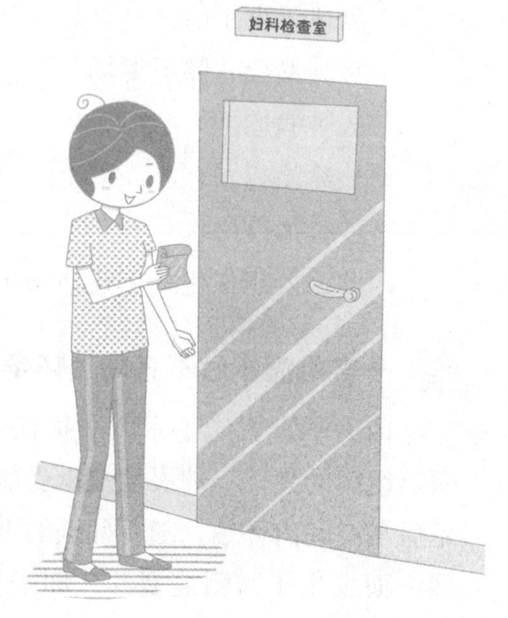

女性盆腔内的生殖器官包括子宫、输卵管、卵巢等，这些组织器官任何一处发生炎症，都可以称为盆腔炎。盆腔炎的症状表现可有下腹痛伴发热，若病情严重可有寒战、高热、食欲不振等。

盆腔炎及早检查、及早治疗可有效降低不孕风险。平时女性应注意外阴部清洁卫生，当出现下腹痛或较明显的痛经、月经不正常或阴道白带异常时，都应去医院检查。急性盆腔炎若治疗及时、彻底、有效，常可治愈。当急性炎症未能及时、彻底治疗时可转变成慢性，这类盆腔炎常常造成女性不孕。因此，医生建议在怀孕前就要治好盆腔炎，以免给受孕带来不良影响。

第二章

孕1月：美妙孕程从这里开始

万事俱备，只欠东风。这东风，就是夫妻在良好的受孕环境中满怀激情地付诸行动。每对夫妇都应在精子和卵子结合的那一刻前作好受孕准备，这样才更有可能使最健康、最富活力的精子和卵子在天时地利人和之时，携带双方的优良基因，结合成最佳的受精卵。

好"孕"历程周报

我们常说的"十月怀胎"，是从末次月经的第1天开始算起的，因此，排卵前两周实际上是为卵子受精做准备的两周。经过这两周的酝酿，准妈妈的子宫里，将迎来胎宝宝的降临。从现在开始，就要进入怀孕倒计时了。相信通过前面的精心准备，夫妻双方的心理和生理都已足够经受这次孕育历程了。对准妈妈来说，这一周是面临孕育的关键时刻，也是孕育生命的起点。

胎宝宝发育状况

严格地说，现在还没有"胎宝宝"。此时"胎宝宝"还只是以精子和卵子的状态分别存在于丈夫和妻子的体内。

这里所说的怀孕第一周，其实是末次月经开始后的第一周。此时，"胎宝宝"还只是一个正在发育的卵子，等待与精子的结合。

值得注意的是，精子和卵子的质量，除了与准爸妈的身体状况息息相关外，还受外界环境的影响和干扰。例如不良的饮食和生活习惯、药物、电磁辐射、接触有毒有害物质，等等，都将对精子和卵子产生损伤和危害。

准妈妈身体变化

严格地说，孕1周的你既不是孕妇也不是准妈妈，应当说是准备怀孕的你，正处在月经期间。如果你已决定怀孕，那么这次"来例假"，你的心情可能会有所不同。因为，如果如愿在这个月怀孕了，那么再经历"例假"这个"麻烦"，将是在你的孩子出生以后，跨过整个哺乳期，大致算起来，差不多是1年半以后的事情。想想这个，试着忽略经期的不适吧。

营养饮食“孕”味

孕早期的膳食营养强调营养全面、合理搭配，避免营养不良或过剩。虽然第一周的精子和卵子还未真正结合在一起，但也一定要遵循这样的饮食原则。

多吃营养丰富的食物

在这一周，因为马上面临着孕育，所以要注意讲究饮食，多吃营养丰富的食物，但要注意“均衡”二字，总的原则是饮食清淡、多样化。一般情况下，保证每天1～2杯牛奶、200克肉类、250千克蔬菜、1～2个水果、不少于300克的淀粉类，就能能满足孕前的营养需求。

多吃富含叶酸的食物

胎宝宝发育时对叶酸需求量不大，但是如果缺乏叶酸，便可能引起胚胎细胞分裂障碍或畸形，特别是神经管发育畸形，将导致胎宝宝出现“无脑”或“脊柱裂”。所以，在整个怀孕期间都要多吃富含叶酸的食物，如芦笋、黑豆、哈密瓜、橘子、菠菜和全麦面包。

多吃海产品补碘

准妈妈缺碘，会造成死胎、流产、早产和先天性畸形。补碘尤以妊娠前为好。若怀孕后5个月再补碘，就起不到应有的作用了。孕前应多吃含碘量较高的海带、海鱼、紫菜、贝类等海产品。

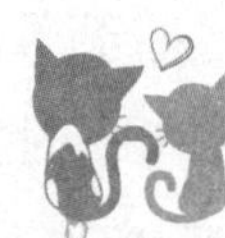

专家答疑

孕期能吃罐头食物吗？

罐头食品在制作过程中往往会加入一定量的添加剂，经高温处理后，食物中的营养成分又受到一定程度的破坏。所以，孕期最好不要吃罐头食品。

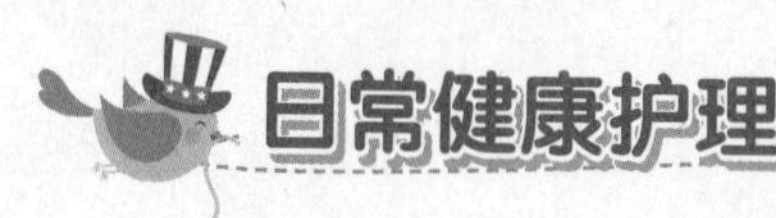

日常健康护理

本周准妈妈正处在月经期，因此，必须准确把握排卵日，才有受孕的机会。

了解受孕的过程

卵子和精子是新生命的基础。受精后的卵子叫受精卵，它会在受精后一边进行反复的细胞分裂，一边在输卵管内向着子宫腔的方向移动，大约需要7天到达子宫腔。此时子宫内膜也因受体内激素影响，变得厚软，胚胎细胞极易植入。医学上将受精卵植入子宫内膜的过程称为着床，着床可以说是怀孕成功的标志。在未来的40周内，受精卵总是在不停地分裂，生长，在母亲宽敞、温暖的“宫殿”中，“胚胎”最终会发育成胎宝宝。

把握最佳受孕时机

受孕时机就是通过掌握自身身体的节律，选择最佳时机进行性生活，使健康的卵子和充满活力的精子相结合而受孕。一般而言，对于女性来讲，平均每月排卵1次，在排卵前2～3天及排卵后1～2天进行性生活，才有可能受孕；对于男性而言，一般健康精子能保持48小时的活力，而卵子在排卵后20小时开始老化，因此，最好能在排卵后2～3小时受精——这就是最佳受孕时机。

备孕期间室内不宜摆放的植物

在家中养几盆观赏植物，气味芳香，赏心悦目，但有些花草植物的气味或花粉会使人产生不适症状，尤其会对怀孕的女性产生影响。

不宜放在室内的花卉有：松柏类花木，如玉丁香、接骨木等；洋绣球花，如五色梅、天竺葵等；丁香类花卉，如夜来香；其他类，如郁金香、月季花、紫荆花、兰花、百合花等。

快乐胎教进行时

做父母的都希望自己的宝宝聪明伶俐，要达到这一目的，年轻的准爸爸、准妈妈就要了解胎教的相关知识。

广义胎教

广义胎教是指为了促进胎宝宝生理和心理的健康发育成长，同时确保准妈妈能够顺利地度过孕产期所采取的精神、饮食、环境、劳逸等各方面的保健措施。因为没有健康的母亲，就很难孕育出强壮的胎宝宝。

狭义胎教

狭义胎教是根据胎宝宝感觉器官发育生长的实际情况，有针对性地、积极主动地给予适当合理的信息刺激，使胎宝宝建立起条件反射，进而促进其大脑功能、躯体运动功能、感觉功能及神经系统功能的成熟。换言之，狭义胎教就是在胎宝宝发育生长的各个阶段，科学地提供视觉、听觉、触觉等方面的刺激，如光照、音乐、对话、拍打、抚摸等，使胎宝宝大脑神经细胞不断增殖，神经系统和各个器官的功能得到合理的开发和训练，以最大限度地发掘胎宝宝的智力潜能。

广义胎教与狭义胎教的不同

广义胎教有利于准妈妈和胎宝宝身体健康和精神健康，有利于保胎、养胎和护胎等保健措施的实行。

狭义胎教相对于广义胎教来说，偏重于品德、精神与性情的陶冶和教育。主要指通过采取一些措施与方法，让准妈妈置身于美好的事物、环境和氛围中，不但使准妈妈精神饱满、心情舒畅，而且促进胎宝宝智慧、情绪、品质等方面的良好发育。

不适与疾病的应对

这一周，准妈妈要注意自身的保健与护理，消除身边的安全隐患，了解一些孕期接种疫苗的注意事项。

注射狂犬疫苗的注意事项

准妈妈若不慎被狗、猫、狼、猴等动物咬伤，应及时注射狂犬疫苗。

接种方法：在咬伤当天和第3、第7、第14、第30天，各注射狂犬疫苗一针。

注意事项：严重咬伤（指上肢、头面部或身体多处被疯犬咬伤和深度咬伤），应即刻注射狂犬病免疫球蛋白或抗狂犬病血清，然后再按上述程序注射狂犬疫苗。

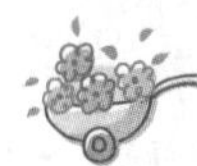

温馨提示

由于孕期机体的免疫力较低，在适当的时候可以接受一些必要的预防接种。但在就诊时应向医生说明已怀孕，医生会选择对胎宝宝没有影响又有必要接种的疫苗注射。

注射乙型肝炎疫苗的注意事项

准妈妈的配偶或家中成员有HBsAg及HBeAg阳性者；一些因特殊需要而从事有高度感染乙肝病毒危险的工作者，备孕时也应及时注射乙肝疫苗。

接种方法：首次注射后，隔1个月、6个月再注射1次，共3次。用每毫升含量为30微克的疫苗，每次注射1毫升。

注意事项：如准妈妈本人HBsAg阳性，尤其还伴有HBeAg阳性，注射乙肝疫苗收不到效果。可以在分娩后按接种方法首次、隔1个月、6个月给孩子注射乙肝疫苗，这样可以保护孩子免遭乙肝病毒的侵袭。

好"孕"历程周报

进入排卵期后，女性在生理上会出现一些特定的变化，从现在开始一定要引起重视。

胎宝宝发育状况

大约在月经周期的第5～第13天卵泡成熟，这时子宫内膜增生，排卵后大约在月经周期的第14～第23天时是黄体成熟阶段，这时子宫内膜继续增厚，如果没有受精，子宫内膜即脱落，成为月经。正常的月经持续2～7天，多数为3～6天，第2～第3天时出血量最多，大约为20～60毫升，因此月经周期第13～第20天时是最佳受孕期。

卵子在输卵管中的寿命为12～36小时，在此期间，差不多有3亿个精子努力要成为那个找到并进入卵子的幸运儿。实际上，能到达卵子的精子大约只有几百个，而最终只有一个精子能冲破重重障碍，与卵子结合，形成受精卵。生命的历程，由此开始。

准妈妈身体变化

这一周的某个时候，卵巢会释放一个卵子，接着卵子进入输卵管，在这里它有希望跟准爸爸的一个精子相遇。大概只有400个（每次约释放2.5亿个精子）有希望的精子会在从射精至到达输卵管的10个小时的竞赛中生存下来。幸运的胜利者将利用20分钟的时间进入卵子使其受精。

从现在开始准妈妈应该加强营养，多吃富含叶酸的食物，例如樱桃、桃、李子等新鲜水果中都含有丰富的叶酸。

营养饮食"孕"味

维生素是人体必需的营养物质之一，是维持生命的要素。对于准妈妈而言，维生素更有着非同凡响的作用。

根据食欲确定饮食量

只要保证所吃的食物营养全面，准妈妈可以根据自己的食欲确定饮食的量。饮食的原则是易消化、少油腻、味清淡。多吃富含蛋白质、维生素和矿物质的食物，适当吃点香蕉、动物内脏、坚果等。另外，牛奶、蛤蜊、小鱼干、苋菜、发菜、黄豆、黑豆、黑芝麻等都含有丰富的钙质。

在这一周，准妈妈需要均衡合理的营养，即荤素搭配、粗细粮结合、饥饱适度、品种多样化、不偏食、不挑食。多吃蔬菜和水果，每天坚持补充叶酸。

适当增加热量和脂肪

怀孕期间，适当补充热量和脂肪，才能满足准妈妈和胎宝宝对能量的需求，并且脂肪分解得到的脂肪酸是对生长发育很重要的物质；孕早期形成良好的胎盘及丰富的血管也特别需要脂肪酸，这样才能保证胎儿的营养需求。

合理补充维生素

一般情况下，每天进食合理的混合性食物就可以充分满足准妈妈对维生素的需求量。如果准妈妈的身体过度缺乏某种营养素，在孕期检查时，医生会提醒你特别补充。所以，在医生没有特别提示的情况下，准妈妈不要自己随意补充维生素。

可以适当多吃的食物

为了产生优质的精子和卵子，准爸妈不妨多吃以下食物。

·泥鳅：泥鳅富含优质蛋白、钙、磷、铁、维生素和烟酸等营养成分，具有补中益气、补肾生精的功效。

·驴肉：俗话说“天上龙肉，地上驴肉”。驴肉具有补益气血、滋补肝肾的功效。成年男性常吃驴肉可以改善由肝肾不足引起的腰膝酸软、阴茎勃起无力等症状。

·鸽肉：鸽子又称“白凤”，雌雄交配很频繁，生殖能力很强。鸽肉和鸽子蛋含有丰富的蛋白质、软骨素、维生素和铁、锌等营养成分，具有补肾填精、温阳益气的作用。

·鹌鹑：具有补益肾气、强健腰膝的作用，是滋补妙品。男子经常食用可以改善精力，提高性欲。

·羊肉：《本草纲目拾遗》中将羊肉与人参相提并论，认为是温补、强身、壮体的肉类上品。现代营养学也证实，羊肉不仅营养丰富，还含有微量性激素，的确有壮阳作用。不过，羊肉不宜与醋、茶叶同食，否则会降低壮阳效果，产生鞣酸蛋白质，引发便秘。

·海带：海带对放射性物质有特别的亲和力，其胶质能促使人体内的放射性物质随大便排出，从而减少蓄积。

·豆芽：黄豆芽、绿豆芽中所含多种维生素能够消除人体内的致畸物质，并且能促进性激素的生成。

·鲜果汁、鲜菜汁：能清除体内堆积的毒素和废物，促进积累在细胞中的毒素溶解并由排泄系统排出体外。

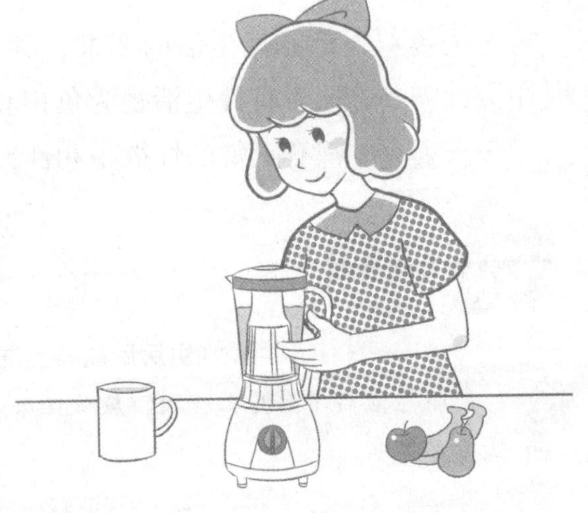

日常健康护理

日常生活中，有一些不良习惯和生活方式会影响生育能力。如果你准备要宝宝，就一定要养成良好的生活习惯，塑造和谐的生活氛围。

夫妻关系要和谐

夫妻应在心情愉悦、轻松的状态进行负有受孕使命的性生活。夫妻不和对胎宝宝的危害要比准妈妈在孕期生病、吸烟等造成的危害严重得多。特别是夫妻之间常发生争吵，会影响妻子的情绪，即使怀孕了，也会影响胎宝宝的健康。夫妻双方在备孕期间调整自己的情绪，在轻松、愉快的环境下受孕，就会孕育出健康、聪明的宝宝。

优孕的性生活要求

良好的心理因素与和谐的性生活紧密结合，是达到优生的重要因素。所以，实现优孕的性生活应做好下列心理准备：

·性生活时，夫妻双方注意力要集中，完全排除其他无关意念和事情的干扰。

·夫妻双方都有性生活的要求，并为此感到轻松愉快，而不仅仅是单方面需要，或者将性生活视为负担和痛苦。

·夫妻双方都有正常的性欲望和性冲动，而不仅仅是一方。

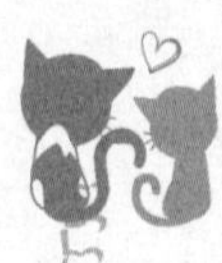

专家答疑

性生活后能马上洗澡吗？

性生活后不要马上洗澡，应该在床上多休息一会儿，这样可以加大受孕概率。

快乐胎教进行时

很多准妈妈对胎教的认识有很大的误区，认为胎教就是多听听音乐而已，甚至有人根本不相信胎教。因此，准妈妈们需要对胎教有一个正确、科学的认识。

注意受孕瞬间的胎教

但凡父母都希望孩子能继承自己的优点，强壮，聪慧，俊美。请注意，受孕瞬间正是关键的时刻。在选择好的最佳受孕日子里，下班后应早些回家，夫妻双方在和谐愉快的气氛中共进晚餐，在情感、思维和行为等方面都达到高度协调时同房。

在同房的过程中，夫妻双方都应有好的意念，把自己的美好愿望转化为具体的形象。带着美好的愿望和充分的激情进入“角色”，极大限度地发挥各自的潜能。女性达到性高潮时，血液中氨基酸和糖原能够渗入阴道，使阴道中精子获得能量加速行进，从而使最强壮、最优秀的精子与卵子结合。

用艺术陶冶情操

准妈妈多读一些格调优美、文笔高雅的文学名著、散文或诗歌，多观看视觉明快或诙谐幽默的影视作品，多欣赏美丽的风景，多接受大自然绿色树木之“沐浴”，多听能使人精神放松的优美乐曲，以使情感变得柔和，精神生活变得充实，从而使心情保持安宁。准妈妈的情绪可以通过内分泌的改变影响胎宝宝的发育，准妈妈在怀孕早期的不愉快心情，往往可以影响到胚胎。所以，保持乐观、愉悦的心情对自身和胎宝宝都有利。

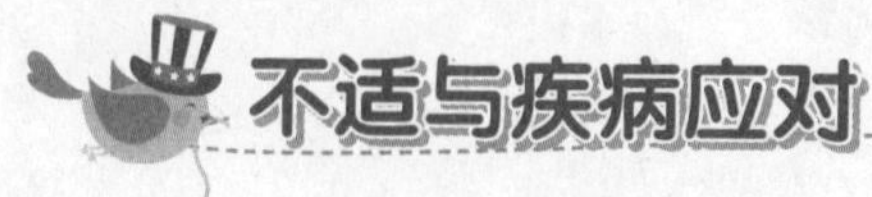

不适与疾病应对

准妈妈怀孕后，由于身体发生了特殊变化，势必对生活产生一些影响。因此，怎么缓解这些影响，就成了准妈妈必须要了解的事情。

感冒的应对方法

·准妈妈一旦患了感冒，应尽快控制感染，排出病毒。

·轻度感冒的准妈妈可多喝开水，注意休息、保暖。

·感冒较重有高烧者，除一般处理外，应尽快降温，可用物理降温法，如在额、颈部放置冰块等。在选用药物降温时，一定要遵从医嘱，千万不能乱用退烧药如阿司匹林等。

·感冒初起咽喉痒痛时，立即用浓盐水每隔10分钟漱口1次，对缓解症状有效。

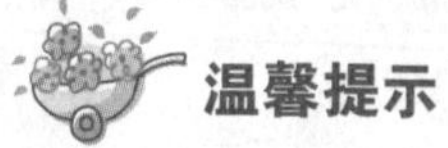

温馨提示

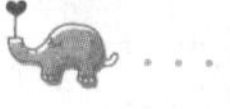

抵抗力弱、容易感冒的准妈妈，平时要注意锻炼身体，经常到户外运动，提高自身的抵抗力。养成规律的生活习惯，保证充足的睡眠，多喝温开水，可以降低患病的机会。

警惕药物的致畸影响

怀孕2～12周是致畸高敏期。胚胎进入子宫后，开始快速发育，这时胚胎需要安全的环境来生长，但是病毒却不会休假，准妈妈可能会有这样那样的病，尚不知自己已经怀孕的女性如果按照以往的习惯吃药，就有可能由于药物而导致胎宝宝畸形。所以，在准备怀孕前的一段时间内，如果要用药，一定要认真咨询医生。

好"孕"历程周报

在怀孕的第3周，受精卵进入子宫，开始进行细胞分裂，进入了快速的成长阶段。虽然在这一周，胎宝宝还是处于"胚芽"状态，但它寄托了准爸爸、准妈妈太多的希望。

胎宝宝发育状况

受精后，精子和卵子已经结合在一起形成受精卵，受精卵有0.2毫米大小，重约1.5微克。受精卵经过3～4天的运动到达子宫腔，在这个过程中由一个细胞分裂成多个细胞，并成为一个总体积不变的实心细胞团，称为桑胚体。

在最初的几周内，胚胎细胞的发育特别快。这时，它共有三层，称三胚层。三胚层是胎体发育的始基。三胚层最终都将形成身体的不同器官。最里层形成一条原始管道，它以后发育成肺、呼吸道、甲状腺、胸腺和膀胱。中层将变成骨骼、肌肉、心脏、睾丸或卵巢、肾、脾、血管、血细胞和皮肤的真皮。最外层将形成皮肤的表皮、汗腺、乳头、乳房、毛发、指甲、牙釉质和眼的晶状体，这三个细胞层最终分化成一个完整的人体。

准妈妈身体变化

本周大部分准妈妈都没有自觉症状，少部分人可出现身体疲乏无力、发热、畏寒等症状。这时，子宫、乳房大小形态还看不出有什么变化，和没怀孕时差不多，子宫约有鸡蛋那么大。由于没有妊娠的自觉症状，大部分准妈妈不知道自己已经怀孕，所以，希望已婚育龄女性应随时注意观察自己的身体状况。

营养饮食"孕"味

准妈妈在保证日常饮食营养均衡的同时，也要注意规避饮食中的一些误区。

不宜吃松花蛋

传统的松花蛋在腌制过程中要加一些氧化铅或铜等重金属，若长期食用，其中的铅或铜会慢性积累而不利身体健康。如今，松花蛋的腌制已用硫酸铜、锌等代替氧化铅，即所谓的"无铅皮蛋"。其实，"无铅皮蛋"只是铅的含量比传统腌制的皮蛋铅含量要低得多，所以准妈妈最好少吃或不吃"无铅皮蛋"。

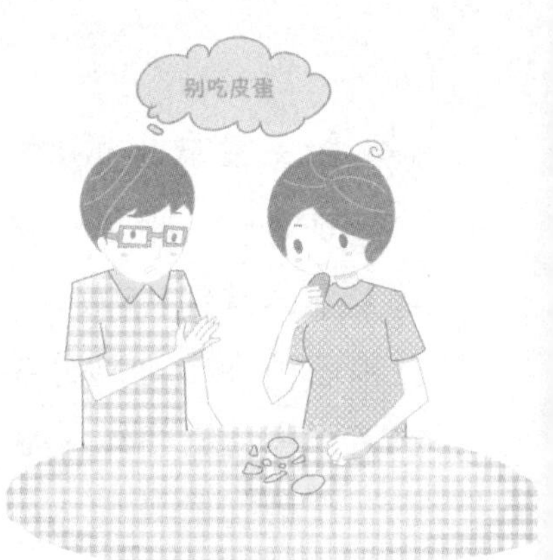

不要贪吃冷食

很多准妈妈在孕期会胃火上升，即便不是在特别热的夏天，也会想吃冰激凌、喝冰水或吃冰镇的食物来缓解燥热。但过多摄取冷食会伤及脾胃，使营养吸收受到影响，不能保证自身和胎宝宝的营养需求。而且，太多的冷刺激还会使口腔、咽喉、气管等部位的抵抗力下降，诱发上呼吸道感染。另外，冷食刺激还会引起胎宝宝躁动不安，所以孕期一定要节制冷食。

选择零食需谨慎

准妈妈吃零食的原则是：营养、卫生、适量。对零食的要求是：低脂、低糖、低盐；天然，不含太多的防腐剂；包含准妈妈所需的营养成分，如钙、热量、叶酸、铁、脂肪酸和纤维素等。所以，准妈妈可以考虑既可口又有营养的零食，例如，用新鲜水果代替水果罐头，还可以吃一些营养饼干、核桃仁、花生等。

日常健康护理

准妈妈良好的心理状态对自身的健康与胎宝宝的发育非常重要。因此，准妈妈要保持心情舒畅，避免和消除不良情绪的侵害。

不必过分担心

有的准妈妈怀孕后会担心胎宝宝的健康，或担心这样那样的问题，其实大可不必。只要按照科学的方法孕育，按时做好产检就可以了。准妈妈可以写写怀孕日记，这是给宝宝非常好的礼物。不要胡思乱想，一定要坚定信心，讲究科学，相信胎宝宝一定是最健康的。

消除淡漠心理

妊娠期间，准妈妈可能只关心体内的胎宝宝，而对除此以外的事情漠不关心。这样会影响夫妻感情，造成家庭不和睦。准妈妈情绪不好，会影响胎宝宝的生长发育。

不要过分依赖

女性怀孕后总希望丈夫或母亲能时时陪在身边，过分依赖丈夫或母亲的做法显然不可取。准妈妈应体谅丈夫的事业和工作，理解母亲还有自家的事情，不可能面面俱到。应学会自强自立，学会在心理上进行自我调理和自我平衡。

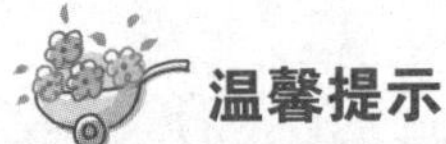

温馨提示

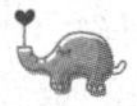

忧郁情绪会造成准妈妈失眠、厌食、自主神经功能紊乱，对胎宝宝的生长发育非常不利。

准妈妈不宜暴躁

怀孕后，有的准妈妈爱发脾气，这是非常有害的。因为准妈妈发怒时，血液中的激素和有害化学物质浓度会剧增，并通过“胎盘屏障”使胎宝宝直接受害，在怀孕7～10周时，经常发怒，有可能造成胎宝宝腭裂和唇裂，不可不防。

猜疑心理要不得

怀孕期间，老是在想着胎宝宝是男孩还是女孩，担心丈夫或婆婆会不会喜欢这个胎宝宝，无形中会给自己造成心理负担。这类猜疑心理会影响准妈妈的心情和休息，甚至影响胎宝宝的生长发育，所以，准妈妈应调整心态，积极克服这种猜疑心理。

暂时告别这些化妆品

每一位女性都是爱美的，但是为了宝宝和自己的健康，下面的这些化妆品就只能忍痛割爱了。

·染发剂。染发剂可能引起皮肤癌和乳腺癌，导致胎儿畸形。

·冷烫精。女性怀孕后，不但头发非常脆弱，而且极易脱落。若是再用化学冷烫精烫发，会加剧头发脱落。此外，化学冷烫精还会影响孕妇体内胎儿的正常生长发育，少数女性还会对其产生过敏反应。

·口红。口红是由各种油脂、蜡质、颜料和香料等成分组成。其中油脂通常采用羊毛脂，羊毛脂除了会吸附空气中各种对人体有害的重金属，还可能吸附大肠杆菌进入胎儿体内，而且还有一定的渗透性。孕妇涂抹口红以后，空气中的一些有害物质很容易被吸附在嘴唇上，并随着唾液进入体内，使腹中的胎儿受害。鉴于此，怀孕之后最好不要涂口红，尤其是不要长期涂口红。

不过，怀孕时期的皮肤仍然需要呵护，因此高质量的滋润保湿产品、防晒用品、预防和减轻妊娠纹的身体滋润乳剂还是可以使用的。

快乐胎教进行时

孕早期是胎宝宝主要器官生长的时期，此时胎宝宝对外界的刺激尚无法反应，过早的胎教并不能真正“因材施教”，这一时期的胎教重点主要是让准妈妈保持愉快的心情。

做好母亲角色的转变

在胎教过程中，准妈妈也在学习对胎宝宝表达爱，为做好母亲角色作准备。当了妈妈之后，最需要付出的是爱心与耐心。从胎宝宝在准妈妈的身体里“扎根”那一天起，就可以与他“交流”，使用爱的语言，充满爱的心情，传递爱的信息。胎宝宝宛如初生的“心芽”，而准妈妈则像培育“心芽”的大地。与胎宝宝保持“心”的接触吧，让他每一天都能感受到充足的母爱。

好情绪是成功胎教的开始

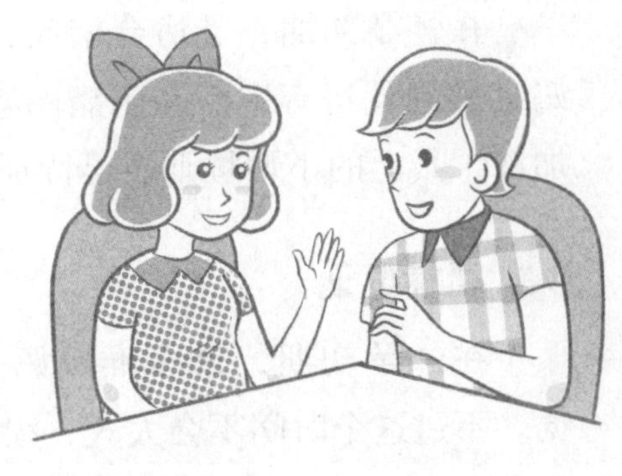

准妈妈和胎宝宝心心相通，准妈妈的情绪直接影响着优生、优育。准妈妈拥有良好的心境，忘掉烦恼和忧虑，通过准妈妈的神经就会传递给胎宝宝，促使胎宝宝的大脑得以良好的发育。

情绪胎教是保障孕期母子心理健康的重要方法，决定着母子关系的和谐与否，以及孩子后天心理素质及心理健康；也是直接影响家庭关系，保障孕期健康顺利进行的主观因素。它突出的特点是通过母亲修养的不断提高，孕期生活品位增加，由女人向母亲角色转变过程中的内心品质提升，达到“教育”胎宝宝的目的，对胎宝宝的情绪、性格、健康、心理起到至关重要的作用。

不适与疾病应对

健康女性的月经应按月来潮，如果过期还不来，首先应想到怀孕的可能。一般来说，有正常性生活且月经规律的女性，月经延期超过1周，就应去医院检查，确定是否怀孕。

月经不至

一般来说，如果月经过了1个星期不来，大致能查出怀孕征象，如果过了1个月不来，就比较容易确定怀孕了。也有一部分女性，虽然已经怀了孕，但是在该来月经的时候，仍然有一两次少量阴道出血，不过，血量比平常要少，日期也短。

乳房变化

在怀孕初期，乳房会增大，并且会变得坚实和沉重。此外，准妈妈会感到乳房有饱满和刺痛的感觉，乳头周围深黄色的乳晕颜色也会加深，其上的小颗粒则显得特别突出。

精神疲乏

在怀孕初期，许多准妈妈会感到浑身疲乏，没有力气，只想睡觉。不过这个时间不会太久，很快就会过去。

胃口改变

有些女性在月经延期1～2个星期就开始发生胃口的改变。平常喜欢吃的东西，突然变得不爱吃了；有些人是吃过1次的食品第2次就不爱吃了；有些人简直不想吃或甚至看到食物都想吐；还有些人很想吃些酸味的东西，等等。

好“孕”历程周报

此时，虽然已经确定自己怀孕了，但因为胚胎实在是太小，准妈妈几乎察觉不到胎宝宝的存在。

胎宝宝发育状况

本周胚胎已经在子宫内“着床”。完成着床大概需要4～5天，而且必须具备3个条件：即透明带在受精后7天左右必须消失，使胚泡解脱并与子宫内膜直接接触；子宫内膜增殖分泌旺盛，间质水肿，血管扩张充血；囊泡周围的细胞分化为滋养细胞和合体细胞两层，其中合体细胞能分泌溶解子宫内膜的蛋白分解酶，使胚泡着床。

怀孕9周前的受精卵叫做“胚芽”或“胚胎”，通过B超可以看到它的外形像一颗小小的松子。

准妈妈身体变化

这一周，大多数准妈妈还感觉不到任何异常，部分敏感的准妈妈会出现妊娠反应，出现类似“感冒”的症状。准妈妈可能会有轻微的不舒服，有时会感到疲劳，或在没有任何原因的情况下出现发热、发冷等症状。不过没关系，这种发热症状会慢慢自动消失。

此时准妈妈的子宫内膜受到卵巢分泌的激素影响，变得肥厚松软，血管略扩张，供给的营养充足。

由于没有妊娠的自觉症状，大部分准妈妈还不知道自己已经怀孕，这时应注意观察自己的身体状况，一旦发现有怀孕的征兆，就不要随便吃药，不要轻易接受X射线检查，更不要参加剧烈的体育活动。

营养饮食“孕”味

怀孕以后，准妈妈在饮食方面可不能仅凭自己的好恶了，要多吃对胎宝宝有益的食物，哪怕有些食物自己并不喜欢。

适当多吃黑木耳

黑木耳营养丰富，具有滋补、益气、养血、健胃、止血、润燥、强智等功效，是滋补大脑和强身的佳品。黑木耳炖红枣具有止血、养血的功效，是孕前女性、准妈妈及产妇的补养佳品。

花生、芝麻营养好

中医学认为，花生具有醒脾开胃、理气补血、润肺利水和健脑抗衰等功效。吃花生不要去掉红色仁皮，红皮是补血物质。花生含有维生素E和一定量的锌，能强化记忆，抗老化，滋润皮肤，所以它对准妈妈美容养颜有好处。

中医学认为，芝麻有填精、益髓、补血、养肝、益肾、润肠、通乳、养发的功能。芝麻含有丰富的钙、磷、铁，准妈妈在孕前、孕中适当多吃芝麻对自身和胎宝宝都有益。

玉米适合吃嫩的

准妈妈多吃玉米，对胎宝宝的大脑发育非常有益。尤其是新鲜的嫩玉米，因其胚芽中含有丰富的维生素E，有利于安胎，对防止习惯性流产和胎宝宝发育不良有很好的作用。而且嫩玉米中还含有丰富的维生素B_1，这种物质对人体内糖类的代谢起着重要作用，能够促进食欲，促进胎宝宝发育，提高神经系统功能，使胎宝宝的大脑发育更加完善。

日常健康护理

在怀孕的第1个月，准妈妈需要做的事情并不多，主要是确认自己怀孕的事实并及时到医院进行初孕检查。

及时进行早孕检查

这一周结束如果月经未至，准妈妈一定要去医院做一次早孕检查，通过初诊检查，可明确是否怀孕、怀孕天数、是否适合继续妊娠等。

检查内容

·体格检查：测量血压、身高、体重，检查甲状腺、心、肺、肝、脾、胰、肾、乳房等，虽然这些体格检查很平常，但是很有必要。

·阴道检查：也叫内诊。内诊可了解产道、子宫及附件有无异常情况，核查子宫大小与怀孕天数是否相符，有无生殖器官畸形和肿瘤等。

·实验室检查：进行尿液、血液的常规检查和疾病筛查，以确保准妈妈无相关疾病，确保孕育的顺利进行。

特殊咨询

如果对胎宝宝的生长发育有疑问或发现异常现象，可到医院产科进行咨询。需要进行特殊咨询的准妈妈如下：

·高龄（35岁以上）准妈妈。

·曾有过病毒感染、弓形虫感染、接受大剂量放射线照射、接触有毒有害农药或化学物质、长期服药等情况的准妈妈。

·已生育过先天愚型儿或其他染色体异常儿的准妈妈。

·有糖尿病、甲状腺功能低下、肝炎、肾炎等疾病的准妈妈。

不宜再穿高跟鞋

准妈妈怀孕后，身体会逐渐发生变化，有些人的双脚会出现水肿现象，而随着怀孕时间的增加，该现象会更加明显。同时，准妈妈肚子一天天在增大，身体的重心前移，站立或行走时腰、背部肌肉和双脚的负担也会加重。如果还穿高跟鞋，走路或站立都会使脚不舒服。另外，准妈妈的下肢静脉回流常常受到影响。穿着高跟鞋容易使准妈妈身体的重心向前倾斜而失去平衡，易引起摔跤、腰部扭伤等。因此，怀孕后，应尽早脱掉高跟鞋而换成轻便防滑的鞋子。

洗浴时要防滑倒

准妈妈在浴室里最要注意的是不要滑倒，所以，在浴缸里一定要垫上防滑垫。浴室的地板如果不是防滑的，也一定要垫上垫子才行。

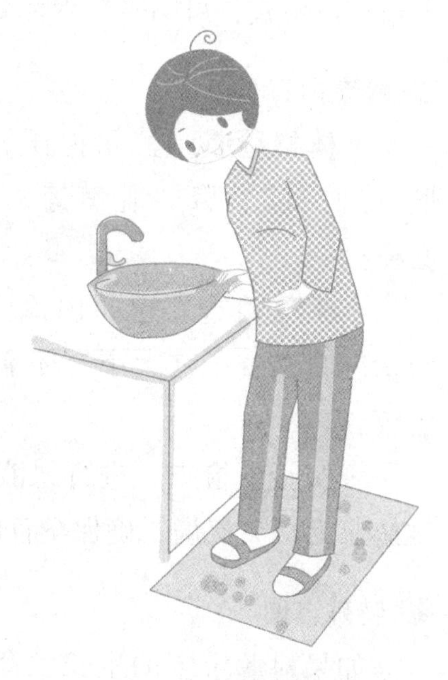

准妈妈洗澡的时间不宜太长，10分钟左右即可，头发和身体可以分次洗，这样不会因为消耗过多的体力而产生倦怠感。

香皂用完后随手放在固定的地方，不然的话，不小心踩到了可是十分危险的。洗澡时最好不要将门从里面锁上，以免发生意外时影响救护。

远离有害物质

虽然孕1月准妈妈没有什么明显的反应，但胎宝宝神经管、四肢、眼睛已经开始分化。因此，此时一旦遇到有害物质，这些组织和器官的细胞就会停止发育而残缺不全，出现畸形。所以，准妈妈不要到人群聚集的地方，避免与患流感、风疹、传染性肝炎等的患者接触，也尽量不用药物，因为病毒和药物都可能影响胚胎的发育。

快乐胎教进行时

在孕1月，准妈妈在胎教方面最重要的事就是对自己进行情感调节，积极适应角色的转换，这对胎宝宝来说也是至关重要的。

开心·谜语：五官中的我

准妈妈是不是常常感觉到疲惫，也会经常莫名其妙地烦躁。与胎宝宝一起猜猜谜语，既能分散准妈妈的注意力，又能稳定情绪，还能勾起自己的兴趣。这里给准妈妈推荐几个有趣的五官谜语，看看能猜出来几个。也可以让准爸爸一起猜猜，看能不能难住他。

·上边毛，下边毛，中间夹着个黑葡萄。

·两间房子一样宽，大门常开也常关，房里能容千万人，难容沙粒在里面。

·日日开箱子，夜夜关箱子，箱里一面小镜子，镜里一个小影子。

·黑线球，白线球，猜不着，看着我。

注：答案见294页。

可爱绕口令

准妈妈有时间还可以练练绕口令，最好带上准爸爸一起，看谁说得准，说得快。既可以练习反应能力，也可以让自己开怀一笑。

哥哥和怪狗

哥哥挎筐过宽沟，
快过宽沟看怪狗，
光看怪狗抓筐扣，
抓滚筐扣哥怪狗。

白果和白布

白果和白布，白果打白布，
白布包白果，白果恨白布，
白布打白果，白果打白布。

不适与疾病应对

在确定自己怀孕以后，准妈妈需要做的就是小心、小心、再小心，一定要对孕期的异常情况保持足够的警惕，从而提前发现问题。

警惕宫外孕

宫外孕也叫异位妊娠，凡受精卵在子宫以外的任何部位着床，都称为宫外孕。根据着床部位不同，有输卵管妊娠、卵巢妊娠、腹腔妊娠、宫颈妊娠及子宫残角妊娠等。异位妊娠中，以输卵管妊娠最多见，输卵管妊娠的发生部位以输卵管壶腹部最多见。

宫外孕是最常见的妇科急腹症之一，常常被漏诊和误诊，这就增加了潜在的危险性。比较常见的输卵管妊娠，在停经后1~2个月内，受精卵及绒毛组织（未来的胎盘）越来越大，从而撑破输卵管。宫外孕患者在早期与正常妊娠没有明显区别，但胚胎长大可以撑破输卵管壁或自输卵管伞端向腹腔流产，造成腹腔内出血，甚至因失血性休克威胁准妈妈的生命。所以，要尽早诊断宫外孕并及时做出相应处理。

胚胎异常的对策

由于遗传环境等因素的作用，可能使得胚胎发育出现异常，一般可能会有下列几种胚胎异常的情况出现：

·胚胎只是个空囊，里面完全没有胚胎。

·子宫里面有胚胎，但胎宝宝已经停止发育。

·子宫里面完全没有任何东西，很可能是胚胎早已流掉。

·宫外孕，胎宝宝不在子宫之内。

虽然会有胚胎异常的情况出现，但准妈妈也不必过于担心，这些异常都是可以通过医院检查及时发现的。

第三章

孕2月：微妙的变化

生命的种子已播撒在准妈妈的体内，如果准妈妈对孕育一个小宝宝早有准备，从得知自己排卵那一刻起，就会非常敏感地关注着自己的一切变化，期待着成功怀孕。由于激素的作用，准妈妈可能在未确知怀孕前就会觉得自己的身体有了一种异样的充实感。

好"孕"历程周报

现在，生命的种子已播撒在准妈妈的体内。怀孕4周时还蜷曲在一起的胎宝宝手脚在这一周有了发展，像植物发芽一样伸展开来。由于激素的作用，虽然胎宝宝现在还非常微小，但准妈妈也会觉得自己的身体有了一种异样的充实感，而且可能正在遭受疲劳的侵袭。

胎宝宝发育状况

本周细胞迅速分裂，主要的器官如肾脏和肝脏开始生长。连接脑和脊髓的神经管也开始形成，原肠开始发育。胚胎的上面和下面开始形成肢体的幼芽，将来形成胎宝宝的手和腿。胚胎形成嘴巴的下方有些小的皱褶，它将来会发育成胎宝宝的脖子和下巴。本周面部器官开始形成，可清楚地看到鼻孔，眼睛的视网膜也开始形成了。心脏开始有规律地跳动并开始供血。这时候的胚胎有苹果籽那么大，外观很像个"小海马"。

准妈妈身体变化

本周还很难看出你已经怀孕，腹部无明显变化。但基础体温呈现高温期状态，一向定期来看你的"好朋友"爽约了。不少准妈妈会出现不同程度的早孕反应，如恶心、孕吐、乳房胀痛、疲劳以及尿频等。准妈妈的嗅觉会变得更加灵敏，讨厌烟味、酒精或含咖啡因的饮料。平时不贪睡的你，现在会感到"老是睡不醒"。你的情绪容易波动，易焦虑不安，有时还会流泪，从兴奋、骄傲到怀疑、不安。这些变化有些是由于激素水平变化引起的。与爱人和亲密的朋友分享这些情绪，会让你感到放松很多。

营养饮食“孕”味

孕期的饮食不仅关系着准妈妈的健康，对胎宝宝的成长发育也有实质性的影响。从得知怀孕的那一瞬间开始，准妈妈就应该认真检查自己的饮食习惯，改正一些陋习。

多吃补血的食物

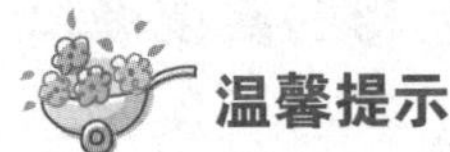

温馨提示

红豆含有较丰富的铁质，准妈妈常食用，不仅能防止缺铁性贫血，产后还有加强乳汁分泌的功效。

怀孕期间，准妈妈易患缺铁性贫血，因此应多吃以下补血的食物。

·黑木耳：黑木耳可凉血止血，益气润肺，滋阴润燥。黑木耳搭配红枣及红糖少许经常煮食，可治疗体虚贫血，同时有效补充准妈妈的体力。

·红枣：补气养血的作用毋庸置疑，红枣还富含钙和铁，针对准妈妈缺铁性贫血很有效。

·猪肝：补血佳品。猪肝不仅含有丰富的铁、磷，还富含维生素A、维生素C等多种营养物质，是造血不可缺少的原料。

·猪血：含铁非常丰富，每100克含铁高达45毫克，比猪肝高2倍，比鸡蛋高18倍，比瘦肉高20倍。

孕吐不必勉强进食

孕早期困扰多数准妈妈的就是孕吐。很多准妈妈为了腹中的胎宝宝，刚吐完就开始吃东西。其实，这个时期的胎宝宝刚刚形成，所需的营养并不多，而且它会摄取母体储存的营养来生长发育，准妈妈完全不用担心。勉强进食，往往会适得其反。重要的是，如何想办法缓解孕吐，想办法减少孕吐，精神好了，食欲强了，自然就能吃进食物了。

日常健康护理

准妈妈在日常生活的方方面面都要小心，起居规律、讲究卫生，这些细节都是准妈妈要注意的。

使用合格的陶瓷餐具

劣质陶瓷餐具铅溶出量往往超标。陶瓷颜料中含有铅、镉，用陶瓷餐具装醋、酒等食品，餐具中的铅等金属可能会溶出。只有使用优质釉上彩的餐具，其铅溶出量指标才安全，而一些小型陶瓷企业生产的劣质餐具，其铅溶出量往往超标。在买餐具时，最好别买色彩浓艳、内壁带有彩绘的餐具。

讲究卫生防感染

由于孕期新陈代谢旺盛，导致准妈妈大量出汗，阴道分泌物增多。因此，准妈妈要经常清洁身体，防止细菌感染。准妈妈最好在妊娠期间采用淋浴的方式，洗完后应穿棉质内裤，这样能有效防止阴道感染。准妈妈应经常清洁外阴局部皮肤，因为孕期外阴皮肤更加柔弱，皮脂腺和汗腺的分泌较体表其他部位更加旺盛。同时，由于阴道上皮细胞通透性增高，以及宫颈腺体分泌增加，白带较平日增多。阴部清洁时，不要用热水烫洗，用清水清洗即可。

注意室内的湿度

若在冬季怀孕，要注意提高室内空气相对湿度。准妈妈平时要多喝水，防止呼吸道黏膜受损；室内生炉子或取暖时，可以在炉子上烧一壶水，使水分蒸发；在室内晾一些潮湿的衣服、毛巾等；在地面洒水或在室内放一盆水；使用空气加湿器或负氧离子发生器等，以增加空气中的水分含量。

快乐胎教进行时

对准妈妈来说，最好的胎教在于自己的言行对胎宝宝的影响，因此，为了宝宝健康成长，准妈妈一定要注意自身修养的提高。

努力提高自身修养

为了更好地承担起胎教的重任，使孕育中的胎宝宝充分感受到美的呼唤，每一个准妈妈都应从自己做起、从现在做起，努力提高自身的修养。

· 提高自身素质，也就是说在心理上要相信自己的力量，勇于战胜自己；在人格上要尊重自己，保护自己的尊严；在事业上要有志气，奋发向上，有所作为。

· 加强文化修养。文化修养给人以内心世界的美，是人生的无价之宝。可有计划地阅读一些有益于身心的文学作品、知识读物以及人物传记，品评一些精美的摄影、绘画作品，欣赏一些优美的音乐等，以获得知识的源泉。

· 培养健康的生活情趣，充实自身的精神生活，热爱大自然，热爱人生。

胎教百科：无花果开花

在大自然的世界里，无奇不有。准妈妈知道无花果会开花吗？带着胎宝宝学习一下吧。

无花果当然要开花了，只是它的花长得很独特，需要仔细观察，才能看得见。无花果的花在总花轴上，这个总花轴的顶端向下凹进去，并且长成一个肥厚的肉质空心圆球，球顶还有一个没有封死的小孔，有一种虫子从小孔钻进去帮助它传粉，于是就形成了无花果的果实。

不适与疾病应对

此时的准妈妈要做好充分的心理准备，应对尿频、乳房变化等一些早孕的不适，安全度过孕早期。

正确对待孕期尿频

许多准妈妈在刚开始怀孕的时候就会出现尿频现象。怀孕前3个月，子宫在骨盆腔中渐渐长大，压迫到膀胱，从而使准妈妈容易产生尿意。到了怀孕中期，子宫会往上抬到腹腔，尿频的现象就会得到改善。但到了怀孕晚期，尿频现象会再度出现。如果准妈妈在小便时出现疼痛或烧灼感等异常现象时，要立即到医院寻求帮助。准妈妈感觉尿频时，不妨多上几次厕所，尽量不要憋尿。

如何应对阴道分泌物增多

怀孕初期，受激素急剧变化的影响，阴道分泌物增多是正常的现象。如果外阴不发痒，白带也无臭味，就不用担心。但如果出现外阴瘙痒、疼痛，白带呈黄色，有怪味、臭味等症状时，就需要去医院就诊，如果放任不管，会影响胎儿的生长发育。准妈妈平时一定要注意清洁卫生，勤换内裤，保持会阴部清洁。

如何缓解乳房的不适

孕早期有的准妈妈会感到乳房肿胀，甚至有些疼痛，偶尔挤压乳头还会有黏稠淡黄的初乳产生。并且随着乳腺的增大，乳房会长出肿块样物。准妈妈可以采用热敷、按摩等方式来缓解乳房的不适感；每天用手轻柔地按摩乳房，可促进乳腺发育；还要注意经常清洗乳头。

好“孕”历程周报

到了怀孕第6周的时候，准妈妈的早孕反应可能会严重起来，几乎每天早上都想吐，慢慢的一天当中大部分时间都有反胃现象，注定本周将是痛苦并快乐地度过。

胎宝宝发育状况

怀孕第6周的时候，胚胎快速地生长。胚胎的心脏在这时候已经可以跳到150次/分，相当于成人心跳的2倍，可惜的是在这时候还不能听到胎宝宝的心跳。这一周胚胎会发生轻微转动，但是准妈妈无法感受到这一奇妙微小的变化，直到怀孕4个月后才能够感受到胎宝宝在腹中的运动。

这时候的胚胎形状像蚕豆。胎儿身体蜷缩，形成“C”字形。胚胎的面部有黑色的小点，那将发育成宝宝的眼睛；小的空洞是鼻孔；深凹下去的地方，将来会发育成宝宝的耳朵。胚胎的手和脚这时候看上去像划船的桨，肌肉纤维也开始发育。

准妈妈身体变化

现在准妈妈的基础体温持续升高，还没有降下来。如果还没有做早孕检查，现在是去医院的时候了。在这个星期准妈妈会有恶心的感觉，有时候不仅是在早晨，整天都会随时呕吐。早孕反应轻者，无须治疗，怀孕3个月后症状往往会自然消失。呕吐严重到不能进食、进水者应该去医院查一下尿液，看是否出现尿酮体阳性，必要时应输液，补充葡萄糖、维生素及水分。

准妈妈的身体已经开始发生变化，怀孕的反应更明显了。由于雌激素与孕激素的刺激作用，准妈妈感到胸部胀痛、乳房增大变软、乳晕有小结节突出，并时常感到疲劳、困倦而且尿意频繁。

营养饮食"孕"味

在这个时候，大部分准妈妈在早上空腹时恶心的感觉尤为强烈，严重时一整天都无法进食。准妈妈应当留意自己的早孕反应，努力从饮食中找出减少恶心的方法。

早餐不能少

准妈妈如果不吃早餐，对自身的健康和胎宝宝的发育都不利。准妈妈可以稍早点起床，早饭前活动一会儿，可以散步、做操，激活器官功能、促进食欲，以产生饥饿感，多吃一些早饭。早晨起床后，也可以饮一杯温开水，通过温开水的刺激和冲洗作用使肠胃功能活跃起来。养成早晨排便的习惯，排出肠内废物，也有利于进食早餐。

选择易于消化的食物

处于早孕反应时期的准妈妈由于经常感到恶心厌食，选择的食物应该易于消化。动物性食物中的鱼、鸡、蛋、奶，豆类食物中的豆腐、豆浆，均易于消化吸收，并含有丰富的优质蛋白质，且味道鲜美，准妈妈可经常食用。粥、烤面包、馒头、饼干、甘薯易消化吸收，含糖分多，能升高血糖，可以改善准妈妈因呕吐引起的酸中毒。酸奶有止吐作用，又能增加蛋白质的供给，准妈妈可适量食用。

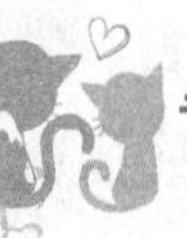

专家答疑

早孕反应会导致偏食吗？

在早孕反应时期，有的准妈妈开始出现食欲不振、厌油腻味、恶心、口味异常等症状，进而导致偏食、挑食等现象。

日常健康护理

孕早期是准妈妈最关键的时期，也是早孕反应最严重的时期。准妈妈可以做一些力所能及的事情，分散一下对早孕反应的注意力。

有选择地做家务

准妈妈最好不要拖地，因为地滑的话准妈妈容易摔倒而造成严重后果；容易磕碰到肚子的家务活也不适合准妈妈做。准妈妈可以用洗衣机洗衣服，但尽量不要往高处够着晾晒，因为准妈妈不宜做往高处挂东西或从高处拿东西这类过于伸展的活。此外，准妈妈也不宜抬重物、提拉重物或者频繁弯腰拿东西，如果要拿低处的东西，最好是先蹲下来，再侧身拿。除了一些简单的家务活外，准妈妈还可以适量做一些运动，如散步、慢速骑自行车、游泳等。

减少操作电脑的时间

操作电脑的准妈妈要注意保护自己和胎宝宝，最好穿上防护服，并减少持续操作电脑的时间，工作间隙到室外进行适当的活动。另外，实验证明，电脑显示屏所发出的射线不会对胎宝宝造成不良影响。但是，电脑显示屏周围往往有超低磁场，这种磁场可以在细胞膜水平上干扰细胞的代谢和增殖，从而影响胚胎的正常发育。

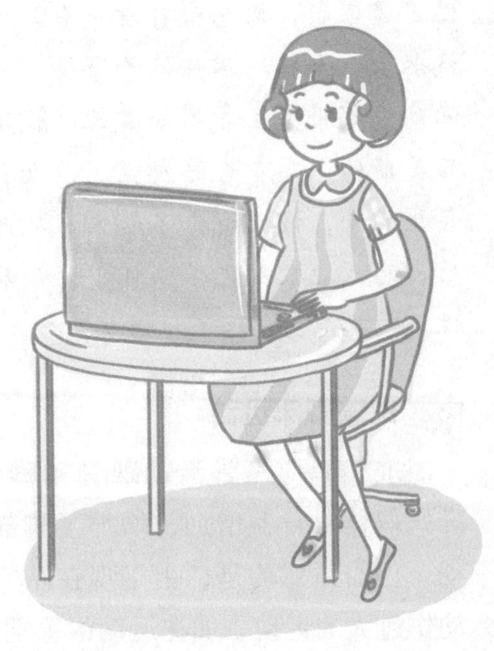

快乐胎教进行时

虽然现在准妈妈正在努力抵抗早孕反应，不过也不要因此而忽略了胎教。在保证自己身体健康的同时，还要注意与未来宝宝的心理沟通。

励志故事：《追求忘我》

忘我是走向成功的一条捷径，只有在这种环境中，人才会超越自身的束缚，释放出最大的能量。准妈妈给胎宝宝讲述这个故事，学习主人公忘我的精神，相信会对孩子将来的成长有益。

追求忘我

1858年，瑞典一个有钱人家生下了一个女儿。然而不久，女孩患了一种瘫痪症，丧失了走路的能力。一次，女孩和家人一起到船长家做客。船长太太告诉女孩船长有一只天堂鸟，女孩被她关于这只鸟的描述迷住了，极想亲自看一看。于是保姆把女孩留在甲板上，自己去找船长。女孩耐不住性子等待，她要求船上的服务生立即带她去看天堂鸟。那服务生并不知道她的腿不能走路，而只顾带着她一道去看那只美丽的小鸟。奇迹发生了，女孩因为过度地渴望，竟忘我地拉住服务生的手，慢慢地走了起来。从此，女孩的病便痊愈了。女孩子长大后，忘我地投入文学创作中，最后成为第一位荣获诺贝尔文学奖的女性，她就是茜尔玛·拉格萝芙。

做做脚部运动

准妈妈应经常活动踝骨和脚尖儿的关节。由于胎宝宝的发育，准妈妈体重日益增加，增加了脚部的负担，因此，必须每日做脚部运动。但需注意的是，由于现在胎宝宝还没有稳定，应禁止拉伸过度等动作过大的运动。如在运动中感觉身体疲劳，应立即停止。

不适与疾病应对

准妈妈要时刻警惕孕早期见红。同时，也要预防膀胱炎的发生。

孕早期见红的应对

孕早期见红应首先去医院就诊，在医生指导下采取应对措施。如果有流产征兆或宫外孕的危险，应谨遵医嘱。

孕早期见红的症状

·出血形态。如果血液呈现咖啡色，不必过于担心。只要多加休息并且避免过度运动就可以。若血液呈现鲜红色就要注意了。

·疼痛感。多数流产现象会有腰酸背痛以及下腹部疼痛感。宫外孕会有剧烈的腹部疼痛、脸色苍白、血压下降等情况。

孕早期见红的治疗

·流产。早孕出血的准妈妈最多见的是先兆流产，若阴道分泌物呈咖啡色，这时准妈妈应该卧床休息，注射黄体酮以止血保胎。如出现鲜红色的血液必须立刻就医。

·宫外孕。早期宫外孕不会有明显症状，最好能够在腹腔内出血发生以前就先确定胚胎着床位置是否正确，以便医生给予适当的处理。

膀胱炎的预防

女性尿道比较短，而且和阴道、肛门很近，这两处是细菌的温床，不注意细菌很容易经由尿道感染膀胱。准妈妈如果患膀胱炎，有可能引发流产、早产，甚至导致胎儿死亡，所以一定要注意预防。准妈妈想小便时不要憋着，应立即去洗手间。多喝水，增加小便量。每次排尿宜排尽，不让膀胱有残余尿。经常洗澡，保持身体清洁。选择纯棉内裤，不宜穿紧身裤。一旦得了膀胱炎，应立即去医院治疗。

好“孕”历程周报

进入怀孕第7周了，准妈妈的早孕反应还是很明显。虽然目前从外表看不出有什么改变，但在准妈妈的体内却发生着翻天覆地的变化。

胎宝宝发育状况

在这一周，准妈妈还感觉不到宝宝来回的运动，但是这个“小跳豆”会不时地在潮湿的“小家”里四处移动。虽然你不能透过身体，用肉眼看到这颗“豆子”，但是，里边的成长却一刻也没有停止。胚胎已经有了一个很大的头，和它的小身子很不成比例。这时，胚胎的面部器官发育已经很明显了，眼睛像个“黑点”，鼻孔也张开了，耳朵也凹进去了。

另外，胚胎这颗豆子还“发芽”了，长出了看上去已经很明显的胳膊和腿。虽然还不能听到“小豆子”心脏的跳动，但是它却已经分好左心房和右心房了，并且有了规律的跳动。现在，胚胎差不多有一颗桑葚那么大了。胚胎的肚子明显突起，并形成肝脏的雏形。

准妈妈身体变化

进入本周后，准妈妈恶心、呕吐、尿频、易疲劳等反应更加强烈，脾气会变得越来越大，越来越情绪化。本周是胚胎腭部发育的关键时期，如果准妈妈的情绪波动过大会影响胚胎甚至导致腭裂或唇裂。所以，准妈妈要好好调整自己的情绪，放松心情。

由于孕激素的影响，有些准妈妈的皮肤颜色会变深，甚至出现妊娠斑。尤其是会阴皮肤在妊娠后，会由于色素沉着而颜色变深，血管充血，组织变软，伸展性增大，这是在为以后胎宝宝的娩出做准备。

营养饮食“孕”味

虽然这个时候准妈妈要面临恼人的早孕反应，但一定要注意补充营养，现在正是胎宝宝快速成长、急需营养的时候。

增加植物油的摄入

此时，胎宝宝的机体和大脑发育速度加快，对脂质及必需脂肪酸的需要增加，必须及时补充。因此，增加烹调所用植物油即大豆油、花生油、菜籽油等的量，既可保证准妈妈所需的脂质供给，又提供了丰富的必需脂肪酸。准妈妈还可吃些花生仁、核桃仁、葵花子仁、芝麻等油脂含量较高的食物。

绿豆是消水肿的佳品

赖氨酸是人体必需的氨基酸，它是合成蛋白质的重要原料，可以提高蛋白质的利用率，从而促进食欲和消化功能。绿豆中赖氨酸的含量高于其他食物。此外，绿豆还富含蛋白质、多种维生素及锌、钙等矿物质。中医认为，绿豆性味甘寒，有清热解毒、消暑止渴、利水消肿之功效。所以，绿豆是准妈妈补锌及防治妊娠水肿的食疗佳品。

饮酒对胎宝宝有害

准妈妈饮酒，可能使胎宝宝患上胎儿酒精综合征，将会造成伴随孩子一生的一系列身体和行为缺陷，它以胎宝宝在出生前和出生后的发育迟缓为特征。在曾患胎宝宝酒精综合征的患儿中，也可见到心脏和肢体缺陷以及面容古怪，如鼻子短而倒转，上颌骨扁平，双眼不对称。这些儿童也会有行为的异常，语言障碍和关节、肌肉的异常症状。所以，为宝宝未来的健康成长考虑，准妈妈最好避免喝酒。

日常健康护理

上班族准妈妈现在一面要应对繁重的工作，一面还要忍受早孕反应的折磨，确实非常辛苦。除了应付孕吐，准妈妈还要注意避免一些不必要的细菌感染。

职场准妈妈如何应对孕吐

大约有75%的准妈妈在孕早期会有恶心、呕吐等不适反应，对于职场准妈妈来说，这也许会影响一整天的工作。如果发生孕吐，准妈妈可以在上班路上准备好毛巾和漱口水，考虑好去洗手间最快的路线。如果还没有告诉老板和同事们怀孕的消息，那么别忘了准备好你的借口，诸如“胃不太好”等。万一碰巧在卫生间被人看见，你就可以从容应对。如果你的反应特别厉害，或是持续的时间很长，经常恶心或是频频呕吐，那么，你必须告诉你的主管你怀孕的消息。在告诉他之前，你应该清楚地想好你所要得到的：同情？假期？还是在这段最不舒服的孕期有个弹性的工作时间？

最好不用公用电话

黏附在电话机上的细菌和病毒有480种之多，尤其是使用率高的公用电话，所黏附的细菌和病毒更多。人们打电话时，随着喷射到话筒上的唾液，将口腔中潜藏的病菌送到话筒上，很多疾病最容易通过电话机来传播。所以，准妈妈尽量不要用外面的公用电话，不得已使用时，讲话时尽量与话筒保持远一点的距离，并在使用后马上洗手。对于自己固定使用的办公电话及家庭电话，要经常进行消毒处理。简单的办法是用75%的酒精棉球擦拭电话机的外壳。

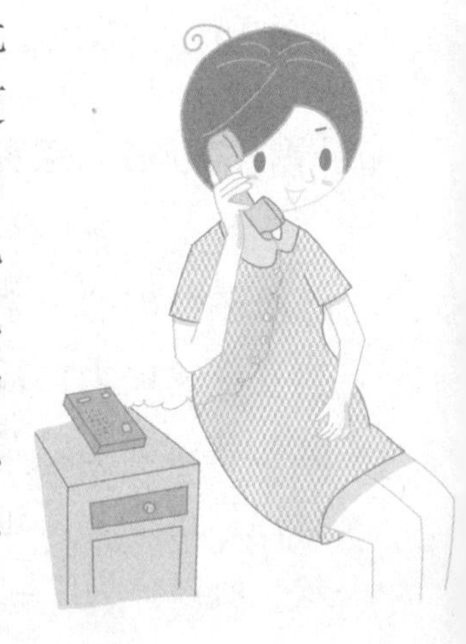

讲究卫生勤刷牙

由于孕吐反应，准妈妈需要勤刷牙，以避免牙齿遭呕吐残留物的腐蚀损伤；另外，刚怀孕的准妈妈喜欢吃酸味食物，而酸的食物最容易腐蚀牙齿。同时，口腔炎症有可能使病菌进入血液，继而给胎宝宝造成危害，所以保持口腔卫生十分重要。

轻松安全地工作

准妈妈可在办公桌底下放个鞋盒当做搁脚凳；准备一双拖鞋，需要时随时换上；穿舒适的鞋；可以选择适合自己的长袜；穿宽松舒适的连衣裙，因为衣料的弹性比较大，方便坐下或站起；多喝水，可以准备一个大水杯，随时装满温水；不要憋尿；在计算机前工作的准妈妈更容易受腕管综合征的影响，因此最好将桌椅调整得尽可能舒适；避免危险的工作场所；自我减压，如果工作压力太大，尝试一些办法去缓解，如深呼吸、舒展肢体、散会儿步等；如果同事热心地照料你，应愉快地接受。在人生旅途里，这是一个非常特殊的时期，所以不必感到害羞，应坦然接受别人的帮助。

注意运动时的安全

当准妈妈要运动时，注意慢慢开始，和缓地进行，最后慢慢平静而结束；时不时地停下来休息一下；确保运动前、运动中和运动后喝足够量的水；不要在非常炎热和潮湿的环境中运动；如果感到不舒服、气短和劳累，休息一下，感觉好转再继续运动；孕早期不要做背部的锻炼，因为这会给胎宝宝供血的血管造成过大的压力，影响对胎宝宝的供血。

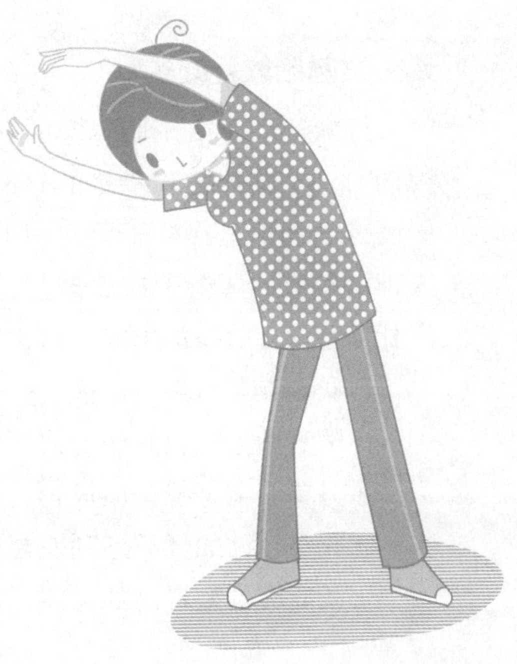

快乐胎教进行时

胎宝宝在妈妈的肚子里“住下”后，最期待的就是在爱的环境中长大，所以进行胎教的首要关键就是“爱”。爱是天然而来，所以不管父母的学历背景、工作背景如何，对孩子都要有一份爱。

经常想象宝宝的形象

有些科学家认为，如果准妈妈在怀孕期内经常设想宝宝的形象，其在某种程度上会与将要出生的胎宝宝较相似。因为准妈妈与胎宝宝具有心理与生理上的相通，从胎教的角度来看，准妈妈的意念构成胎教的重要因素，转化、渗透在胎宝宝的身心感受之中。同时准妈妈在为胎宝宝形象的构想中，会使情绪达到最佳的状态，而促进体内具有美容作用的激素分泌增多，使胎宝宝面部器官的结构组合及皮肤的发育良好，从而塑造出自己理想中的胎宝宝。

冥想胎教好处多

妊娠初期，由于胎宝宝的到来，准妈妈心中会充满强烈的喜悦，但同时，也会伴随着茫然的恐惧和不安。准妈妈可通过冥想来使心情平静。静静地坐在椅子上，闭上眼睛，放松心情。早晨，可以饮用令人神清气爽的薄荷茶或蔷薇茶；傍晚，则可饮用具有镇定舒缓功效的洋甘菊茶。在喝茶的同时，可以在脑海中进行如下冥想：

- 我现在非常美丽动人。
- 随着胎宝宝在腹中的成长，我也变得越来越充实。
- 只要胎宝宝能健康成长，我愿意彻底改变过去的生活方式。
- 我对自己的怀孕感到非常满意，觉得自己真伟大。
- 我能够调整自己的身体，以适应一切变化。

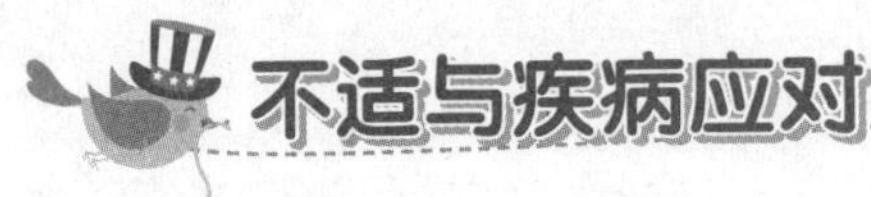

怀孕后准妈妈能做B超检查吗？准妈妈在什么样的情况下要做B超检查？

通过B超及早发现异常现象

B超检查就是通过在屏幕上显示图像来进行检查的方法。在怀孕早期准妈妈出现以下情况应做B超检查：

·有先兆流产现象，且阴道出血时间长，需了解胚胎是否存活，是否有必要继续保胎；还需排除葡萄胎的可能。

·出现下腹部疼痛，需排除宫外孕，或怀孕合并肿物。

·对孕前月经异常的准妈妈，需了解胚胎发育情况，估计怀孕周数，排除多胎。

·明显的胎宝宝畸形，如无脑儿、缺肢等，在怀孕12周左右可以通过B超检查发现。

准妈妈发热的应对

胎宝宝在母体内发育，尽管有子宫保护，但也不是安全无患，而是常常受到来自外界的干扰。其中，准妈妈因感染而高热，可直接危害胎宝宝的正常发育，而且高热在孕早期对胎宝宝危害较大，高热程度越高，持续时间越长，重复次数越多，胎宝宝畸形出现率越高。

胎宝宝的神经细胞在孕早期繁殖旺盛，易受损伤，一次高热可使胎宝宝8%～10%的脑细胞受到损伤，表现为脑发育迟缓。高热也同时损伤其他器官。凡是能够使准妈妈体温升高的一切因素都能影响腹中的胎宝宝，严重时会导致畸胎。因此，准妈妈一旦体温升高，应立即就诊，解除高热，治疗原发病。另外，平时还应注意预防一切发热性疾病，以保母婴平安。

好“孕”历程周报

怀孕第8周的时候，胎宝宝快速生长。胎宝宝的器官已经开始具备了明显的特征。此时的胚胎会有一个与身体不成比例的大头。

胎宝宝发育状况

怀孕第8周的时候，胎宝宝快速生长。胎宝宝的器官已经具备了明显的特征。由于骨髓还没有形成，由肝脏代替产生大量的红细胞，直到骨髓成熟后来接替肝脏的工作。

从现在开始，胎宝宝将迅速生长，并在几周中显现出明显的轮廓。到第8周末，胎宝宝的长度将达到3厘米左右，体重约有4克；胎盘和脐带形成；皮肤像纸一样薄，血管清晰可见；用肉眼就能分辨出头、身体和手足；胎宝宝已经会做踢腿、伸腿、抬手、移动双臂的小动作了。胚胎会有一个与身体不成比例的大头。手指和脚趾之间隐约有少量蹼状物。

准妈妈身体变化

准妈妈的腹部现在看上去与孕前没有什么两样，但子宫已有了明显的变化。当子宫成长时，腹部会有痉挛的感觉，有时会感到瞬间的疼痛。此时，准妈妈小便的次数和频率会大大超过了平时。这是由于准妈妈的子宫增大了，正在压迫着膀胱，从而使膀胱变“小”了。

准妈妈孕前子宫长度为5厘米左右，像个握紧的拳头；现在它不但增大了，而且变得很软，尤其是子宫峡部特别软。阴道壁及宫颈因为充血而变软，呈紫蓝色。

营养饮食“孕”味

此时的准妈妈常会发生消化不良的状况，不想吃任何食物，但为了胎宝宝的发育，准妈妈一定要调剂口味，保证营养的摄入。

吃野菜的益处

野菜不仅以其污染少或无污染的优点而优于田园蔬菜，而且具有营养及食疗双重作用。

营养学家对我国近100种可食用的野菜进行分析，发现野菜富含植物蛋白、维生素、纤维素及多种矿物质，营养价值颇高。更为可贵的是，野菜的防病保健作用显著。例如：小根蒜有健胃、祛痰之功效；地米菜可补脑明目；蕨菜可清热利湿、消肿止痛，还有安神的功效。

另外，人们每天吃的米、面、杂粮、肉、鱼、禽、蛋等，在身体内多呈酸性反应，只有野菜经过消化分解后在身体内呈碱性反应。妈妈间隔地吃些野菜可以中和体内的酸性，以维持身体内环境的稳定，这对于养胎十分重要。但注意食用野菜前先咨询医生，并选用市售的新鲜野菜，不要自己采摘。

准妈妈不宜节食减肥

苗条的身材本来就不属于孕期，这个时候，准妈妈应该分清主次，一切以胎宝宝的生长发育为中心。怀孕期间，胎宝宝从母体流经胎盘的血液中汲取营养，以满足自身生长发育要求。所以，准妈妈应避免节食，尤其应注意胎宝宝必需营养成分的摄取。

此外，孕期节食对准妈妈自己的身体也是有害的。以减肥为目的的饮食往往导致缺铁、缺叶酸以及其他重要维生素和矿物质的缺乏。

日常健康护理

准妈妈应选择适合产检的妇产医院，或妇产科检查与医院其他门诊分开的医院，可以避开与其他病人共处一个空间，降低交叉感染的风险。另外，交通方便也很重要。

第一次产前检查

一般在确认怀孕后，在孕期第8～第12周进行第一次产检。产前检查可以了解软产道及盆腔内的生殖器官有无异常，使医生对准妈妈的整体状况有一个全面的了解。

如果你打算从怀孕一直到分娩都在同一家医院，那么最好从一开始就慎重地进行选择。孕妇手册是全国通用的，每一次产前检查的结果，都必须详细记录在手册上面，这是提升产检品质的基本工作，如果医护人员忘记了，不妨提醒他们或主动要求。

春季要提防过敏

春天万物复苏、百花盛开，同时也特别容易诱发一些过敏性疾病，尤其是准妈妈要特别留意，别让自己患上过敏症，不然容易对胎宝宝的健康造成不利影响。

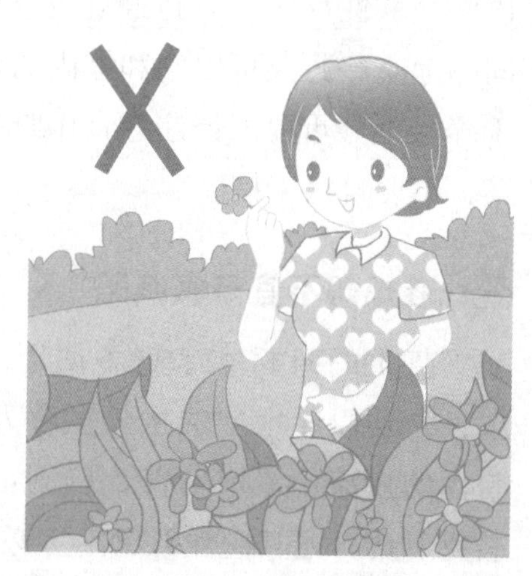

有两类准妈妈容易患过敏症，一类准妈妈是本身就是过敏体质的，这类准妈妈最好少去花粉多的地方，远离过敏源；另一类准妈妈是怀孕后体质有所改变的，这类准妈妈可能过敏了也不容易意识到。因此，准妈妈们一旦发生过敏症状，要及时到医院就诊，千万不可自己盲目用药，以免对胎宝宝产生不利影响。

快乐胎教进行时

这时的准妈妈最忙了，既要应对早孕反应，又要进行各种身体检查。不过，无论多忙也不要忘了胎教，准妈妈应多了解几种胎教方法，从而给胎宝宝的未来打下坚实的基础。

让胎宝宝感受音乐节奏

胚胎学研究证明，胚胎从第8周起神经系统初步形成，听觉神经开始发育，尽管发育得还很不成熟，但胎宝宝已具有可以接受训练的最基本条件，故从妊娠第2个月末起，准妈妈可以听一些优美、柔和的曲目。每天放1～2次，每次10分钟左右，乐曲不要选得太多，两三支曲子就差不多了。

选择乐曲要因“母”制宜

选择乐曲时要根据准妈妈的不同性格特点选取不同曲调、节奏、旋律的乐曲。

·准妈妈情绪不稳，性情急躁，宜选择一些缓慢柔和的乐曲，如二胡曲《二泉映月》、筝曲《渔舟唱晚》、民族管弦乐曲《春江花月夜》等。这些柔和平缓、带有诗情画意的乐曲，可以使准妈妈及胎宝宝逐渐趋于安定状态，并有益于母胎的身心朝着健康的方面发展。

·如果准妈妈在孕期有些抑郁或不安，则宜选择一些轻松活泼、节奏感强的乐曲，如柴可夫斯基的《圆舞曲》、巴赫的《小步舞曲》、施特劳斯的《小夜曲》等。这些乐曲旋律轻盈优雅，曲调优美酣畅、起伏跳跃，节奏感强，既可以使准妈妈振奋精神，解除忧虑，也能给腹中的宝宝增添生命的活力。

不适与疾病应对

孕早期特别容易流产，因此只要发现异常情况，应立即去医院接受检查。另外，准妈妈还要预防一些病毒感染的疾病，只有这样，才能孕育出健康的宝宝。

牙龈炎的防治

准妈妈的牙龈炎发病率很高。牙龈炎除了会影响准妈妈的牙齿健康以外，还会导致流产、出现早产低体重儿等，所以一定要重视。要想平安度过妊娠期，就要注意妊娠期的口腔卫生，坚持做到每餐饭后漱口、睡前刷牙，使用软毛牙刷；平时应该多食含有丰富维生素和蛋白质的食物，特别要多吃富含维生素C的新鲜蔬菜和水果。

避免感染脊髓灰质炎病毒

准妈妈感染脊髓灰质炎病毒可致胎宝宝死亡，有的可出现新生儿一时性麻痹症。因此，准妈妈应加强体育锻炼，提高自身免疫力。此外，在孕期特别是孕早期尽可能少去公共场所，不要接触传染病病人，从而保证腹中胎宝宝的安全。

避免感染单纯疱疹病毒

准妈妈感染单纯疱疹病素可使胎宝宝发育迟缓，也可引起先天性畸形，如小头、小眼、脑积水及智力障碍。准妈妈的单纯疱疹常发生在外阴部，分娩时胎宝宝通过产道可直接感染，如感染口腔、皮肤和眼睛，重者可累及中枢神经系统并扩散到多个内脏器官，表现为全身发热、皮肤疱疹、黄疸甚至出现脑炎、循环衰竭而死亡。

第四章

孕3月：已经是个小人儿了

从怀孕第3个月开始，准妈妈应及时了解胎宝宝和自己的变化，掌握饮食、常见疾病等知识，以便对自己的生活进行调节。同时，准爸爸也要尽职尽责，因为现在仍是容易流产的时期，必须谨慎对待。

好"孕"历程周报

怀孕已经9周了，准妈妈是否已经适应了怀孕的各种症状呢？恼人的晨吐很快就要结束了，现在腹中胎宝宝的变化和准妈妈的身体变化是怎样的呢？

胎宝宝发育状况

从现在开始，胎宝宝的许多胚胎特征开始消失，已经成为一个名副其实的胎宝宝。其所需的氧气和营养已经不是通过皮肤吸收，而是经由胎盘上的脐带获得。

另外，胎宝宝全身所有器官、肌肉、神经等都已发育完全并开始工作了。胎宝宝身体的许多部位也发生了变化。虽然这时还不能通过B超辨认胎宝宝的性别，但是胎宝宝的生殖器官已经在生长了。胎宝宝的眼睑开始盖住眼睛，手部在手腕处有弯曲，两脚开始摆脱蹼状的外表，可以看到脚踝。手臂更加长了，肘部已经形成。

准妈妈身体变化

这一周准妈妈会觉得乳房很胀，胸罩变小了，这是因为乳房正在迅速发育，乳房腺体组织发育增大，乳房皮肤上可出现妊娠纹。早期妊娠时乳房内血管增加，表浅静脉突起，因而准妈妈感到乳房有触痛和刺痛感。乳头及乳晕变大并着色，乳晕的皮脂腺肥大、突起，乳头易勃起以适应喂哺新生儿。这时候准妈妈要更换大尺码的胸衣和宽松的衣服，这样会感觉更舒服一些。

很多准妈妈会在早晚出现乏力、身体不适、恶心呕吐等情况。由于子宫扩张压迫膀胱会导致尿频，激素分泌增多则会导致心情烦躁。

营养饮食“孕”味

什么食物应该多吃，什么食物应该少吃或不吃，怎样补充营养才最科学？准妈妈虽然此时身体变化很大，但为了胎宝宝的发育，饮食营养问题不能忽视。

选择促进食欲的食物

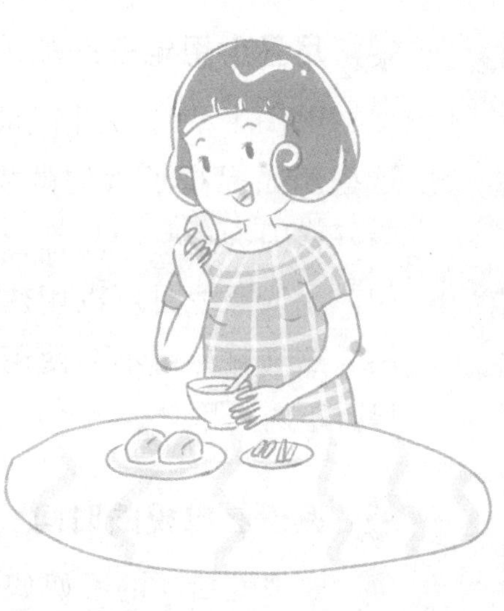

这时期的准妈妈会出现恶心、呕吐、食欲不振、偏食等表现，严重者可能会引起各种营养素的缺乏，所以准妈妈们在这个时候，要千方百计补充营养，可以食用一些促进食欲的食物。

·西红柿、黄瓜、辣椒、鲜香菇、新鲜平菇、苹果等，这些食物色彩鲜艳、营养丰富，易诱发人的食欲。

·动物性食物中的鱼、鸡、蛋、奶，豆类食物中的豆腐、豆浆，均便于消化吸收，并含有丰富的优质蛋白质，且味道鲜美，准妈妈可经常选用。

·大米粥、小米粥、烤面包、馒头、饼干、甘薯，易消化吸收，含糖分高，能提高血糖，并改善准妈妈因呕吐引起的酸中毒。

准妈妈进食过程中听听轻音乐，餐桌上摆放鲜花等，可以愉悦心情，解除孕吐带来的烦躁，从而增加食欲。

用酸味刺激胃口

许多女性在怀孕后偏好酸味食品，是因为酸味具有刺激胃口的效果。做菜时，加些食醋和柠檬，这样准妈妈会比较喜欢。拌面、冷荞麦面等带酸味的食物，也有利于缓解早孕反应。

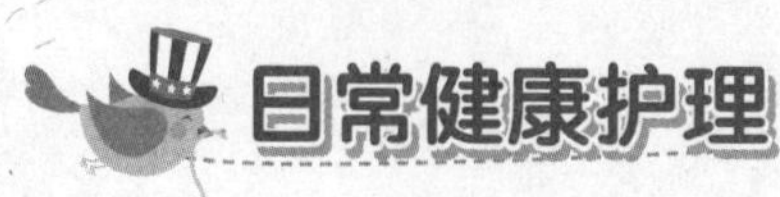

日常健康护理

为了孕育一个健康的小宝宝，准妈妈一定要改掉一些日常生活中的不良习惯。

尽量少用电子产品

现代生活离不开微波炉、电磁炉、电热毯、电脑等电子产品，这些产品提高了人们的生活质量。但是，准妈妈还是少用这些产品为好，因为这些产品都会产生电离辐射，最好用其他用品来替代。例如，天气寒冷时可以用热水袋保暖，不要使用电热毯。加热食物时能用天然气就尽量不要使用微波炉，不得不用时要注意让身体与之尽量保持距离。尽量少用电脑，使用时最好穿电磁波防护衣。

减少看电视的时间

原来爱活动的准妈妈怀孕后会经常用看电视来消磨时间。如果离电视3~4米远，每天最多看1~2个小时，中间要休息2次，每次休息10分钟以上，就不会对准妈妈和胎宝宝有明显的影响。

反之，久坐看电视影响准妈妈的下肢血液回流，加重下肢水肿甚至出现静脉曲张。所以看电视时，准妈妈要随时活动，变换坐姿，以利于母子健康。

选择合适的运动方式

怀孕初期，胚胎在子宫内扎根不牢，锻炼时要注意，不能做跳跃、旋转和突然转动等剧烈的大运动量锻炼，可以散步、打太极拳、做健身操等。锻炼的运动量，以活动时心跳每分钟不超过130次，运动后10分钟内能恢复到锻炼前的心率为限。

快乐胎教进行时

现在的胎宝宝不仅是有了小人的样子，大脑也在发育。那么，准妈妈、准爸爸就与腹中的胎宝宝一起来猜猜谜语、说说绕口令吧。

开心谜语：猜猜好吃的蔬菜

准妈妈与胎宝宝一起动动脑筋，猜猜下列的谜语。谜底可是我们爱吃的蔬菜，赶紧让脑子转起来吧。

·紫色树，开紫花，开过紫花结紫瓜，紫瓜里面装芝麻。

·瘦长的身材，翠绿的皮肤，全身是疙瘩，丑了自己美了别人。

·红漆桶，地下埋，绿的叶子顶上栽，切开红漆桶，清甜可口好小菜。

·红口袋，绿口袋，有人怕，有人爱。

注：答案见294页。

可爱的绕口令：说植物

刚刚让准妈妈动了脑，现在让准妈妈动动口吧，学学绕口令，既开心，又让胎宝宝感受了语言的魅力。

花和瓜

瓜藤开花像喇叭，娃娃爱花不去掐。

瓜藤开花花结瓜，没花就没瓜。

吃瓜要爱花，娃娃爱花也爱瓜。

看花和吃瓜

妈妈爱栽花，爸爸爱种瓜；

妈妈栽桃花，爸爸种西瓜；

桃花红，红桃花，娃娃脸上笑哈哈；

爸爸给我吃西瓜，娃娃心里乐开花。

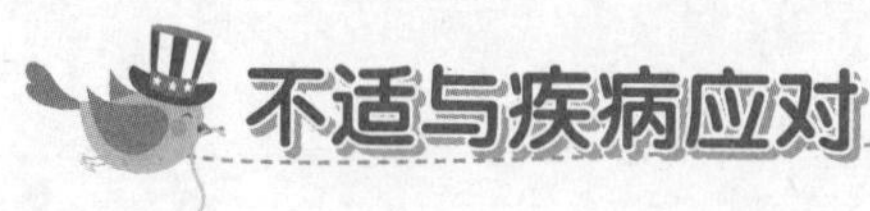

准妈妈在应对各种不适的同时，还要保证充足的睡眠。高龄准妈妈要重视每次产检。

下肢水肿的应对

虽然水肿多发生于孕晚期，但是也有不少准妈妈在怀孕早期就有下肢水肿的情况。这是由于增大的子宫压迫下肢静脉，影响下肢血液回流心脏，从而引起下肢轻微、局限的水肿。这种水肿经过夜晚的平卧休息，一般都有减轻，有晨轻暮重的特点。妊娠水肿症状较轻者，要多休息，睡眠时抬高下肢。饮食上一定要注意控制盐和水分的摄入量，以免加重水肿。

高龄准妈妈要定期检查

高龄准妈妈无疑会面对更大的生育风险：流产、胎宝宝畸形、多种妊娠合并症、难产等。所以，高龄准妈妈首先要定期做各项产检。在孕期，准妈妈都要接受详细的产前健康检查。而对于高龄产妇来说，除了必备的一般产前健康检查项目，还有一些专门针对高龄产妇的特别项目，如唐氏综合征筛查、羊膜腔穿刺、绒毛膜取样等。只有定期做各项检查，才可能及时了解胎宝宝的发育情况以及准妈妈的身体状况。

谨防弓形虫病

弓形虫是一种细胞内寄生虫，常因接触猫、狗或食用未煮熟的肉类而被感染。当准妈妈受到感染后，虫体随血液被带到子宫，再通过胎盘造成胎宝宝感染，也有潜伏若干年后出现畸形儿和愚型儿的病例，这就是先天性弓形虫病。

好"孕"历程周报

胎宝宝在过去的一周里又长大了许多，单是头部便占了身长的1/2，可见大脑正多么迅速地在生长。

胎宝宝发育状况

怀孕第10周的时候，胎宝宝的眼皮还黏合在一起，直到27周以后才能完全睁开。目前胎宝宝的形状像扁豆荚。尽管现在还不能通过B超看出未来的宝宝是"王子"还是"公主"，但是这个小家伙的生殖器官却已经在生长了。胎宝宝的手腕已经成形，脚踝开始发育完成，手指和脚趾清晰可见。胎宝宝耳朵的塑造工作也已经完成。

准妈妈身体变化

进入怀孕第10周，在身体发生变化的同时，准妈妈的心理也会发生各种各样的变化。对分娩的恐惧以及对"能不能生下健康的宝宝"的疑问会加深。准妈妈的神经特别敏感，情绪波动非常强烈，很多时候会因一点小事而大动肝火。大部分准妈妈都会经历这样的心理变化过程，这主要是孕激素作用的结果。怀孕期间患忧郁症的准妈妈大有人在。若想尽快摆脱这种忧郁阴影，需要准妈妈和家人一起努力。

准妈妈在这时候会发现自己的乳房胀大，腰围也增粗。本周孕妈应做一次B超检查。

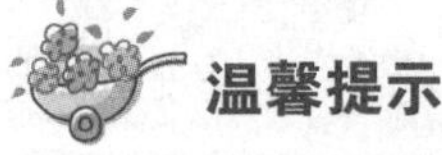

温馨提示

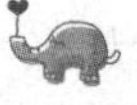

胎盘具有五大功能，即气体交换、供应营养、排泄废物、防御及内分泌作用，因此可以说它是胎宝宝营养的大本营。

营养饮食"孕"味

在日常饮食中，有些食物是对准妈妈和胎宝宝有影响的，准妈妈一定要注意少吃或不吃这些食物。

山楂可口需适量

准妈妈在面对恶心、呕吐、食欲不振等反应时，喜欢吃一些酸味的食物。山楂酸甜可口，并有开胃消食的作用，是准妈妈们喜欢的果品。但是，山楂对子宫有一定的兴奋作用，可促使子宫收缩。如果准妈妈大量食用山楂及山楂制品，可能造成流产。

准妈妈吃糖要适度

有人称糖为"慢性糖"，是因为它能将能量细水长流地提供给大脑，是大脑能量的最佳来源。但是准妈妈如果摄入过量的糖，会损害脑的功能，容易造成神经敏感和神经衰弱等各种大脑功能障碍，孩子出生后易哭闹，不爱吃奶等，所以在怀孕期间摄入的糖量要适度。

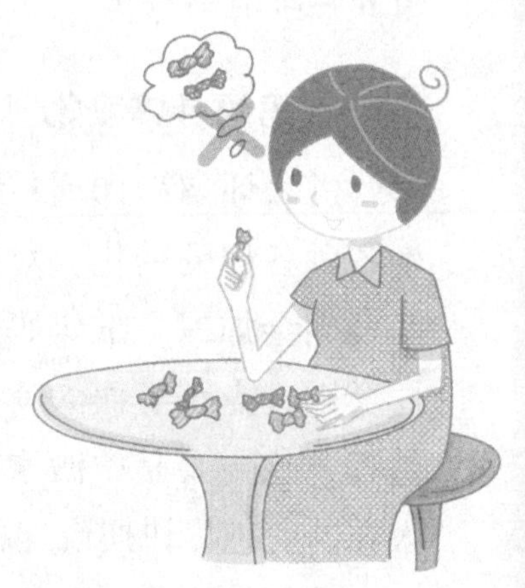

增加能量要适量

在孕早期，如果为人体提供能量的糖类、脂肪供给不足，孕妇会一直处于"饥饿"状态，可导致胎儿大脑发育异常，出生后智商低。糖类主要来源于蔗糖、面粉、大米、甘薯、土豆、山药等，孕妇每天应摄入150克以上的糖类。脂肪主要来源于动物油和植物油，植物油中的芝麻油、大豆油、花生油等是能量的主要提供者，能满足母体和胎儿对脂肪酸的需要。

日常健康护理

这个时期，准妈妈的神经特别敏感，情绪波动非常强烈，大部分准妈妈都会经历这样的心理变化过程。

控制自己的情绪

现在，准妈妈将碰到的最大麻烦是情绪波动很大，所以一定要注意。心情不好时，可多看看美丽的风景、图画，多接触美好的事物，这样才能保持平静舒坦的心境，让胎宝宝在肚子里轻松成长。

上下楼梯要小心

准妈妈上下楼梯时不要猫着腰或过于挺胸腆肚，只要伸直脊背就行。要看清楼梯，踩实，一步一步地慢慢上下，只用脚尖走很危险。特别是在妊娠后期，行走、上下楼更要注意安全。如有扶手，一定要扶着走。夜间灯光暗淡，最好不要一个人单独上下楼梯。

搭乘交通工具须知

如果准妈妈坐火车进行长途旅行，在火车上也有必要站起来在车厢里走动走动，便于血液循环。乘坐公共汽车和地铁的准妈妈，千万不要羞于启齿给自己找个座位，因为急刹车很容易造成摔倒。另外，要等车完全停稳后才能下车。

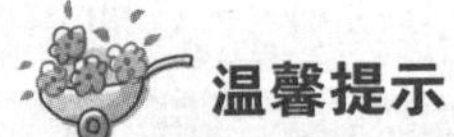

温馨提示

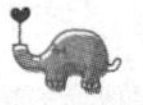

准妈妈可以做一些有氧运动，不仅可以提高免疫力，还有助于调节饮食，保持心情愉快。

有益的徒步行走

徒步行走对准妈妈很有益，它可以增强腿部肌肉的紧张度，预防静脉曲张，并增强腹肌力量。准妈妈要注意一旦感觉疲劳，马上停下来，找最近的凳子坐下休息5～10分钟。如果没有条件在公园里散步，可以选择交通状况不太紧张的街道，以避免吸入过多污浊的汽车尾气。走路时，上身要注意保持正直，双肩放松。散步前要选择舒适的鞋，以低跟、掌面宽松为好。

缓解孕吐的方法

心理疗法：心理放轻松比什么都重要，心理压力过大，妊娠反应会更加严重。孕吐是正常现象，只要在正常范围内，不用担心会给胎宝宝造成不良影响。了解相应的科学知识，多与周围有经验的人交流，以帮助缓解心理压力。也可以多和自己的体检医生交流，把自己的情况告诉医生，看看有没有必要进行正规的孕吐治疗。

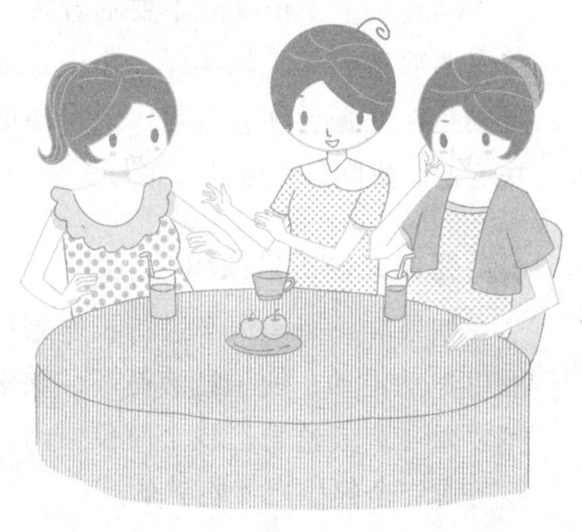

饮食疗法：其实孕早期胎宝宝生长缓慢，并不需要太多的营养。在口味上可以尽量选取自己想吃的东西，还要尽量减少每次进食的量，少食多餐。多喝水，多吃富含维生素的食物，可以防止便秘，因为便秘会加重早孕反应。尽可能多地变换就餐环境，这样能激发食欲。

运动疗法：不能因为恶心、呕吐就整日卧床，因为这样只会加重早孕反应。如果活动太少，恶心、食欲不佳、倦怠等症状就会更为严重，常此以往便形成恶性循环。适当参加一些轻缓的活动，如室外散步、做孕妇保健操等，都可改善心情，强健身体，减轻早孕反应。

快乐胎教进行时

准妈妈通过适宜的体育锻炼，能够促进胎宝宝的大脑及肌肉的健康发育，有利于准妈妈正常妊娠。

缓解乳房疼痛的瑜伽体式：鱼式

鱼式瑜伽招式，能帮助准妈妈缓解孕早期身体和心理的一些不适。

体式功效：头部放松，放松颈椎，缓解胸部的胀痛。

动作描述：

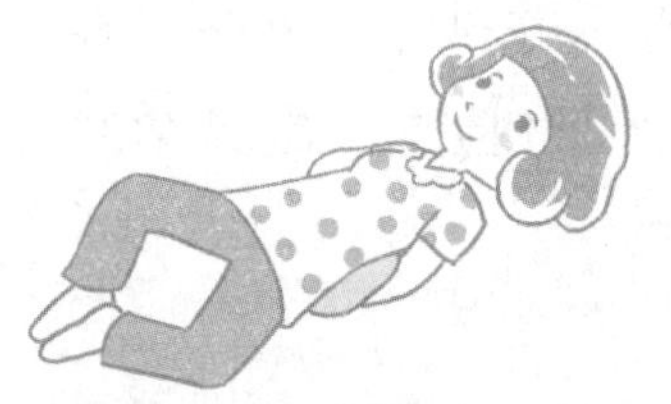

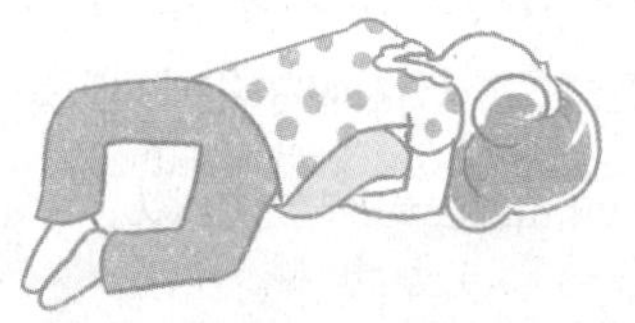

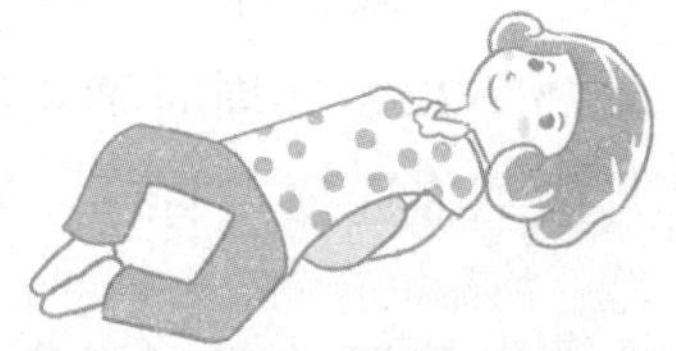

· 躺地，脚心相对，膝盖向旁边打开，手放在臀部下方。

· 呼气，把胸抬起，肘部撑地，颈椎向后拉长，头顶轻轻落地。

· 呼气，头缓缓着地，然后背部缓缓下落。

坐的练习“操”

准妈妈尽量坐有靠背的椅子，这样可以减轻上半身对盆腔的压力。坐之前，把两脚并拢，左脚向后挪一点，然后轻轻地坐在椅垫的中部。坐稳后，再向后挪动臀部把后背靠在椅子上，深呼吸，使脊背伸展放松。

不适与疾病应对

为了胎宝宝，准妈妈要多关注生活中的一些细节，注意一些危险隐患，保护好还稚嫩的胎宝宝。

孕期检查并非越多越好

部分准妈妈认为孕期多做检查，可以随时掌握胎宝宝的发育情况。其实，孕期检查过多非但没必要，还浪费准妈妈的时间和费用。尤其像B超等超声波检查还是少做为宜。孕期检查只要遵照医嘱，根据胎宝宝的不同发育阶段进行必要的检查就可以了。

一般在怀孕早期需做B超来确定胎宝宝是否存活并排除宫外孕，在怀孕22～26周时筛查胎宝宝大体畸形。到28周后每月检查一次，孕37周到临近预产期时，每周检查一次就可以了。

乙肝的应对措施

妊娠早期患肝炎，会使妊娠反应加重，增加流产机会。发生在妊娠晚期，会引起产后出血和感染。对胎宝宝的影响是流产率高，死胎较多。即使顺利娩出，在新生儿时期发生某些并发症、智力低下甚至死亡的概率，也比正常产妇所生的孩子要高得多。

对怀孕后患乙肝的准妈妈，多数专家主张在一般情况下可以继续妊娠，不必流产，只要注意休息、积极配合医生治疗，不会对准妈妈和胎宝宝造成不良后果。对于少数病情严重的准妈妈，若继续妊娠，会加重肝脏负担，使病情恶化，所以主张先采用短期支持疗法，然后采取人流终止妊娠。争取在早孕期间施行人流。

妊娠期患了乙肝，除了应用大量的维生素、能量合剂保护肝脏外，还可以采用中药治疗。

好"孕"历程周报

胎宝宝的发育越来越快，准妈妈的身体内部也有很大的变化，包括基础代谢率增加、血流量增加等。

胎宝宝发育状况

进入孕11周，胎宝宝的各种器官如肝脏、肾脏、肠、大脑以及肺等器官都已经开始工作。借助多普勒仪器，可以听到胎宝宝心脏快速跳动的声音，有些准妈妈称之为"快速奔跑的小马"。胎宝宝在今后6个月中的主要任务就是让自己长得又结实又健康，为将来出生后能够独立生存做准备。胎宝宝身体的细微之处已经开始发育，他的手指甲和绒毛状的头发已经开始出现。胎宝宝正忙着踢腿和伸展，他微小的动作优美而舒展，像是在跳水中芭蕾。随着身体的生长发育，胎宝宝的动作会变得更多、更有力。从现在开始，胎宝宝的骨骼细胞发育加快，肢体慢慢变长，逐渐出现钙的沉积，骨骼变硬。本周末已能够清楚地看到胎宝宝脊柱的轮廓，脊神经开始生长。

准妈妈身体变化

在本周准妈妈基本摆脱了怀孕初期情绪波动大、身体不适等症状的困扰，可以好好地享受一下孕育宝宝的乐趣和幸福了。本周开始，由于胎宝宝骨骼迅速生长，因此对钙的需要量加大，这时候准妈妈要注意多服用一些含钙的食品或者钙片，来满足自身和胎宝宝生长发育的需要。同时也要注意身体，尤其注意预防感冒。准妈妈的子宫现在看起来像个柚子，子宫将会上升到耻骨联合以上。准妈妈可能会发现在腹部有一条深色的竖线，这是妊娠纹，不用担心。

营养饮食"孕"味

在这个时候，由于准妈妈的基础代谢率和血液需求量迅速增加，因此，应及时补充热量与水分。

摄入足够的热量

准妈妈在此阶段由于大量储存脂肪以及胎宝宝新组织生成，热量消耗高于未怀孕时期。此时，保证准妈妈热量供应极为重要，如果孕期热量供应不足，母体内贮存的糖原和脂肪被动用，准妈妈就会表现为消瘦、精神不振、皮肤干燥、骨骼肌退化、脉搏缓慢、体温降低、抵抗力减弱等。据研究，准妈妈膳食中热量的摄入量直接影响胎宝宝的生长发育，摄入量少可使出生胎宝宝体重低，因此，准妈妈应摄入足够热量，且保持血糖处于正常水平。

准妈妈每天糖类的需求量为400～500克，最好根据体重的增加情况调整每日热量的供给，怀孕全程体重应增加12.5千克左右，孕中晚期每周增重应为0.3～0.5千克。

准妈妈补水有学问

水是人体必需的营养物质，约占人体总重量的60%。它能够参与人体其他物质的运载和代谢，调节体内各组织间的功能，并有助于体温的调节。准妈妈和胎宝宝都需要水分，因此，准妈妈每天必须喝足够的水以补充母体的消耗。但是，准妈妈饮水也不是多多益善。水分摄取得过多，就不能按要求排出，多余的水分就会贮留在体内，引起或加重水肿。一般来说，准妈妈每天可以喝1.5升水左右。当然，这并不是绝对的，要根据不同的季节、气候、地理位置等情况酌情增减，但不应超过2升。

日常健康护理

不要因为腰腹变粗了，脸上长斑了，准妈妈就完全放弃了打扮。爱美是女人的天性。另外，准妈妈要有自我保护意识，养成良好的生活习惯。

准妈妈吹空调注意事项

在炎热的夏天，准妈妈吹空调是有一定好处的。但是要注意以下几点：温度不得低于26℃，否则温差太大容易感冒；记得多通风，保持室内空气清新；不能长时间待在空调房里，否则会导致头晕、疲倦和烦躁，严重者还可发生头痛、血液循环不佳和感冒等问题。

准妈妈着装注意事项

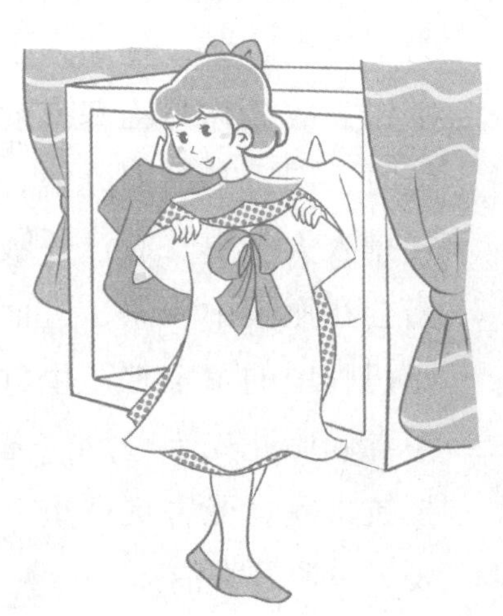

准妈妈的服装以宽松、舒适、大方为主，特别注意不能紧束胸部和腹部。夏天，应该选择吸汗、凉快的棉料；冬天，要穿柔软、透气性好的衣服，并注意保暖。准妈妈选择衣服时应该注意以下几个方面。

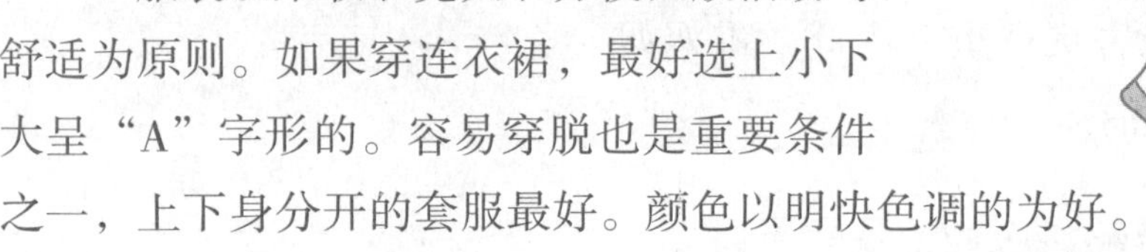

·服装以柔软、宽大、方便四肢活动与舒适为原则。如果穿连衣裙，最好选上小下大呈“A”字形的。容易穿脱也是重要条件之一，上下身分开的套服最好。颜色以明快色调的为好。

·内衣必须选用棉制品，胸罩选前开式。

·选择鞋子有讲究，后跟2～3厘米高的低跟鞋或平跟鞋最为合适，严禁穿高跟鞋。鞋底要选有防滑纹的。穿松软的便鞋最好。特别注意的是，不要穿容易脱落的鞋，以防跌跤。

·如果穿长筒袜，袜筒、袜带均不宜过紧，以免引起下肢静脉曲张。

不宜过度静养

有的准妈妈怀孕后十分害怕流产或早产，因而活动大大减少，不参加文体活动，甚至从怀孕起就停止做一切工作和家务，体力劳动更不敢参加。其实，这样做是没有必要的，对母婴健康并不利，甚至有害。当然，准妈妈参加过重的体力劳动、过多的活动和剧烈的体育运动是不利的，但是如果活动太少，会使准妈妈的胃肠蠕动减少，从而引起食欲下降、消化不良、便秘等，对准妈妈的健康也不利，甚至会使胎宝宝发育受影响。因此，准妈妈应注意做到适量活动、运动和劳动，注意劳逸结合。

尽量避开汽油味

航空汽油、车用汽油和溶剂汽油对人体的危害都较大，因为这些动力汽油为了防震防爆，都加入了一定量的四乙基铅，故又称为乙基汽油。乙基汽油燃烧时，四乙基铅即分解，放出铅，随废气排入大气中。通过呼吸道进入体内的铅会在血液中积累，进而对人体包括准妈妈腹中的胎宝宝产生危害，可引起铅中毒和胎儿先天畸形。尤其胎宝宝由于抵抗力差，受害更严重。因此，准妈妈要尽量避开汽油味。

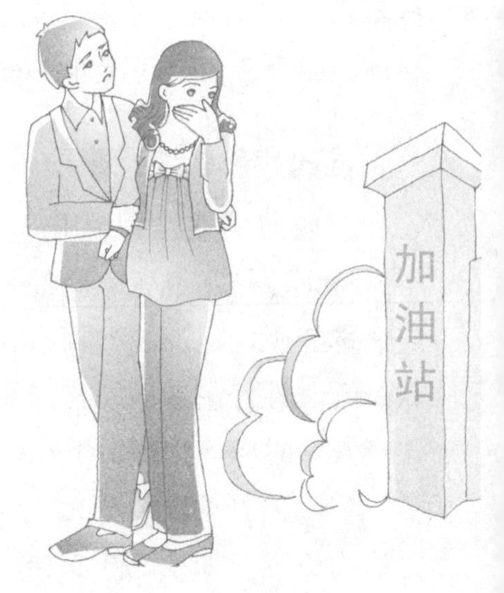

孕早期便秘巧应对

怀孕早期很多准妈妈会出现便秘的症状，这时可多吃蔬菜、海藻类等纤维素多的食物，多喝水、牛奶等，以饮食疗法来改善便秘。在注意饮食生活的同时，也要适当地运动，例如，散步或柔软体操等对便秘有改善作用。为了加强肠的蠕动，用手对腹部进行顺时针方向的按摩也可避免便秘。

快乐胎教进行时

现在，胎宝宝体内的绝大部分细胞已经具有接受信息的能力，并且通过触觉神经来感受体外的刺激。准妈妈可以通过抚摸的动作，配合声音与子宫中的胎宝宝进行信息沟通。

通过抚摸传递爱意

一般到了孕早期快结束时，抚摩胎教就可以开始进行了。具体操作方法是：全身放松，呼吸匀称，心平气和，面部呈微笑状，双手轻轻放在腹部胎宝宝位置上。双手从上至下、从左至右，轻柔缓慢地抚摸胎宝宝，感觉好象在爱抚可爱的小宝宝，默想或轻轻地说："宝宝，妈妈跟你在一起""宝宝好舒服，好幸福""宝宝好聪明好可爱"，每次2~5分钟。准妈妈的温柔与爱心是最重要的，一定要带着对胎宝宝的无限温柔与母爱去进行，让胎宝宝感觉到这份浓浓的爱意，让他获得安全感。

温馨儿歌：《小鸟学飞》

学飞的小鸟无比快乐，准妈妈与胎宝宝一起感受小鸟飞翔的自由、快乐吧。

《小鸟学飞》

风儿轻轻吹，轻轻吹，一只小鸟在学飞……

小鸟飞过绿绿的草地，小草说："小鸟，真了不起！"

小鸟飞过高高的山坡，小花说："小鸟，真了不起！"

小鸟飞过蓝蓝的天空，小云朵说："小鸟，真了不起！"

太阳落山了，小鸟飞累了，妈妈在等着小鸟回家。

天黑了，小鸟回到了妈妈身边。

晚安，小鸟！

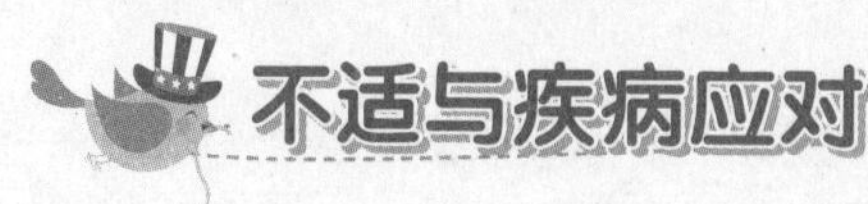

不适与疾病应对

有些准妈妈会发现自己的视力、听力都不如孕前了。出现这种情况的准妈妈不必担心，一般情况下产后可恢复正常。

听力减弱要好好休息

有研究显示，从怀孕早期开始，准妈妈的低频区听力即有所下降，并在怀孕中、晚期继续加重。不过，孕期听力变化一般在产后3~6个月会恢复正常。孕期内要注意补充营养，保证足够的休息时间。

视力下降不必惊慌

怀孕时性激素的波动会导致视力障碍。眼角膜的弧度在妊娠期间会变得较陡，产生轻度屈光不正现象，这种情况在怀孕晚期更加明显。其结果可导致远视及睫状肌调节能力减弱，看近物模糊。不过，在产后5~6周视力异常又会恢复正常。所以，此时准妈妈出现远视或近视加深情况，先不必配换眼镜，可在分娩2个月后再验配。

正确应对眼角膜水肿

准妈妈因黄体素分泌量增加及电解质的不平衡，容易引起角膜及晶状体内水分增加，形成角膜轻度水肿，而且越到怀孕晚期越明显。由于角膜水肿，敏感度将有所降低，减弱角膜反射及保护眼球的功能。准妈妈眼角膜水肿一般不需要治疗，在产后6~8周会恢复正常。

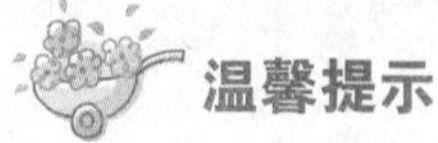

温馨提示

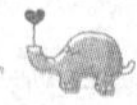

准妈妈们在孕期应注意用眼卫生，合理营养，多摄入对眼睛有益的维生素A、维生素C等营养素。

好"孕"历程周报

胎宝宝的生长速度惊人，与前几周相比，身体大了将近2倍，当然，准妈妈的肚子也会相应地增大许多。

胎宝宝发育状况

怀孕第10～第12周，胎宝宝的生长速度惊人，身体增大了将近2倍。面部的模样基本形成。这一时期虽然没有新的器官长成，但是巩固了几个星期前初长成的身体器官。胎宝宝的肌肉已经非常发达，可以在羊水里自由活动。

本周胎宝宝的手指和脚趾完全分开，有部分骨骼开始变得坚硬起来。而那些维持胎宝宝生命的器官也开始工作了，例如肝脏开始分泌胆汁，肾脏开始分泌尿液。另外，生殖器官完全成形，可以区分出胎宝宝的性别。胎宝宝身体各处的毛囊开始生成。

准妈妈身体变化

现在准妈妈可能发现自己的腹部多了一条深色的妊娠纹，面部可能出现褐色的斑点，这些是怀孕的正常反应。这些斑点会在分娩结束后，自然地逐渐变淡甚至消失。准妈妈的乳房会更加膨胀，乳头、乳晕的颜色加深，同时阴道会分泌出一种乳白色的物质。子宫增大并且上升到耻骨联合上2～3指。

此时准妈妈们已经基本上不再像怀孕初期那样有很明显的情绪波动、身体不适等症状，同时也几乎没有流产的困扰。所以，此时准妈妈可以安心地享受孕育宝宝、即将为人母的乐趣与幸福。

营养饮食“孕”味

现在，准妈妈恶心、呕吐的现象已经减轻很多了，这正是补充营养的好时机。不过，准妈妈一定要注意营养均衡，不要偏食。

摄入高蛋白要适量

如果蛋白质供应不足，易使准妈妈体力衰弱，胎宝宝生长缓慢，产后恢复迟缓，乳汁分泌稀少。故准妈妈每日蛋白质的需要量应达90~100克。但是，孕期高蛋白饮食也有可能影响准妈妈的食欲，增加胃肠道的负担，并影响其他营养物质的摄入，使营养失去平衡。

过多地摄入蛋白质，人体内会产生大量的硫化氢、组胺等有害物质，容易引起腹胀、食欲减退、头晕、疲倦等现象。同时，蛋白质摄入过量，不仅会造成血中的氮质增多，而且也易导致胆固醇增高，加重肾脏的肾小球滤过压力。因此，准妈妈应适量摄入高蛋白。

不宜过量补钙

很多准妈妈盲目推崇高钙饮食，大量饮用牛奶，加服钙片、维生素D等，这对胎宝宝有害无益。准妈妈补钙过量，胎宝宝有可能患上高钙血症，不利于其生长发育。一般来说，准妈妈在妊娠早期每日需钙量为800毫克，后期增加到1100毫克，这一般并不需要特别补充，只需从日常的鱼、肉、蛋等食物中合理摄取就够了。

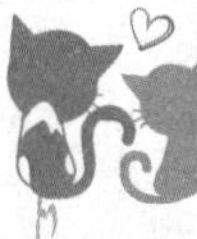

专家答疑

准妈妈能吃虾吗？

虾含有很多的钙。准妈妈吃虾后如没有过敏、腹痛等不良反应，就可以继续吃。怀孕期间适量吃虾或虾皮可以补充钙、锌等微量元素，促进胎宝宝脑部的发育。

注意镁元素的摄入

镁对胎宝宝肌肉和骨骼的正常发育有重要作用。研究表明，怀孕前3个月摄取的镁的量关系到新生儿的身高、体重和头围大小。同时，镁对准妈妈的子宫肌肉恢复也很有好处。幸运的是，在色拉油、绿叶蔬菜、坚果、大豆、南瓜、甜瓜、葵花子和全麦食品中都很容易找到镁的身影。

准妈妈吃火锅须知

准妈妈吃火锅时除了要注意食物营养外，还需特别留意以下几方面：

·火锅太远勿强伸手：假如火锅的位置距准妈妈太远，不要勉强伸手取食物，以防加重腰背压力，导致腰背疲倦及酸痛，取远处的菜最好请丈夫或朋友代劳。

·加双筷子免沾菌：准妈妈应尽量避免用同一双筷子取生食及进熟食，这样容易将生食上沾染的细菌带进消化道，而造成腹泻及其他疾病。

·自家火锅最卫生：准妈妈喜爱吃火锅，最好自己在家准备，食物卫生是最重要的。对准妈妈来说，无论在酒楼或在家吃火锅时，任何食物一定要煮至熟透，才可进食。

·降速减量助消化：怀孕期间可能会出现呕吐、反胃现象，胃的消化能力也随之降低。吃火锅时，准妈妈若胃口不佳，应减慢进食速度及减少进食量，以免食后消化不良，导致不适。

烹调要符合准妈妈口味

怀孕后，很多准妈妈的饮食习惯发生了变化。为了准妈妈吃好，准爸爸给准妈妈烹调时，可用柠檬汁、醋拌凉菜，也可用少量香辛料，如姜、辣椒等，让食物具有一定的刺激性。凉菜能减轻食物对胃黏膜的刺激作用，如凉拌双耳、凉拌茄泥等就是准妈妈最好的选择。

日常健康护理

很多准妈妈认为，孕期养胎就是要静养，什么活都不干，其实这是错误的观念。现在，准妈妈是可以继续工作的，只不过要量力而行。

工作要量力而行

怀孕以后，身体不适，行动不便，再也不能用孕前的工作标准来要求自己了，遇到自己力所不能及的工作，例如搬运重物、高空作业、外联业务等，不妨向身边的同事求助，他们一定会乐意帮助你的。

注意运动的强度

怀孕后，一些喜欢运动的准妈妈想动却不敢轻易动，尤其是前12周胎宝宝还不太稳定的时候。一般怀孕满3个月后准妈妈可以放心地参加一些适度的活动了。那么何种强度的运动对胎宝宝没有影响呢？这里推荐几项相对平缓的运动，如散步、游泳、柔软体操等，准妈妈可以根据自己的身体状况选择，基本原则是不要感觉到疲劳。

孕期要注意牙齿保健

女性怀孕后易患龋齿、牙龈炎，出现牙痛、牙龈出血等症状，因此，准妈妈要比以往更加注重口腔卫生。坚持早晚及进食后漱口，每次孕吐后用20%的苏打水漱口，可中和胃酸对牙齿的腐蚀。发生牙龈炎时应避免吃刺激性食物，多吃软而富含维生素C的新鲜蔬菜和水果，以减低毛细血管的通透性。

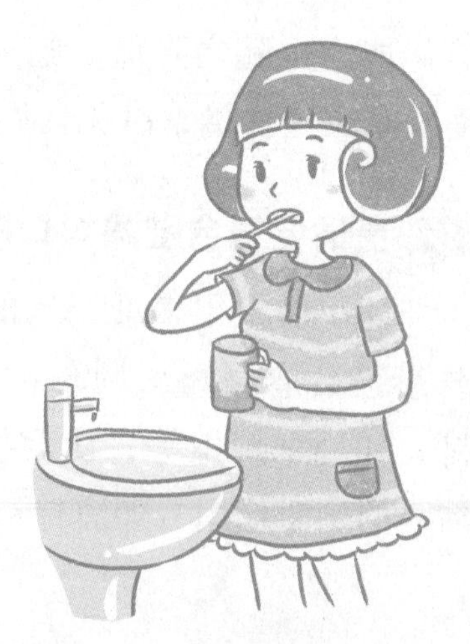

快乐胎教进行时

为了向胎宝宝传递美好的信息，准妈妈可以用微笑调适自己的情绪，还可以欣赏一些好的书法作品，这样对胎宝宝大有益处。

微笑也是胎教

微笑是开在嘴角的两朵花，我们都喜欢看见微笑的脸。腹中的胎宝宝虽然看不见准妈妈的表情，却能感受到准妈妈的喜怒哀乐。每天清晨，可以对着镜子，先给自己一个微笑。良好的心态、融洽的感情，是幸福美满家庭的重要条件，也是达到优孕、优生的重要因素。一个充满欢声笑语的家庭必然是幸福的。准妈妈愉悦的情绪可促使大脑皮质兴奋，使准妈妈血压、脉搏、呼吸以及消化液的分泌均处于平稳、协调状态，有利于准妈妈身心健康。准妈妈良好的心情还可以改善胎盘供血量，促进胎宝宝健康发育。准妈妈们每天都开心一点吧，不要吝啬你的微笑。

书法欣赏：王羲之作品

准爸爸、准妈妈带胎宝宝一起去欣赏一下王羲之的书法作品吧，你们可通过对优秀书法作品的品评来领略其中蕴含的美。

王羲之是东晋著名的书法家，行书字帖《兰亭序》是他的代表作，被书法界誉为“天下第一行书”，千百年来倾倒了无数习书者，王羲之亦因此被后人尊称为“书圣”。《兰亭序》与颜真卿的《祭侄季明文稿》、苏轼的《寒食帖》并称三大行书书法帖。纵观全篇，《兰亭序》中记叙兰亭周围山水之美和聚会的欢乐之情，抒发作者自觉好景不长、生死无常的感慨。法帖相传之本，共28行，324个字，章法、结构、笔法都很完美，是王羲之中年时的得意之作。

不适与疾病应对

孕期有些准妈妈会出现流鼻血、妊娠期鼻炎等不适，对此千万不可掉以轻心，应提早发现并及时治疗。

经常流鼻血的对策

孕3月准妈妈休息不好、营养不均衡，体内的雌性激素水平会升高，加上天气干燥，很容易出现流鼻血现象。准妈妈可用以下方法来解决：

若双侧鼻孔出血，可用拇指和食指紧捏两侧鼻翼部以压迫鼻中隔前下方的出血区，时间为5分钟左右；再在额鼻部敷上冷毛巾或冰袋，促使局部血管收缩，可减少出血、加速止血。鼻出血时，千万别惊慌，要镇静，因为精神紧张，会使血压增高而加剧出血。

准妈妈鼻出血，一般不用止血药，轻微的在家可以用棉球蘸香油塞鼻孔，就能止血。若准妈妈有严重的鼻腔感染，一定要在医生指导下用抗生素治疗，因为感染本身也会影响胎宝宝发育。

妊娠期鼻炎的治疗

怀孕后，体内雌激素水平增高，引起鼻黏膜的超敏反应，可导致毛细血管扩张、组织水肿，出现鼻塞、打喷嚏、流鼻涕等症状，这种妊娠期鼻炎可在约20%的准妈妈身上发生，怀孕后3个月更为明显。一旦分娩，致病因素消除后，鼻炎会随之痊愈，不会留后遗症。妊娠期鼻炎一般不需要药物治疗，对此尚无十分有效的预防措施。如果症状较重，可在医生指导下适当用药。如针对鼻塞、流涕症状，可用1%麻黄素液滴鼻。不过该药不能长期使用，以免发生耐药，甚至引起药物性鼻炎。

第五章

孕4月：对声音有了反应

进入孕4月，如果准妈妈用手轻轻在腹部碰触，胎宝宝就会蠕动起来，但准妈妈仍然感觉不到胎宝宝的动作。从现在开始，准妈妈已进入孕中期了，好好享受这个阶段吧。同时，需要适当运动，为将来顺利分娩和产后恢复做好必要的准备。

好"孕"历程周报

从怀孕13周起到满28周称为孕中期，这一时期胎宝宝生长迅速，而准妈妈也越来越能感觉到胎宝宝的存在。体形的变化、胎动、妊娠纹的出现，等等，都在提醒着准妈妈，一定要小心谨慎，保护好胎宝宝。

胎宝宝发育状况

现在胎宝宝的皮肤上覆盖了一层细细的绒毛，这层绒毛在宝宝出生后会消失。胎宝宝此时在妈妈的肚子里已经可以做很多事情了，如皱眉、做鬼脸、斜眼睛，可能他正在吸吮自己的手指等呢！科学证明这些动作可以促进大脑的发育。

胎宝宝对准妈妈肚子里发出的声音有了反应，会四处蠕动。隔着腹部触摸胎宝宝的手，手就会缩回去；触摸胎宝宝的脚，脚也会缩回去。刺激胎宝宝身体的任何部位，胎宝宝的大脑都会有知觉，指挥受刺激的部位做出反应。胎宝宝的脸部已经完全形成，头发也开始迅速地生长。

准妈妈身体变化

准妈妈现在已然进入了孕中期，虽然流产的机会大大减少了，但是有过流产史的准妈妈依然要注意。不过不必太过于担心，因为这时候的胎宝宝已经很结实，他自己也会保护自己的。准妈妈的体形发生明显变化，臀部、肋下和大腿内侧等部位开始"长胖"。准妈妈的腹部开始鼓起来了。还有些准妈妈的乳头都能挤出乳汁了，看上去就像刚生产后分泌的初乳。

准妈妈现在需要做一些适当的运动，例如孕妇操，每天晚饭后还可以让丈夫陪着一起散散步，这是最安全和健康的运动。

营养饮食“孕”味

进入怀孕第13周后，准妈妈感觉舒适多了，早孕反应慢慢消失，食欲大增。这时的胎宝宝正在迅速生长，需要更多的营养物质。

夏季饮食要清淡

盛夏时节，准妈妈饮食宜少食多餐、循序渐进。多吃些清淡且富含蛋白质和无机盐的食物，忌油腻、辛辣及含咖啡因的饮食，冷冻、过咸、腌制类食物摄入要适度。平常可以多喝点绿豆汤和白开水，防止温度过高时，由于脱水导致中暑。饮食要经常变换花样，以满足营养需要。还要提醒准妈妈注意，夏季病原体易滋生繁殖，进食瓜果蔬菜一定要注意卫生，生吃水果前必须洗净，以免病从口入。

饮食应粗细搭配

准妈妈应选用标准米、面，搭配些杂粮，如小米、玉米、燕麦片等。一般来说，孕中期每日主粮摄食入量应在400～500克，这对保证热量供给、节省蛋白质有着重要意义。

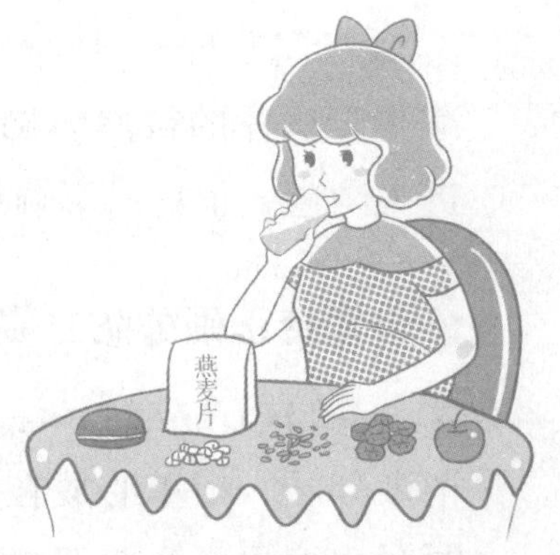

吃鱼让胎宝宝更聪明

鱼肉质地柔软细嫩，比畜禽肉更易消化。鱼类蛋白质含量丰富，利用率极高，85%～90%为人体需要的各种必需氨基酸，而且比例与合成人体蛋白质的模式也极为相似。鱼类脂肪含量不高，但其所含的不饱和脂肪酸的熔点低，消化吸收率达95%左右，有益于胎宝宝大脑和神经系统的发育。鱼类含无机盐稍高于肉类，是钙的良好来源。所以，准妈妈每天应吃100克左右鱼肉，以促进胎宝宝的生长发育。

日常健康护理

准妈妈要注意保持个人卫生，经常洗澡。但准妈妈与正常人又有所不同，所以要特别注意洗澡的方式。另外，准妈妈也要注意运动的方式。

洗浴中的注意事项

洗澡是保持个人卫生的良好习惯，而且还能有效缓解疲劳、减轻精神压力等。但准妈妈在洗澡时应注意以下事项：

· 水温不宜过高。据临床研究测定，准妈妈正常体温上升2℃，就会使胎宝宝的脑细胞发育停滞，如果上升3℃，则有杀死脑细胞的可能。脑细胞一旦损害，多为永久性的伤害，会造成出生后的婴儿智力障碍。所以，准妈妈洗浴时水的温度应控制在38℃左右。

· 不宜坐浴。怀孕后，准妈妈阴道内具有灭菌作用的酸性分泌物会减少，机体的自然防御功能降低。如果坐浴，水中的细菌、病毒极易进入阴道、子宫，影响母婴健康。因此，采用淋浴的方式更好。

保持正确的站立姿势

准妈妈站立时，注意两脚的脚跟和脚掌都着地，两腿平行，两脚稍微分开，把重心放在脚心附近。双膝要直，向内、向上收紧腹部，同时收缩臀部，双臂自然下垂，放在身体两侧，头部自然抬起，两眼平视前方。不要绷紧双膝，使体重均匀地分布于整个脚掌，不要久站，如果必须长时间站立，则隔几分钟把两腿的位置前后倒换一下，把重心放在伸出的前腿上，这样可以缓解疲劳。熨衣物或洗碗时不要过分弓背，如果水槽较低，放一个大水盆在槽上，在盆内洗碗；降低熨板高度，坐在椅子上操作。如果不得已长时间站立或行走后，应将下肢抬高，以便血液回流。

快乐胎教进行时

在这一周，胎宝宝已经开始对声音有反应了。准爸爸和准妈妈应该多了解一些音乐胎教的知识，为将来开展音乐胎教做准备。

对宝宝进行听觉训练

此阶段胎宝宝的听神经与听觉系统迅速发展，准妈妈可以很好地利用这一段时间，有意识地对胎宝宝进行相应的听觉训练。例如，可以给胎宝宝播放优美抒情的乐曲，把胎宝宝作为一个听众，与他“聊天”，给他讲故事、朗诵诗歌，准爸爸也可以与胎宝宝进行有意义的对话等。这些方法都可以刺激且利于胎宝宝听觉神经的发育。

名曲欣赏：《春野》《晨雾》

来自瑞士的班得瑞乐团，自1990年推出第一张专辑后，即在当地造成轰动，其不落俗套的编曲，精简的乐器配置，使每首曲子都呈现出清新的自然气息。清晨推开窗子，播放一曲班得瑞的《春野》，使准妈妈与胎宝宝仿佛置身于大自然的意境中，深吸一口犹带露珠的青草芳香，向新的一天道一声早安。

一曲终了，倘若意犹未尽，那就再来听一首《晨雾》吧。该曲配有排笛和横笛的交错吹奏，意味着日与夜交替，增添空灵感，能平静准妈妈的心绪。当旭日东升，在充满新鲜的朝气中，隔着朦胧的云层透出一缕明亮的阳光，此刻的你是不是感觉世界格外美好。

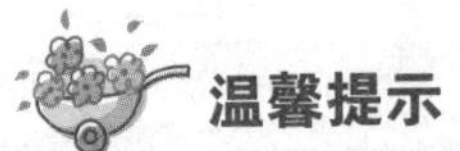

温馨提示

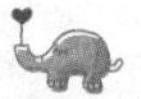

为胎宝宝选择胎教音乐时，应避免高频率音乐对胎宝宝听力的影响。

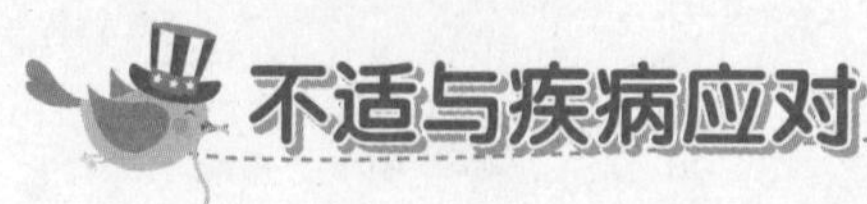

不适与疾病应对

准妈妈在日常生活中要注意个人卫生，防止细菌侵入体内，避免对自身和胎宝宝的健康造成影响。

妊娠斑的应对

大约有20%的女性怀孕后会在面颊部长出妊娠斑，这是怀孕过程中的正常现象，是因为怀孕后胎盘分泌雌激素增多的缘故。一般来说，妊娠斑不需要任何治疗，在产下宝宝、体内雌激素分泌恢复正常后，大部分人的妊娠斑会逐渐变浅或消失。如果注意躲避强烈的阳光照射，保证充分的睡眠，多食富含优质蛋白质、维生素B_1、维生素C的食品，可以在一定程度上控制色素加深。千万不要随便使用祛斑类的药物及化妆品。妊娠斑通常会在产后1年内消失，如果不消失，则可能因为其他疾病引起，可进行相关检查确诊。

真菌性阴道炎的防治

有些准妈妈在妊娠期间可能会发现阴道有白色黏稠状分泌物，小便时感到疼痛，而且外阴奇痒，白带呈豆腐渣样或片状，这就是真菌性阴道炎的症状。

真菌性阴道炎是由白色念珠菌感染阴道所引起的炎症。真菌性阴道炎可能表现在怀孕的各个时期，跟激素的变化有关。它虽然发生在局部，但所表现的症状却可以影响到全身，许多患者常因阴道及外阴奇痒而坐立不安，甚至影响工作和睡眠。因此，一定要在宝宝出生之前进行治疗，因为它会使宝宝的口腔发生感染而形成鹅口疮，并引起喂食困难。

准妈妈应该避免穿材质尼龙或其他有刺激性衣料的内衣、紧身裤。一旦感染了此病，要停止使用皂液清洗阴道，并立即就医。

好“孕”历程周报

从这时开始，准妈妈需要穿较宽松的衣服。胎宝宝已完全成形，并且自14周起已开始通过胎盘摄取营养。

胎宝宝发育状况

本周，胎宝宝会长出胎毛。胎毛是胎宝宝皮肤上覆盖的一层细细的绒毛，全身看上去就像披着一层薄绒毯。胎毛有保护胎宝宝的功能，可以固定胎脂。胎宝宝的胎毛在出生前会脱去，取而代之的是较浓较粗的毛发。头发的密度和颜色今后也会发生改变。现在，小家伙已经可以做很多表情了。胎宝宝与准妈妈的联系更加稳固，流产的危险性在减小。胎宝宝的手指上已经出现独一无二的指纹。胎宝宝的下颌骨、面颊骨、鼻梁骨等开始形成，耳部伸出。

准妈妈身体变化

现在准妈妈会感觉白带较以前增多，它是阴道和宫颈的分泌物，含有乳酸杆菌、阴道脱落上皮细胞和白细胞等。准妈妈体内雌激素水平和生殖器官的充血情况直接影响阴道分泌物的多少。怀孕时体内雌激素水平较高、盆腔及阴道充血、阴道分泌物增多是非常自然的现象。正常的分泌物应是白色、稀薄、无异味，如果分泌物量多而且颜色、性状有异常，应请医生检查。

现在，准妈妈的皮肤会变得平滑柔软，头发会越来越乌黑亮泽，很少有头垢或头屑。但牙齿和牙龈变得脆弱，可能会出现牙龈炎或牙周炎。值得高兴的是，准妈妈在孕早期常见的疲惫、恶心、尿频的情况都大有改善。

营养饮食"孕"味

准妈妈现在的食欲很旺盛，但也不能无节制地吃，要适当摄入脂类食物，同时不能只吃精米白面，这样才能做到营养均衡。

适当摄入脂类食物

由于胎宝宝的大脑正在形成，需要补充足量的脂肪，以作为大脑结构的基础材料。因此，准妈妈需要食用一些富有脂类的食物，如核桃、芝麻、栗子、黄花菜、香菇、紫菜、牡蛎、虾、鸭、鹌鹑等。

准妈妈不宜多吃肥肉

由于准妈妈肠道吸收脂肪的功能增强，血脂相应升高，体内脂肪的储存也会随之增多，可能出现酮血症增加的倾向。所谓酮血症就是准妈妈的尿液中出现酮体，同时伴有严重脱水、唇红、头昏、恶心、呕吐等症状。因此，准妈妈不宜过多进食脂肪含量多的肥肉，以及其他高脂肪食物。

多吃小米好处多

小米又叫粟米、谷子等，其营养价值高，特别是小米熬粥吃，很容易消化。小米有滋养肾气、健脾胃、清虚热等功效，是准妈妈很好的饮食。经常吃些小米，对胎宝宝发育极为重要。《本草纲目》记载喝小米汤"可增强小肠功能，有养心安神之效"。适宜于失眠、体虚、低热的准妈妈食用。

温馨提示

煮小米粥，上面往往浮有一层小米油即米汤，营养特别丰富，素有"代参汤"之美称。

日常健康护理

这一时期，随着恶心、呕吐现象的消失和食欲的增加，准妈妈的体重开始逐渐增加，因此应注意适量运动，控制体重。

准妈妈不要染指甲

指甲油含有一种名叫酞酸酯的物质，这种物质若长期被人体吸收，不仅对健康十分有害，而且容易引起准妈妈流产及生出畸形儿。如果准妈妈腹中是男婴，这种有害物质还有可能引起宝宝生殖器畸形。母亲哺乳期间使用含这种物质的化妆品，孩子长大后，可能患上不孕症或阳痿，这是酞酸酯阻碍雄激素发挥作用造成的恶果。

缓解孕期疲劳的方法

怀孕以后，准妈妈的身体变得特别容易疲劳、头晕、乏力。医学专家建议，怀孕期间，准妈妈想睡就睡，不要劳累，尽可能多地休息。以下这些方法可以帮助减轻疲劳。

· 闭目养神片刻，然后用手指尖按摩前额、双侧太阳穴以及后脖颈，每处16次，不仅有利于缓解疲劳，还可以健脑养颜。

· 用双手捂住脸部，指尖置于前额，掌根置于下颌。按摩数秒后，双手挪向耳部。

· 用双手手背，轻轻地交替向上拍打下巴，刺激该部位的血液循环。

· 用手轻捏下颌骨周围皮肤，用拇指和食指的指尖轻柔地挤捏颈部皮肤，切记不可拉拽。

选择鞋子的注意事项

怀孕使准妈妈的身体重心向前移，穿高跟鞋时腰和后背都需要受力支撑，易引起脚跟痛。柔软而有弹性的坡跟鞋对准妈妈最为理想。在选择鞋子时应注意以下几点：

· 鞋的前部应软而宽；鞋帮要松软，面料有弹性，如羊皮鞋、布鞋等。

· 脚背部分能与鞋子紧密结合。

· 有能牢牢支撑身体的宽大的后跟，鞋后跟的高度在2～3厘米。

· 鞋底带有防滑纹。

· 有能正确保持脚底的弓形部位。

· 宽窄、长度均合适，鞋的重量较轻。

· 孕晚期脚部水肿者，要穿有松紧性、稍大一些的鞋子。

· 准妈妈弯腰系鞋带不方便，应穿便于穿脱的轻便鞋。

此外，随着身体的变化，脚心受力加重，易形成扁平足状态，这是造成脚部疲劳、肌肉疼痛、抽筋等的原因。因此，应该想办法保持脚底的弓形，如用2～3厘米厚的棉花团垫在脚心部位作为支撑。

准妈妈散步有讲究

散步对准妈妈来说是最安全、有效的健身方法。不论妊娠早期、中期、晚期，准妈妈均可采取这种方法健身，准妈妈应每天散步半小时以上。

选择散步地点

准妈妈最好选择绿色植物较多、尘土和噪声较少的地点散步，这些地方空气清新、氧气含量高，是散步的最佳场所。

选择散步时间

散步的时间选择在早餐或晚餐后较为合适。日出前空气中的有害物质较多，应选择日出之后再出去。

快乐胎教进行时

本周让准妈妈、准爸爸开动脑筋，和胎宝宝一起猜猜谜语，玩玩猜字游戏吧。这既能从中得到快乐，又能够增长一些知识。

猜猜猜：猜食品

下面是一些关于食品的趣味谜语，准妈妈现在就开动脑筋来猜一猜吧。

· 老鼠对大象说：“我昨天跟猫约会了。”——猜一种食物

· 土豆要去和包子决斗，有条河拦住了他。——猜一种植物

· 野马不信，一把将老鼠拎了起来。——猜一种植物

· 馒头去欧洲留学，爱上了香肠。——猜一种食品

注：答案见294页。

玩字游戏：加一笔

准爸爸、准妈妈要拥有浓厚的生活情趣，凡事都要问个为什么，不断探索新的问题，始终保持强烈的求知欲和好学心，充分调动自己的思维活动，使胎宝宝受到良好的教育。现在，准爸爸、准妈妈与胎宝宝一起玩的这个游戏，叫作“加一笔”。你知道用“日”字加一笔能组成九个不同的字吗？

我们首先想到的是“白”“目”“田”。然后又从“田”想到了“甲”“由”“申”“电”，最后又想到了“旦”“旧”。九个字，怎么样？准妈妈是不是觉得很简单呢？还有好多字可以加一笔而变成不同的字，和准爸爸一起再想几个吧。

不适与疾病应对

到了孕14周，有些准妈妈会出现腿部抽筋或眩晕的现象，对此没必要大惊小怪，只要采取正确的应对措施，就可以轻松解决。

缓解头晕的方法

准妈妈如感到眩晕，不要过分担忧，可以通过以下的方法，来分散自己的注意力。

·可以约朋友、家人等自己喜欢的人相聚，聊聊家常，令自己放松一下。

·如果精神许可的话，准妈妈可以找点自己喜爱的书籍、杂志、漫画等慢慢阅读，题材方面以轻松、有趣的小品文为主。

·可以邀请丈夫或朋友一起到公园散步，舒展一下筋骨，同时也可呼吸一下新鲜的空气，有助舒缓情绪。

除了以上方法，准妈妈也可以做点自己平时爱做的事情，如做做小手工等感兴趣的事，也可有助于将注意力分散，不致整天想着自己的不适。对于经常出现晕眩的准妈妈，宜留在家中休息。

腿部抽筋的应对

孕中期，准妈妈的体重逐渐增加，双腿负担加重，腿部的肌肉经常处在疲劳状态。另外，怀孕后，身体对钙的需求量大大增加，B族维生素补充不足也是腿部抽筋的一个原因。为了避免腿部抽筋，应注意不要使腿部的肌肉过于疲劳；不要穿高跟鞋走路；睡前对双腿及脚进行按摩；睡时将腿部垫高。此外，还要多吃富含钙及B族维生素的食物，适当补充钙剂、维生素D，保证适当的户外活动。

好“孕”历程周报

进入孕15周后，胎宝宝的生长发育速度非常惊人，并开始有了轻微的活动。准妈妈的身体也发生了不小的变化，这些变化都在提醒着准妈妈：胎宝宝又长大了。

胎宝宝发育状况

现在，胎宝宝的生长速度依然惊人，在接下来的几周里，它的身长、体重都会发生巨大变化，能增长一倍甚至更多。本周，胎宝宝开始在准妈妈的子宫中打嗝了，这是胎宝宝开始呼吸的前兆。但是准妈妈还不能亲耳听到这个美妙、动人的声音。因为这时，胎宝宝的气管中充斥的是流动的液体，而不是空气。胎宝宝在此期已有各种运动，在宽广的羊水腔中可以慢慢地游动，重复做相同的动作，可移动和改变位置。胎盘已经发育完成。此时，小家伙的腿长已经超过胳膊，手指甲也完全形成，指关节也能运动了。

准妈妈身体变化

孕中期是准妈妈最为愉快的阶段，感到精力充沛、充满活力、容易兴奋。生理上的感觉有：乳房膨胀，食欲增加，由于消化系统功能减弱，容易发生消化不良及便秘。情绪上的感觉有：情绪波动有所减少，已经习惯怀孕的变化。

随着妊娠周数的增加，准妈妈的外形特征越来越明显了。早孕反应过去了，准妈妈此时的胃口很好，食量大增。但由于内分泌的改变，对雌激素需求的增加，准妈妈脸上的妊娠斑、肚皮上的妊娠纹可能越来越多。此时子宫变大，支撑子宫的韧带增长，使准妈妈感到腹部和腹股沟疼痛。这是适应子宫变化的短暂现象，因此不必过分担心。

营养饮食"孕"味

这个时候，准妈妈要控制高脂肪、高热量食品的摄入，还要注意补充水分。

少吃高脂肪、高热量食品

准妈妈如果在怀孕前就较为肥胖，或者怀孕期间体重增加过快，到孕中期就应开始进行积极的体重管理。大部分人在早孕反应刚刚消失以后，就依着自己的口味大快朵颐，并认为食欲的增加正是胎宝宝需要。如果毫不节制地暴饮暴食，体重就会直线上升。这时准妈妈尤其需要避免高糖分、高热量和高脂肪的食品。

注意补充水分

准妈妈常有多汗现象。这是由于妊娠期血中皮质醇增加，肾上腺皮质功能处于亢进状态，因此，血管舒缩功能不稳定，皮肤血流量增加，于是出汗增多。这种现象一直会延续到产后数天。针对妊娠多汗，准妈妈平时要多饮水，多吃水果，以补充水分和电解质。

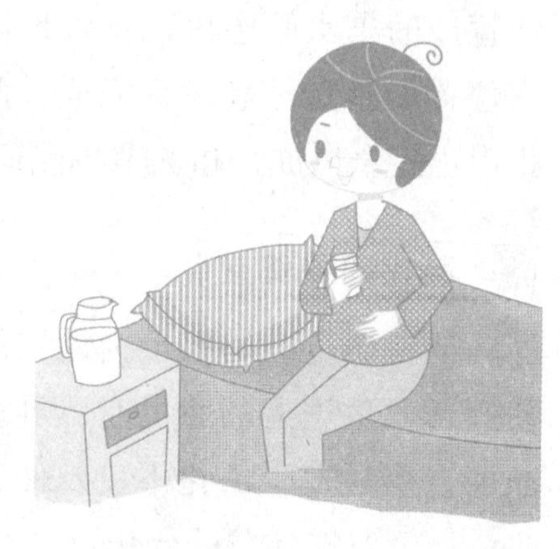

不要吃久存的土豆

发芽的土豆会引起食物中毒，这一点人们都熟知，但未发芽而储存时间过久的土豆对人体有何影响，却少有人知。土豆中含有生物碱，存放时间越久，其含量越高，食用这样的土豆，会影响胎宝宝发育，导致胎宝宝畸形。所以，准妈妈一定不能吃久存的土豆。

日常健康护理

在孕中期，大部分的准妈妈还要工作，这就要高度注意上下班的路途安全，别忘了，你们现在是“两个人”在路上。

骑自行车要小心

有些准妈妈选择骑自行车上下班，只要骑车时间不太长，还是比较安全的。但要注意以下几点：

· 不要骑带横梁的男式自行车，以免上下车不方便。

· 车座上套个厚实柔软的座套，调整车座，让后面稍高一些。

· 骑车时活动不要剧烈，否则易导致早产、流产。

· 骑车时车筐和后车座携带的物品不要太沉。

· 不要在颠簸不平的路上骑车，因为这样容易造成会阴部损伤。

尽量不开车上下班

有些女性怀孕之后，会出现精神恍惚、注意力不集中的问题，有这些状况的准妈妈最好不要自己开车。另外，怀孕后肚子变大，系安全带及车内驾驶空间过窄等因素都使开车变得不太合适，所以，准妈妈最好避免自己开车上下班及外出。

乘公交车有学问

上班的准妈妈如果一定要按时上下班，最好比别人早一些出门，这样使你不至于急匆匆地跑上跑下赶公交车或地铁，还可以避开上下班的高峰人群，以免因为空气质量差而加重不适的感觉。同时，一定要注意选择那些不太拥挤的公交车，免得总是提心吊胆地护着肚子里的胎宝宝。公交车后部比前部颠簸得厉害，所以应该尽量选择前面的座位。

准妈妈做家务的基本原则

准妈妈在做家务方面，不能以怀孕前的标准来要求自己，因为无论在身形还是动作的灵活方面都大不如以前了。在做家务活的同时，要学会保护自己和胎宝宝。

以缓慢为前提

随着妊娠周数的增加，准妈妈的肚子会越来越大，负荷很大，身体不那么灵活了。所以准妈妈做家务时，要以“缓慢”为原则，并采用不直接压迫到肚子的姿势。准妈妈最好能将时间妥善安排，千万不要想将全部家务一口气做完，而是要分段进行。

不要长时间站立

因为准妈妈不能像正常女性那样长久地工作，所以准妈妈在做家务时最好不要长时间站立，建议准妈妈在做了15～20分钟家务后，休息10分钟左右。

降低工作标准

有些准妈妈平时对家务要求严格，怀孕时就应稍微降低标准了。当然，最重要的是，家中的其他成员能适当地分担家务劳动，让准妈妈无后顾之忧。

以舒适为主

有些准妈妈由于体重增加太快而造成体态臃肿，所以，在做家务时，要以不影响准妈妈身体的舒适为度。如果突然出现腹部阵痛，这表示子宫收缩，也就是活动量已超过准妈妈身体可以承受的程度，此时要赶紧停止手里的活计，并躺下休息。

家务重新分配

有些准妈妈在整个孕期的反应十分严重，根本无法做家务，若出现身体不适更要多多休息，自然要搁置家务事了。此时，准爸爸和家人应适时分担家务。

快乐胎教进行时

孕4月胎宝宝的听力与触觉已经有了很大的进步，准爸爸、准妈妈要多和胎宝宝对话，多给胎宝宝以爱的抚摸，这些都会让胎宝宝受益良多。

多与胎宝宝对话

与胎宝宝每天定时进行对话，每次时间不宜过长，应在自然、和谐的气氛中进行。对话的内容不限，例如，早晨起床前轻抚腹部，说声："早上好，宝宝。"打开窗户告诉胎宝宝："哦，天气真好!"吃早餐时说："妈妈吃的是鸡蛋，好香哦!"上班走在路上，可以把路上见到的景色讲给胎宝宝听。晚上睡觉前，可以由准爸爸轻抚准妈妈的腹部和胎宝宝谈话："哦，宝宝，爸爸来看你了。"这样循环往复，不断强化，效果比较好。

抚摸促进触觉发育

此阶段神经系统发育迅速，胎宝宝对触觉与力量很敏感。准爸爸、准妈妈可对胎宝宝进行动觉、触觉训练。例如，轻轻拍打和抚摸腹部，与胎宝宝在宫内的活动相呼应、相配合，使胎宝宝对此有所感觉；按时触摸或按摩准妈妈腹部，可以建立与胎宝宝的触摸沟通，通过胎宝宝反射性的躯体蠕动，促进其大脑功能的协调发育，提升宝宝未来动作的灵活性与协调性。

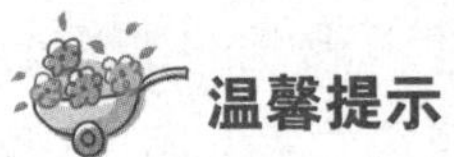

温馨提示

胎宝宝的生命也在于运动。胎教理论主张适当适时地对胎宝宝进行运动刺激和训练，也就是说，要适时适当地进行一些"体育"胎教，促进胎宝宝的身心发育。

不适与疾病应对

唐氏综合征一般占整个新生宝宝染色体病的90%，适宜监测时间为妊娠第14周～第19周，能够检测出胎宝宝是否有出生缺陷。

最常见的唐氏筛查

唐氏筛查又称AFP检查，是检查胎宝宝是否有缺陷的检测。AFP是胎宝宝血清中最常见的球蛋白。唐氏儿检查是抽取准妈妈血清，检测母体血清中甲胎蛋白和绒毛膜促性腺激素的浓度，结合预产期、年龄和采血时的孕周，计算出唐氏儿的危险系数，它可以查出80%的唐氏儿。如果准妈妈的血液中AFP的含量过高，表示胎宝宝可能有神经管缺陷、唐氏综合征或其他染色体缺陷。

重点人群的羊膜穿刺术

对于年龄在35岁以上的高龄准妈妈、AFP检查结果属于高危人群的准妈妈、生过唐氏儿的准妈妈，应在孕中期做羊膜腔穿刺。因为，这时子宫已经有发育完整的羊膜及足够的羊水可供取样。培养羊水中的胎宝宝细胞，可以分析细胞的染色体以及酶的活性，由此可以用来检查染色体异常（如唐氏综合征）、基因异常，或是先天性代谢异常。

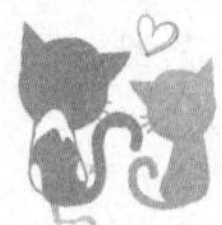

专家答疑

做羊膜穿刺术造成流产的概率高吗？

做羊膜穿刺术有大约5%的概率可能引发流产。不过准妈妈也不用过于担心，一般来说，没有足够经验的医生，也不敢贸然帮你做羊膜穿刺术。

好"孕"历程周报

进入到怀孕第16周，有些敏感的准妈妈已经可以感受到第一次胎动了，不过这个也因人而异，不必因为尚未察觉到胎动而担心。

胎宝宝发育状况

在这一周胎宝宝的机体器官发育更完善。循环系统和尿道已完全进入了正常的工作状态。胎宝宝已经能不断地吸入和呼出羊水了。胎宝宝会在准妈妈的子宫中玩耍了，胎宝宝在子宫中最好的玩具就是脐带，胎宝宝会拉它、抓它，有时甚至拉紧到只能有少量氧气进入。不过，准妈妈不必为此担心，要知道，胎宝宝自己会有分寸的，他才不会让自己一点氧气和养分都没有呢。这时，胎宝宝头部大概有鸡蛋大小。胎宝宝开始长出皮下脂肪。胎宝宝身体的肌肉骨骼更加结实。神经细胞的数量也和成人相差无几，神经和细胞的连接几乎消失，条件反射也更加准确。

准妈妈身体变化

本周，准妈妈的妊娠反应基本消失，但其体重却日益增加。羊水越来越多，腹部隆起明显，子宫差不多和婴儿的小脑袋那么大，白带增多，胃里有时会发出饥饿时的咕噜声。此期，准妈妈常常会感到腰痛，可能会易疲倦，常有便秘、胃灼热和消化不良、胀气和水肿，偶尔出现头痛或晕眩、鼻塞、牙龈出血、白带增加等症状。不过不是每个准妈妈都有这些问题，这会因人而异。准妈妈乳房膨胀，腹部明显变大。有些准妈妈的脚和足踝会出现轻微水肿，腿部可能出现静脉曲张。

营养饮食"孕"味

此时的准妈妈食欲旺盛、食量猛增，因为胎宝宝正在迅速地长大，需要的营养物质也会更多。

丰富饮食的种类

这一时期的营养，应在保证营养质量的同时，提高各种营养素的摄入量。为了满足准妈妈和胎宝宝的需要，需增加蛋白质的摄入，以充分保证母体的合成需要。对于其他的营养素也要增加摄入量。胎宝宝组织中钙、磷、锌、钾、镁等都在不断地储存，因此，增加这些营养素的摄入量也很重要。除钙之外，各种动植物食品都含有丰富的微量元素。富含钙的食品有虾米、豆制品、奶制品等。此外，维生素也会给胎宝宝的生长带来巨大益处。日常食物中一般都含有维生素，尤其是绿叶蔬菜，所以没有必要另外再服用维生素制剂。这时准妈妈要特别注意均衡营养，食品的种类应该丰富，包括鱼、肉、蛋、奶、五谷杂粮、水果、蔬菜、海产品等。

不同食物要搭配混吃

准妈妈身体所需的营养应尽量由食物中获得，多变化食物的种类，而且不同食物搭配混吃，可提供多种营养素，是一种科学的食用方法。

·用土豆炖牛肉既可以减少牛肉的油腻，又可以同时获得土豆和牛肉中的营养。

·蒸玉米面馒头时加入黄豆面，可同时获得玉米、黄豆两种食物的营养，味道和口感也大为改善。

·蒸大米饭加上绿豆或红小豆，美味又营养。

日常健康护理

专家认为，只要在医生的指导下进行适当的锻炼，一般不会对腹中的胎宝宝造成不良影响，建议准妈妈参加中等强度的锻炼。

简单易行的床上锻炼

在这里向准妈妈推荐一套简单的床上体操，它不需要花费很多时间，但可以达到锻炼四肢和腰部的目的。

·自然地坐在床上，两腿前伸，呈“V”字形，双手放在膝盖上，上身右转。保持两腿伸直，脚趾向上，腰部要直，目视右脚，慢慢从1数至10。然后转至左边，同样从1数到10，再恢复原来的正面姿势。

·仰卧床上，膝部放松，双足平放床面，两手放在身旁。将右膝抱起，使之向胸部靠拢，然后换左膝。

·仰卧，双膝屈起，手臂放在身旁，肩不离床，双膝转向左侧，用左臀着床，头向右看，恢复原来姿势。然后转向右侧，以右臀着床，头向左看，反复做几次，可活动头部和腰部。

·跪在床上，双手、双膝平均承担体重。直背，头与脊柱成一直线，慢慢将右膝抬起靠近胸部，抬头，随后伸直右腿。然后换左腿做同一动作。

准妈妈不宜熬夜

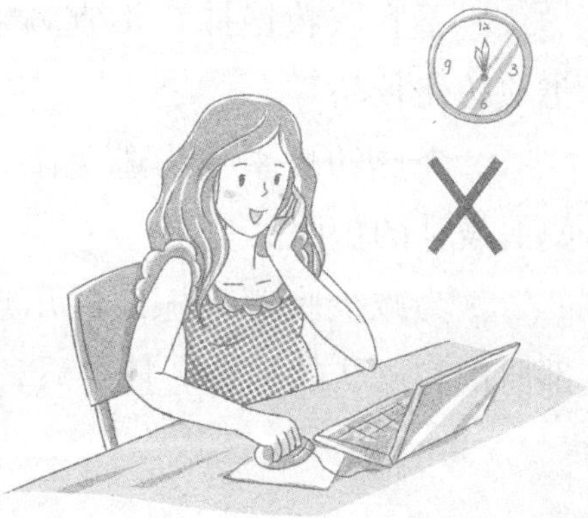

熬夜会使准妈妈抵抗力下降，易发生感冒、精神不集中，甚至造成危险，而且过度熬夜会增加早产的危险。如果工作实在需要，偶尔为之还可以，平常最好不要熬夜。

缓解疲倦有妙招

准妈妈常因发生脚部抽筋或水肿而感到疲倦，所以，当准妈妈做家务而站立一段时间后，一定要适度休息。至于休息方式，应尽量把双脚抬高。例如，坐着休息时，可以搬张椅子，将双脚平放其上；躺在沙发上休息时，将双腿平抬伸展，并在双腿下加垫枕头，这样疲倦感就会慢慢消失了。

戴胸罩的注意事项

准妈妈内分泌激素的刺激，乳房中乳腺管增生，乳腺泡增多，乳房增大，重量增加。为了防止乳房下垂，戴胸罩应注意以下事项：

·不用化纤、不透气、不吸水的布为材料的胸罩。

·胸罩宁大勿小，以有利于淋巴液的正常循环。

·不要将胸罩放在洗衣桶中与其他衣物混洗。

·每次更换胸罩前应该将内侧绒尘拂尽，以防内衣纤维堵塞乳管致产后缺乳。

准妈妈的皮肤保养

准妈妈要想皮肤好，首先要注意以下事项：

·应多吃富含维生素C的食物，如柑橘、草莓、蔬菜等，还应多吃奶及奶制品。

·保证充足的睡眠，对皮肤进行适当的按摩。

·不宜浓妆艳抹，不宜频繁更换化妆品的品牌，更不应选用那些劣质的化妆品。

·炎热的夏季，为避免阳光对皮肤的直射，应选用那些专门为准妈妈设计的护肤品。

·为减少腹部妊娠纹的出现，怀孕前应注意适当的锻炼，增加腹部肌肉和皮肤的弹性。怀孕后，注意适当控制体重增长的速度。

快乐胎教进行时

这个时期，虽然胎宝宝身体还很小，但听力已经很发达，可以听到准妈妈听力范围内的所有声音，这正是进行语言胎教的好时机。

给胎宝宝做榜样

常言道“言为心声”，准爸爸、准妈妈在生活中应避免讲脏话、粗话和吵架，而要增加语言、文学的修养，以优美的语言充实、丰富、美化自己的生活，这样可以使胎宝宝受到良好的语言胎教。

温馨提示

准爸爸、准妈妈可以适当地给胎宝宝阅读文学作品，既陶冶了情操，也可修身养性。

准妈妈用优美的语言和胎宝宝对话，可以促进胎宝宝大脑的发育，使胎宝宝不断接受语言的信息，训练胎宝宝在空白的大脑上增加语言的“音符”。在和胎宝宝的对话中，要充分体现关心和爱抚。告诉胎宝宝大自然的风景变化和眼前的美好景观以及父母对未来生活的憧憬，还可以讲一些愉快优美的童话故事。

让宝宝多听听英语

英语胎教的意义在于通过语言向胎宝宝传递自己的爱和真心。如果一开始不熟练或羞于用英语表达自己的感情，不妨先用：“I love you……”之类表达爱意的话作为开端。罗列出脑海中浮现的单词也有助于英语胎教的顺利进行。逐一地想出并说出自己掌握的单词，渐渐地就能串成句子，讲给胎宝宝听。

不适与疾病应对

孕4月有些准妈妈此时会出现便秘、健忘、后背疼痛等不适，准妈妈可通过一些食疗方法、适当的身体锻炼来减轻和缓解这些症状。

缓解环形韧带痛

环形韧带是子宫两侧的支架。当子宫变得越来越大时，子宫从一边荡到另一边，使韧带伸拉导致不舒服。这是一种完全无害的疼痛，通常改变姿势会缓解韧带的压力，减轻些许不适感，但真正消除还得在分娩之后。

减轻后背痛的方法

许多准妈妈从孕中期开始，后背的下半部开始疼痛，变换姿势也不能缓解，这是正常现象，不必焦虑。平时准妈妈要注意多休息，别让后背着凉，避免提重物，适当运动。这样，就可以减轻后背痛的症状。

健忘的应对措施

不少准妈妈有健忘现象。但这种情况是暂时的，可以不治自愈。出现健忘时，可以试着想一些办法来帮助自己记住一些重要的事情。例如：带一个小笔记本，做一份详细的日程安排表；把常用的东西放在固定的地方，便于随时取用。

缓解便秘的方法

准妈妈因体内激素水平的改变、子宫增大的压力等原因而易发生便秘。缓解便秘注意要多喝水，吃富含高纤维素的食物，例如水果、蔬菜、麦片粥。另外，锻炼对缓解便秘也有一定的作用。

第六章

孕5月：看上去像个小梨子

准妈妈现在可以借助听诊器听到胎宝宝强有力的心跳，胎宝宝有力的心跳可以减少准妈妈对分娩的恐惧，增强信心。同时，准妈妈那颗因担心胎宝宝在怀孕时受到伤害的心可以暂时放下了。从此，准妈妈就可以通过听胎心音来确定胎宝宝的健康状况了。

好“孕”历程周报

这一周，胎宝宝的循环系统、泌尿系统已经开始工作；准妈妈则由于子宫的压迫，呼吸开始变得困难。

胎宝宝发育状况

孕17周时，胎宝宝的骨骼都还是软骨，可以保护骨骼的“卵磷脂”开始慢慢地覆盖在骨髓上。胎宝宝此时看上去像一个梨子。胎宝宝的循环系统和泌尿系统已经形成。听觉器官开始发育，耳朵里面的小骨架更加结实，开始能听见声音。除了准妈妈的声音、心脏跳动的声音和消化器官发出的声音，胎宝宝对准妈妈肚子外面的声音也在一定程度上有所感知。

准妈妈身体变化

胎宝宝17周的时候，准妈妈的身体重心随着子宫的不断增大而发生着变化，这时候可能会感到行动有些不方便，所以要注意衣服的舒适性；鞋要尽量选择软底平跟的，而且还要防滑。

有些准妈妈现在会出现鼻塞、鼻黏膜充血和出血的现象，这种情况与孕期内分泌变化有关，这时准妈妈切忌自己滥用滴鼻液和抗过敏药物，这种现象会随孕期的延续而逐渐减轻。现在，准妈妈心脏的供血量比怀孕前增加40%以上，这些增加的血液会加大毛细血管内部的压力，从而导致鼻子或者牙龈出血。如果发生严重的鼻出血，应考虑是否发生妊娠高血压综合征，最好咨询医生。

这时，准妈妈子宫增大，将胃和肠管推挤上升。

营养饮食"孕"味

从现在开始，准妈妈要适当注意饮食，以避免胎儿的体重增加过快。膳食品种要多样化，尽可能食用天然的食品，少食高盐、高糖及刺激性食物。

不宜吃生鱼片

很多女性在孕前爱吃生鱼片，但怀孕后的准妈妈为了胎宝宝的健康发育，一定要放弃这个爱好。其他未经充分烹饪或未经高温消毒的食物，如烧得很嫩的海鲜、蛋类、贝类、肉类或生的牛奶，都是准妈妈的大忌。这些是潜在的细菌来源，会伤害腹中的胎宝宝。

不要只吃精米白面

准妈妈不能只吃精制米面，要尽可能以未经细加工过的食品，或经部分精制的食品作为热量的主要来源。因为，这些食品中含有人体所必需的各种微量元素及维生素B_1、维生素B_6、维生素E等，它们在精制加工过程中常常被损失掉，如果准妈妈偏食精米、白面，易患营养缺乏症。

避免发胖的食物

如果准妈妈已经过胖，应避免发胖的饮食，也没有必要每顿饭算一算一个馒头多少焦，一碗饭多少热量，只要注意不吃或少吃高热量食物就可以了。例如，要减少吃含脂肪多的食物，如油炸食品、肥肉、黄油糕点等。减少甜食和含淀粉量高的食品，包括糖果、米、面等。还要减少零食，如花生、瓜子、点心等。最好多吃鱼、瘦肉、禽类、蛋类，还有水果和蔬菜，这些食物对孕妇和胎儿都是有益的。

熟吃番茄更营养

对准妈妈来说，番茄中富含的维生素A原，在人体内转化为维生素A，能促进胎宝宝骨骼生长，防治佝偻病的效果颇佳。番茄富含维生素C，现代医学研究表明，人体获得维生素C的量，是控制和提高机体抗癌能力的决定因素。番茄内的苹果酸和柠檬酸等有机酸，还有增加胃液酸度，帮助消化，调整胃肠功能的作用。番茄中含有果酸，能降低胆固醇的含量，对高脂血症很有益处。

在吃法上，熟吃番茄比生吃更具营养价值。因为番茄中的番茄红素和其他抗氧化剂的含量会随着温度的升高而显著增加，也就是说，温度越高，番茄红素和其他抗氧化剂的增幅越大。番茄红素作为一种抗氧化剂，其对有害自由基的抑制作用是维生素E的10倍左右，有一定的防癌功效。

适当食用坚果

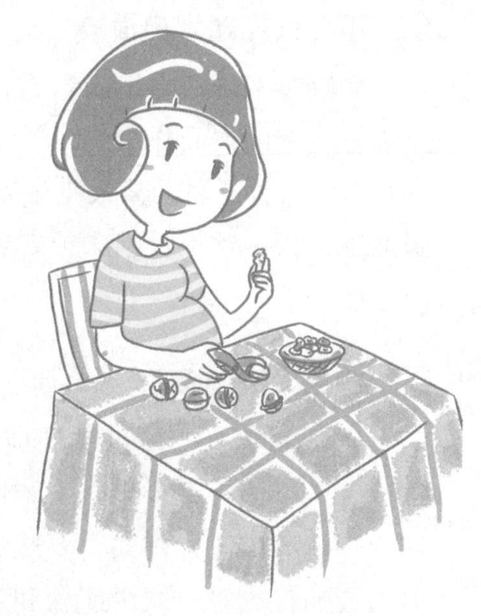

虽然高热量、高脂肪是坚果的特性，但是坚果含有的油脂，却多以不饱和脂肪酸为主。对于胎宝宝来讲，身体发育首先需要的营养成分当然是蛋白质。但是对于大脑的发育来说，需要的第一营养成分却是脂类（不饱和脂肪酸）。另外，坚果类食物中还含有15%～20%的优质蛋白质和十几种重要的氨基酸，这些氨基酸都是构成脑神经细胞的主要成分，同时还含有对大脑神经细胞有益的维生素B_1、维生素B_2、维生素B_5、维生素E及钙、磷、铁、锌等。因此，无论准妈妈还是胎宝宝，坚果都是补脑益智的佳品。不过，坚果的热量和脂肪含量比较高，因此每天应将摄入量控制在50克左右。

日常健康护理

从这一周开始，准妈妈有了一项重要的任务，那就是控制体重。适量运动是不错的方式，不过要注意安全，不要让胎宝宝受到伤害。

注意控制体重

怀孕之后体重增加属于自然现象，但如果增重速度突然加快，增加量远远高于标准增加量，那就应该引起注意。一般说来，一个月之内体重增长2000克以上就应视为不正常。超常的体重增加会导致难产、胎宝宝发育停止，还会引发糖尿病和妊娠高血压综合征，因此要多加注意控制体重。

怀孕4～6个月准妈妈进入了稳定期，食欲开始旺盛起来。从这时一直到分娩，准妈妈应该给自己定下一个目标体重，每天称体重并记录在纸上。如果一个星期体重增加0.5千克以上，应该在均匀摄取必需营养的同时，减少糖类的摄取量，以此适当减轻体重。

饭后不宜立刻洗澡

饱餐后立即洗澡，会影响消化功能。皮肤血管扩张、血流旺盛，消化道的血流量就相对减少，消化液分泌便减少，使消化功能低下。因此，饱餐后不宜立即洗澡。饭后先休息1小时再洗澡比较好。但空腹时也不宜洗澡，因为易引起低血糖，发生休克。

饭后不宜马上看书

饭后不宜马上看书。饭后读书看报或思考问题，会使血液集中于大脑，从而导致消化系统血流量相对减少，影响胃液分泌，时间一长，就容易发生消化不良，出现胃胀、胃痛等症状。

准妈妈不宜睡席梦思床

席梦思床柔软、舒适，但准妈妈却不宜睡。这是因为席梦思易致脊柱的位置异常。准妈妈的脊柱较怀孕前腰部前曲更大，睡席梦思床仰卧时，其脊柱呈弧形，使已经前曲的腰椎小关节摩擦增加；侧卧时，脊柱也向侧面弯曲。长此下去，使脊柱的位置异常，并增加腰肌的负担，既不能消除疲劳，又不利生理功能的发挥，还可能引起腰痛。

夏季注意防晒防滑

散步对准妈妈来说是一项很好的运动，但夏天散步一定要注意防晒，应该选择在早晚阳光不太强、温度不太高时出去散步，而且尽量去阴凉的地方。很多准妈妈就是在度夏时不注意防晒，皮肤上的妊娠斑加重。因此，准妈妈在阳光强烈时外出，一定要打伞或戴遮阳帽，最好涂抹不含铅的防晒霜，而在返回室内后要尽快洗净防晒霜。夏天多雨，准妈妈外出有滑倒的危险，因此雨天应尽量减少外出。

准妈妈夏季皮肤的护理

夏季皮肤的护理要根据准妈妈自身情况而定，以下建议可作参考。

·长暗疮：多洗脸，以冷水及中性温和的皂液做简单清洁，不可过度按摩。洗澡可帮助身体暗疮的治疗。身体长暗疮的部位，不需要用任何保养品，包括化妆水在内。

·有黑斑：出门用防晒品，撑伞或戴遮阳帽。

·皮肤干燥粗糙：可使用任何滋润性的面霜和乳液，随时涂抹。尤其在洗澡之后，更应保持皮肤滋润。

快乐胎教进行时

我们生活的这个世界到处充满了各种各样的美，人们通过看、听、体会，享受着美的一切。对胎宝宝进行美学的培养，需要通过准妈妈将感受到的美通过神经传导给胎宝宝。

做玩具：七彩手环

给胎宝宝设计玩具的过程中，不仅可以让准妈妈忘却身体与心理上的不适，还能培养准妈妈的耐心与爱心，促进胎宝宝的脑部发育。准妈妈可以把用过的信封留下，横剪成一个一个环，然后在环上画上不同颜色的图案，把它套在手腕上当手镯。这个活动是多种感官配合的活动，既有手的动作，又有颜色的感觉、图案的设计等，对激发胎宝宝大脑的协调能力非常有效。

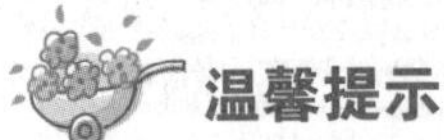

温馨提示

为了让准妈妈的感觉与思考能和胎宝宝达到最充分的交流，做胎教前，准妈妈最好是保持平静的心境并保持注意力集中。

掌握与胎宝宝游戏的要领

胎宝宝在准妈妈的子宫内并不是没有感知能力的生命体，他们可以透过准妈妈“观察”外面的世界，感受准妈妈的喜、怒、哀、乐。有关专家研究发现，胎宝宝是有记忆力的，能记住准妈妈反复重复的动作或语言，所以在孕期不断地激发胎宝宝的记忆潜能是十分重要的。准妈妈可以找一本有图画的书，随机地翻阅，记住几张你喜欢的图画，然后再随机地翻阅，看看能不能再找到它们。玩几次后试着感受与胎宝宝一起体会游戏的趣味性，掌握游戏的要领。

不适与疾病应对

随着胎宝宝的发育，准妈妈的肚子越来越大，经常出现腰疼、腿痛等不适。所以准妈妈要注意平时不要久坐、久站、久走。

痔疮的防治

在妊娠中期和晚期，准妈妈有可能会有肛门瘙痒、疼痛，排便时出血等现象，这就是常说的痔疮。这是由于胎宝宝头部的压迫，造成准妈妈肛门周围的静脉曲张而形成的，用力排大便会使痔疮加重。要防止患上痔疮，准妈妈首先要防止便秘。此外，不要长时间站立。一旦患了痔疮，用冰袋敷于患处能帮助减轻痒痛感；如果痔疮持续时间长，可请医生开药膏或栓剂治疗。

缓解腰痛的方法

准妈妈平时不要总保持一种身体姿势，30分钟至1小时就要起来活动一下，使紧张的腰部肌肉得到放松。不要久站、久走、久坐。注意充分休息，不要过度劳累，特别是职场的准妈妈更要注意这一点。站起时不要迅速起立。站起来的时候，要用手扶着桌子或椅子。拿东西的时候，也要先坐下再拿。选择睡硬板床，不要睡那种过软的席梦思床。睡觉时最好左侧卧，双腿屈曲，也可在两腿之间夹上一个小靠枕，以减轻腰部的负担。选择适合自己的椅子，要尽量往里坐，腰背部紧贴靠背。坐在沙发上时腰的位置最好垫个小靠垫。不穿高跟鞋，选择轻便柔软的低跟鞋子，以减少腰椎负担。注意保暖，即使是在夏天，准妈妈也要注意不要让自己的足部和腿部着凉，因为着凉易引起腰痛。夏天最好不要用冷水洗脚。

好"孕"历程周报

胎宝宝现在的精神头很大，开始在准妈妈的子宫里面频繁地变换着各种姿势，有时还会以拳打脚踢的方式告诉妈妈自己的存在。

胎宝宝发育状况

胎宝宝此时小胸脯一鼓一鼓的，这是他在呼吸，但这时胎宝宝吸入呼出的不是空气而是羊水。在迅速生长的肺部，被称为肺泡的小气囊正在开始发育。这一阶段肺泡还不能工作，因为肺部是最晚成熟的器官之一。胎宝宝现在已经能够很协调地活动双手，甚至把手放入口中。现在胎宝宝非常活跃，经常戳、踢、扭动和翻转。

胎宝宝消化道未排泄掉的羊水堆积在肠道内，形成一种糨糊状的物质，叫做胎便。它将促进肠道的蠕动。胎宝宝18周的时候，如果是女孩，她的阴道、子宫、输卵管都已经各就各位；如果是男孩，胎宝宝的生殖器已经清晰可见。胎宝宝指尖和脚趾上的肉垫已经形成，并开始出现了独特的漩涡或螺纹状的指纹。

准妈妈身体变化

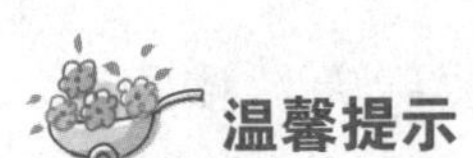

温馨提示

这个时候，准妈妈的皮肤因牵拉会持续感到瘙痒，准妈妈可以在痒的部位抹一些润肤霜。

准妈妈的外形变化更为明显，腹部隆起，子宫继续增大，体重会比妊娠前增加3.3～5.5千克。由于体形的变化及身体负荷的增加，准妈妈变得容易疲倦，偶然还会出现身体失去平衡的情况。准妈妈的体温一般比孕前略高，这主要与孕期的孕激素水平增高有关。现在，子宫底在肚脐下面大约两横指的位置上。多数准妈妈能够感觉到第一次胎动。

营养饮食"孕"味

这周，准妈妈除了在饮食上注意营养物质的补充外，还要考虑补铁的问题，以免出现贫血的现象。

吃些补血的食物

轻微贫血的准妈妈最好食补，生活中有许多随手可得的补血食物，而且易于消化吸收。

以下介绍几种常见补血食物：

·金针菜：金针菜含铁量最大，比大家熟悉的菠菜高20倍，还含有维生素、蛋白质等营养素，并有利尿健胃的作用。

·黑豆：我国向来认为吃豆有益，尤其是黑豆可以生血、乌发。黑豆的吃法随各人之便，准妈妈可用黑豆煮乌鸡。

·胡萝卜：胡萝卜富含多种维生素，对补血极有益，所以用胡萝卜煮汤，是很好的补血汤饮。

吃猪腰有讲究

猪的肾脏被称为"猪腰"。它有滋肾利水的作用，适宜准妈妈间隔食用。在清洗猪的肾脏时，可以看到白色纤维膜内有一个浅褐色的腺体，那就是肾上腺。它富含皮质激素和髓质激素。如果准妈妈误食了肾上腺，可能诱发妊娠水肿、妊娠高血压综合征或高血糖等，同时还会出现恶心、呕吐、手足麻木、肌肉无力等中毒症状。因此，在收拾猪腰时，一定要将肾上腺割除干净。

进食要细嚼慢咽

准妈妈细嚼慢咽，既可增进食欲，又可促进营养素吸收，还对胎宝宝的牙齿发育大有益处。研究证明，胎宝宝的牙齿质量与准妈妈咀嚼节奏及咀嚼练习密切相关。

服用补铁口服液注意事项

这个时期，准妈妈的血容量快速增加，达到最高点，因此要特别注意增加铁的摄取量。另外，不要忘记一点：宝宝出生后哺乳阶段所需的铁质必须事先在体内储存。通过正常进餐摄取铁成分非常重要，但如果准妈妈有贫血现象，最好服用补铁口服液。服用补铁口服液时饮用适量橙汁会提高铁的吸收率，但牛奶、咖啡、红茶等会妨碍铁的吸收，要避免同时饮用。下面介绍一些不同的补铁口服液：

· 三价补铁口服液：一般的三价铁，胃不能吸收，但是用聚麦芽糖复盐包裹的制剂具有独特的作用，可以被胃部吸收，而且吸收率很高。这种补铁口服液不会与食物或者其他药物发生反应，随时可以服用。

· 二价补铁口服液：二价补铁口服液是用黄酸盐、葡萄糖酸盐和富马酸盐配制而成，进入胃和十二指肠后会刺激胃黏膜，可能导致肠胃不适，吸收率较低。

· 铁粉口服液：铁粉口服液是用牛奶配制的制剂。通过饮用的方式摄取，吸收率高，肠胃障碍较小，但味道较差，会产生恶心等不良反应，而且还会与其他药剂发生反应，应该空腹服用。

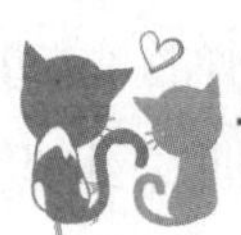

专家答疑

铁锅炒菜对补铁有益吗？

做菜时尽量使用铁锅、铁铲，这些传统的炊具在烹制食物时会产生一些小碎铁屑溶解于食物中，形成可溶性铁盐，能帮助肠道吸收铁。

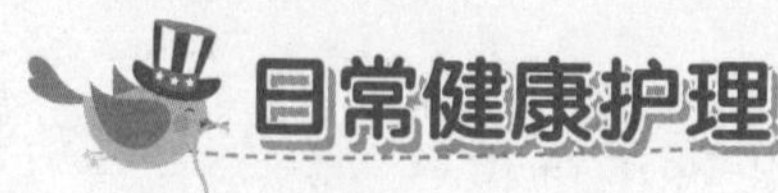

日常健康护理

随着准妈妈腹部一天天增大，要避免日常生活中一些不正确的生活习惯伤害到胎宝宝，影响胎宝宝正常发育。

正确使用腹带

女性怀孕后，腹部皮肤会出现一些妊娠纹。有的准妈妈因为担心身材变形而使用腹带。其实正常妊娠根本没有必要使用腹带。腹带用法不当会影响胎宝宝的正常发育。如果实在需要使用腹带，一定要注意以下几点：

·所用腹带是在医生指导下挑选的，腹带的中间和边缘要适当加厚，以免卷起。

·系腹带时要仰卧，站立时才能有效地托住子宫；既不可太紧，也不能位置太高，腹带要完全包住髋部，前方一直要靠下至耻骨。

·腹带用于纠正胎位时，须由医生操作，不可自作主张。

不宜久坐沙发

很多准妈妈由于身体不适或笨重，常喜欢懒散地斜倚在松软的沙发里，一坐就是大半天，这样有很多不利之处。在沙发里久坐会使准妈妈全身肌肉紧张，并因受到压迫而使骨胶原过量生长。骨胶原是连接肌肉组织的支撑纤维，正常情况下，它具有保持肌肉组织弹性的功能，但过量生长就会压迫神经、血管甚至侵入肌肉组织，使肌肉组织萎缩，还会引起肌肉疼痛，尤其是使腰部肌肉处于被牵拉状态可导致肌肉韧带受损，不利于分娩。

准妈妈适宜坐在木制椅上，坐时应背部紧贴在椅背上，使全身肌肉放松，臀部紧靠椅背下部。注意坐木椅时间也不宜过久。

快乐胎教进行时

经常和胎宝宝说说话，让胎宝宝熟悉一下爸爸妈妈的声音，等宝宝出生，就会十分自然地对父母的声音产生亲切感。

母与子的深情交流

简单地说，对话是准妈妈与胎宝宝的一种沟通方法，是将准妈妈的情感、心绪、思考，传达给胎宝宝的一种方式。一般而言，怀孕到第5个月时，胎宝宝就有了听觉，能听到外界的声音。因此，如果在这之前准妈妈还没有跟宝宝进行过对话，现在一定不要怕麻烦，也不要觉得胎宝宝听不懂。多跟胎宝宝对对话吧，胎宝宝是能够感知准妈妈思想的。准妈妈在工作、生活中勤于动脑，注意观察，把自己看到、听到的事物通过视觉、听觉和语言尽量传递给胎宝宝。

宝宝最爱听故事

准爸爸、准妈妈定时念故事给腹中的胎宝宝听，可以让胎宝宝有一种安全与温暖的感觉，如果一直反复念同一则故事给胎宝宝听，会令其神经系统变得对语言更加敏锐。另外，科学研究认为，准爸爸、准妈妈是否有求知的欲望，会直接影响胎宝宝。因此，准爸爸、准妈妈最好每天多读一些书，并把书上的事情讲给胎宝宝听。

在给胎宝宝讲故事持续了1个月之后，准妈妈不妨注意一下：是否有些特别的字或句子可以引起胎宝宝的特定反应？胎宝宝是否对不同的故事做出不同的反应？对准妈妈或准爸爸的声音是否也有不同反应？借着胎宝宝的不同反应，可以和他形成良好的互动、沟通。

朗读诗歌《我的信仰》

《我的信仰》表达了诗人席慕容对爱的理解，爱情是要靠两个人互相努力并互相体会的，孕育一个新生命又何尝不是呢，大自然的万物都会为此而歌颂。读读诗人的美丽诗句吧，感受一下淡雅剔透、抒情灵动的文字中对生命的挚爱真情，准妈妈的好情绪将为胎宝宝创造一个良好的生长环境。

我的信仰

席慕容

我相信，
爱的本质一如生命的单纯与温柔。
我相信，
所有的光与影的反射和相投。
我相信，
满树的花朵只源于冰雪中的一粒种子。
我相信，
三百篇诗反复述说着的，
也就只是，
年少时没能说出的那一个字。
我相信，
上苍一切的安排。
我也相信，
如果你愿与我一起去追溯，
在那遥远而谦卑的源头之上，
我们终于会互相明白。

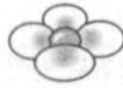
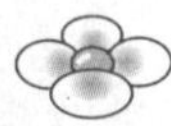
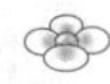

不适与疾病应对

孕期有的准妈妈由于体内激素和身体变化，会出现消化系统的烧灼感，以及皮脂分泌异常而产生湿疹，对此，准妈妈应该怎样缓解与应对呢？

烧心的应对措施

怀孕期间，一是由于激素的影响，导致胃酸反流到食管里，从而导致烧心；二是不断长大的胎宝宝挤压准妈妈的腹腔，将胃酸“推”回食管，导致烧心。准妈妈还是可以采取一些措施来减轻烧心带给自己的不适感的。

· 避免食用易引起胃肠不适的食物和饮料，例如酸性食物，包括柑橘类水果和果汁、西红柿、芥末和醋等，或脂肪含量高的食品。

· 不要一顿吃太多，要少食多餐，放慢吃饭的速度，细嚼慢咽。

· 不要在吃饭时大量喝水或饮料，因为这会加重胃胀。怀孕期间每天喝8～10杯水很重要，正确方法是在每两顿饭之间小口小口地喝。

· 吃东西后嚼块口香糖。嚼口香糖能刺激唾液分泌，有助于中和胃酸。

· 不要在睡觉前吃东西。睡前2～3个小时就不要吃东西了，这样胃肠才有足够的时间来消化食物。

· 睡觉时多垫几个枕头或楔形的垫子，垫高上半身有助于使胃酸停留在胃里，促进消化。

湿疹的应对方法

当准妈妈的皮肤出现湿疹时，应首先注意彻底清洁，每次洗脸时要仔细一些，洗面乳要选择清爽、不含油脂、无刺激性的。如果湿疹的症状没有好转反而越发严重，准妈妈最好去求助医生。

好“孕”历程周报

现在胎宝宝的身体长长了，体重也增长了不少，而准妈妈自然是感觉腹部一天天在变大。

胎宝宝发育状况

胎宝宝体内的基本构造处于最后的完成阶段。延髓的呼吸中枢也开始活动，肺泡上皮开始分化。从现在开始到婴儿诞生，胎盘只是直径有所增长而厚度却不会增加。

第19周的时候，胎宝宝最大的变化就是感觉器官开始按照区域迅速地发展。味觉、嗅觉、触觉、视觉、听觉从现在开始在大脑中专门的区域里发育，此时神经元的数量减少，神经元之间的突触连接开始增加。胎宝宝在准妈妈肚子里偶尔也会打嗝，胎宝宝打嗝一般半个小时就会停止。胎宝宝此时开始能够吞咽羊水。肾脏已经能够制造尿液。头发也在迅速生长。

准妈妈身体变化

准妈妈的体形开始变得有点儿笨重，可以自豪地穿上宽松的孕妇装了。这段时期准妈妈通常会感到腹部、臀部两侧或一侧有比较明显的疼痛感。有些疼痛会延伸到腹股沟区，这些疼痛现象表明此时准妈妈的身体有了比较明显的变化。

每天准妈妈都能清楚地感受到胎宝宝在不停地运动，甚至晚上因为他的折腾而使准妈妈无法安睡。当准妈妈对胎宝宝高度注意时，可以想象胎宝宝的各种体态，胎宝宝也会回应准妈妈的感受，这样会增进母子之间的感情交流。现在，准妈妈的子宫已经至肚脐下一横指的位置，皮下脂肪增厚，腹部突出更明显。

营养饮食"孕"味

在这个时期，胎宝宝的大脑得到了最大限度的发育，准妈妈要在这一阶段多吃些健脑食品，以利于胎宝宝脑组织发育。然而，在健脑的同时，营养学家们特别指出，准妈妈还应注意有些食品避免摄入过多，否则会对大脑有损。

搭配合理不偏食

准妈妈要注意饮食，以控制自己和胎宝宝的体重增长过快。膳食品种要多样化，尽可能食用天然的食品，少食高盐、高糖及刺激性食物。一般来说，准妈妈每天需要的热量会因孕期不同的阶段而有差别。在妊娠中、晚期，每日主食400～500克，牛奶250毫升或豆浆500毫升，鸡蛋1～2个，鱼虾、肉类100～150克，豆类、豆制品100～150克，新鲜蔬菜500～1000克，水果适量，以上这些就能满足准妈妈的需要。尽量粗细粮搭配、荤素食兼有，品种广泛多样，食量合适。关键是要搭配均匀、防止偏食，忌饮食无度。

准妈妈不宜只吃素食

有些准妈妈为了控制体重而长期素食，所生的婴儿可能会由于缺乏维生素B_{12}而患上不可逆的脑损害症。这种损害表现在婴儿出生3个月后，会变得感情淡漠，头颈柔软不稳定，并出现舌和腕等的不自主运动，严重者可以发生巨幼细胞性贫血和显著的神经损害。不仅严重影响婴儿身体的正常生长发育，还会影响孩子的智力发育。

多吃富含维生素C的食物

维生素C能增强母体的抗病能力，还能促进胎宝宝皮肤、骨骼、牙齿和造血器官的生长。柿子椒、菠菜等深色蔬菜以及柑橘、柚子等水果含维生素C均较多，干果中维生素C含量最高的是枣子。因此怀孕期间准妈妈多吃新鲜果品和蔬菜有利于补充维生素C。

影响胎宝宝脑发育的食物

· 肉类（过量的）：人体呈微碱性状态是最适宜的，准妈妈如果偏食肉类，就会使体内趋向酸性，致使大脑迟钝、不灵活。

· 高糖类食物：准妈妈大量进食过多的高糖食物，能引起体内胰岛素的增加，因而抑制脑细胞的正常活动，不仅有损大脑，还会影响胎宝宝脑细胞的发育。

· 精白米和精白面：在米和面精制过程中，有益于大脑的成分会丧失很多，剩下的基本上就是碳水化合物了。碳水化合物在体内只能起到"燃料"作用，而大脑需要的是多种营养素。因此准妈妈只吃精白米和精白面不益于胎宝宝的大脑发育。

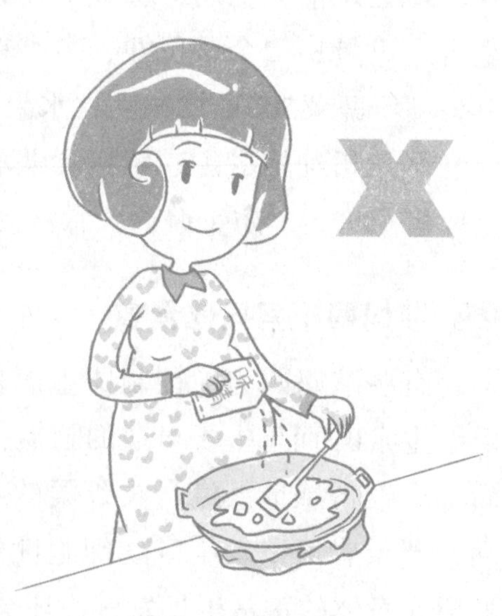

· 味精：味精的主要成分为谷氨酸钠，可与血液中的锌结合从尿液排出，因此吃过多味精可消耗掉大量锌元素，导致胎宝宝缺锌，进而对其发育产生消极影响。准妈妈的日常饮食中应少放味精，或用鸡精代替味精。

日常健康护理

孕期准妈妈的身心及容貌都会发生一些变化，这些都是正常的。准妈妈不仅要正视这些变化，还要注意日常生活中的一些细节。

正确对待容貌的变化

准妈妈由于内分泌变化会使其面部及身体皮肤色素加深，出现色素沉着或斑块，毛发增多，出现痤疮样皮炎，面部失去光泽，有些准妈妈还会出现面部水肿。准妈妈会因此产生自悲、忧虑和紧张烦躁，担心形体不能恢复到原有状态，担心在今后的工作中失去自己的位置。此时，准妈妈的忍耐力受到了严峻考验，准妈妈必须正确而积极地对待，因为一旦生产后，这些变化都会得到恢复的。

准妈妈不宜用香水

准妈妈因为体内激素水平变化比较大，使用香水非常容易发生过敏。而且有动物实验结果表明，用于生产指甲油、香水等化装品的酞酸酯会导致胎宝宝先天缺损。所以为了胎宝宝的健康，准妈妈最好不要用香水。

日常行动要缓慢

随着子宫的增大及胎宝宝活动的力度增加，准妈妈在日常生活中更要多加注意，避免胎宝宝受到不必要的伤害。在日常生活中，准妈妈做任何事情都务必将动作放慢。需要变换姿势时，动作也不要太快太猛，走路或者爬楼梯时，要记得抓扶栏杆，慢慢地走动。准妈妈在久坐起身时，最好找个支撑物。如果感到不舒服或头晕，要就近找个支撑物，赶快靠着蹲下或坐下，避免晕倒或摔倒。

选择正确的睡眠姿势

进入孕5月，准妈妈的身体较以前有了较大的变化。如果这时采取仰卧位睡觉，增大了的子宫压在子宫后方的下腔静脉上，使回心血量减少，子宫的供血量不足就会直接影响胎宝宝的营养和发育。这也会对准妈妈造成不良的影响，使其出现胸闷、头晕、恶心、血压下降等现象。

如果准妈妈经常采取右侧卧位的姿势睡觉也不利于胎儿的发育，由于子宫不断增大，使腹内其他器官受到挤压，导致营养子宫的血管受到牵拉而影响胎宝宝的氧气供应，从而造成胎儿慢性缺氧，严重时还会使胎儿窒息死亡。

因此，孕期最合理科学的睡眠姿势是左侧卧位，这不仅可以保证胎宝宝的正常发育，对准妈妈的身体健康也有益处。

准妈妈舒适过冬的办法

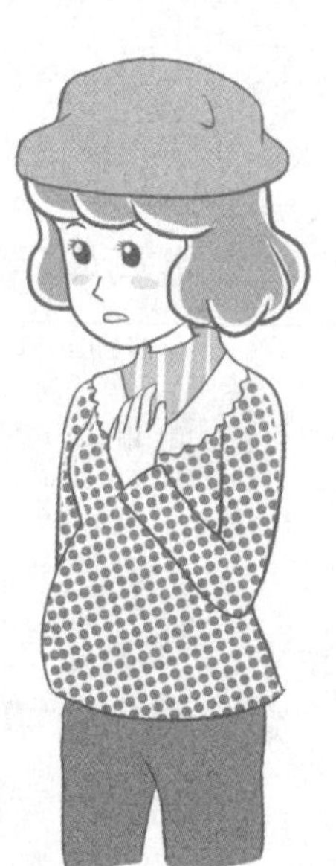

冬季，准妈妈们要做到适度保暖，穿着透气性好又保暖的棉衣。出门戴上帽子和手套，以防受风感冒。还要注意皮肤的清洁、保湿，以保持皮肤的良好状态。控制好室内的温度，不要过热或过冷。在天气好的情况下，要勤开窗、勤通风，保持室内的空气清新。养成早睡早起的好习惯，以保证充足的睡眠，如果睡前用温热的水泡泡脚，更有助于提高睡眠的质量。

过冬一定要储备足够的能量，准妈妈应注意摄入充足的禽肉类、牛奶、鸡蛋、蔬菜和水果等食物，以达到补钙、补铁、营养均衡的目的。冬天还应该多吃些芝麻、核桃仁、黑糯米和红小豆等。如果准妈妈在喝水时，加上一两匙蜂蜜，也是不错的选择，既可以补充能量，让自己暖和，又可以让胎宝宝健康地生长。为了提高免疫力，准妈妈在冬天还是要适度运动的。

快乐胎教进行时

子宫内似暗箱，胎宝宝不能视物，但当准妈妈腹部在日光照射下，胎宝宝便能感觉到光线强弱的变化。因此可以在胎宝宝觉醒时，可以进行视觉功能的训练。

训练胎宝宝的昼夜节律

当胎宝宝醒着的时候，准妈妈用手电筒的微光，一闪一灭地照射准妈妈的腹部，以训练胎宝宝的昼夜节律，即夜间睡眠、白天觉醒，从而促进胎宝宝视觉功能的健康发育。

光照胎教不仅可以促进胎宝宝对光线的灵敏反应及视觉功能的健康发育，还有益于孩子出生后动作行为的发育成长。可定时于每日用手电筒的微光一灭一闪地照射准妈妈腹部3次。

与胎宝宝玩“踢肚游戏”

胎宝宝开始踢准妈妈肚子时，准妈妈要轻轻拍打被踢的部位，然后等待第2次踢肚。通常1～2分钟后胎宝宝会再踢，这时再轻拍几下然后停下来。待胎宝宝再次踢肚的时候，准妈妈可改换拍的部位，胎宝宝会向改变的地方去踢，但应注意改变的位置不要离胎宝宝一开始踢的地方太远。这种游戏每天进行2次，每次可玩5分钟。

做一位爱思考的准妈妈

我们知道，准妈妈与胎宝宝之间是有信息传递的，胎宝宝能够感知妈妈的思想。倘若准妈妈始终保持着旺盛的求知欲，则可使胎宝宝不断接受刺激，促进其大脑神经和细胞的发育。

因此，准妈妈要从自身做起，勤于动脑，勇于探索，在工作上积极进取，在生活中注意观察，把自己看到、听到的事物通过视觉和听觉传递给胎宝宝。要拥有浓厚的生活情趣，不断探索新的问题。

不适与疾病应对

胎动正常意味着胎宝宝宫内发育情况良好、身体健康，因此，做好胎动监护极为重要。这个阶段，坐骨神经痛和小腿抽筋会让准妈妈变得不舒服。

正确对待胎动异常

准妈妈有个体差异，每一胎胎动的情况会不一样。有的胎宝宝活动力增强、胎动多；有的胎宝宝则很安静，偶尔才踢一下。虽然胎动是反映胎宝宝活力的讯号，但也不要太紧张。当准妈妈感觉到胎动减少时，不要慌张，先停止正在走动或忙碌的状态，休息一下后，再观察胎宝宝的活动。如果发现胎动真得减少甚至停止了，就应该尽快地找医生检查。

缓解坐骨神经痛的方法

胎宝宝的重量会给准妈妈背部增加压力，并且挤压坐骨神经，使准妈妈腰部以下到腿的位置产生强烈的刺痛。准妈妈在睡觉时可采用左侧卧位，并在两腿膝盖间夹放一个枕头，以增加流向子宫的血液。白天不要以同一种姿势站着或坐着超过半小时，尽量不要举重物过头顶。另外，游泳可以帮助减轻坐骨神经痛。

小腿抽筋的防治

小腿抽筋在孕期比较常见，多发生于孕中期或孕晚期。抽筋大部分发生在小腿，有时在睡梦中，有时则在运动中，小腿突然一阵剧烈的抽搐和疼痛，甚至会持续几分钟。造成抽筋的原因有缺钙、血液循环差、肌肉疲乏和姿势不良等。预防抽筋首先要补钙。牛奶是高钙食品，一天如果能喝两杯牛奶，就能够维持足够的钙质。其次，适度运动可以帮助松弛肌肉和促进下肢血液循环，防治小腿抽筋。

好“孕”历程周报

孕20周，胎宝宝越发忍耐不了寂寞，经常在准妈妈的肚子里动来动去，这是对自由的向往，想早一点来到这个世界上。

胎宝宝发育状况

现在，一层乳白色的皮脂像保护膜一样裹住胎宝宝，保护胎宝宝的皮肤不受羊水的刺激，也帮助胎宝宝在分娩时顺利通过产道。在这一周，胎宝宝会长出细细的胎发，肾脏已能够制造尿液，一种深绿色或黑色的黏性物质组成了胎宝宝的第一块“脏尿布”。此周结束，胎宝宝将会具备人体应有的全部神经细胞，神经系统结构也更为复杂。这时胎宝宝可以按照自己的意愿自由活动。胎宝宝会在羊水里任意伸展和转动身体，用手抓东西。胎宝宝的感觉器官快速发育，肌肉、神经也得到发展。

准妈妈身体变化

将胎宝宝“随身携带”的日子已经过去了整整一半，准妈妈的腹部已经慢慢适应了不断增大的子宫。这时不只是胸部在膨胀，准妈妈的腰部和腹部也开始膨胀了，孕相明显。但是，这样膨大的腹部破坏了整体的平衡，让准妈妈感觉更疲惫而且经常腰酸腿疼，还会偶尔出现腿部抽筋。因为胎宝宝整天忙着在羊水里面做伸展运动，或伸伸胳膊、或踢踢腿，准妈妈的肚子从表面上看去可能偶尔会有些凹凸鼓动。

在此之前，准妈妈子宫增大并不规则，从现在开始增长会比较平稳，子宫底每周大约升高1厘米。子宫在肚脐下1横指，整个子宫如成年人头部般大小。

营养饮食"孕"味

很多准妈妈在怀孕后，由于害怕自己营养不足而对胎宝宝造成影响，就大量购买保健品来服用。其实，保健品并非多多益善，准妈妈在选择时切忌盲目。

正确选择保健食品

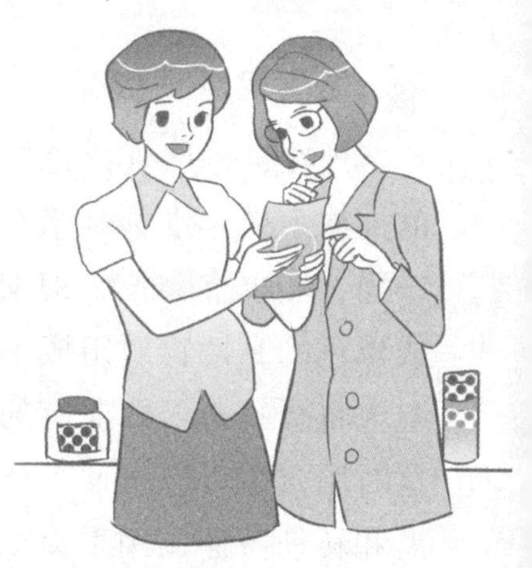

保健食品具有增智益脑、抗衰老、调节免疫等功效，并且适用于特定的人群。值得注意的是保健食品是食品不是药品，不能以治疗疾病为目的。因此，准妈妈在选择保健食品时，要以自身健康状况、年龄、身体素质为依据，最好在医生指导下进行补充。不要随便听信不负责任的广告宣传，期望所谓能解决所有问题的保健品，也不要相信所有的保健品绝对无毒无害。

在选购保健食品时应首先认真阅读产品说明，务必注意生产日期及保质期，尤其应注意产品是否经卫生或药监部门审批（有无正规批准文号）。为了方便消费者选择有质量保证的保健品，我国卫生部门审批通过保健品后，会给它戴上"蓝帽子"（保健食品）标志。准妈妈可以根据以上提供的线索合理选用保健食品，选择时应掌握"缺什么就补什么"的原则。

准妈妈不宜多吃芒果

芒果营养价值很高，每100克鲜果含维生素C 56毫克，含糖11%，还含有丰富的维生素A、维生素B_1、维生素B_2和适量矿物质、蛋白质、胡萝卜素、叶酸等。准妈妈可以吃芒果，但由于芒果易引起过敏反应，而且含糖量高，所以虽然开胃，但准妈妈不宜多吃。

食补让你容光焕发

怀孕期间，有些准妈妈会有面色苍白或萎黄的现象，这主要是因为准妈妈身体的营养主要集中在子宫用以孕育胎宝宝，若准妈妈本身体质较差、吸收差，血气自然弱，面色就会偏黄或苍白。这时不妨试试下面这些食物。

·燕窝：燕窝是一种高蛋白、低脂肪的食物。从中医的角度来看，燕窝性平，有益精养阴、补虚润燥的功效。准妈妈如果有条件的话，每周可以炖服1~2次。

·银耳：银耳味甘性凉，具有滋阴润肺、养胃生津的作用，可以和共他汤料一起配合使用。

·桑寄生：桑寄生味苦性平，具有补益肝肾、安胎滋养的功效，可以和其他汤料配合使用。

营养丰富的南瓜花

南瓜花营养极为丰富。黄色的花朵富含胡萝卜素。它营养最丰富的部分是花粉，据测定南瓜花粉中富含蛋白质、脂肪、糖类、B族维生素、酶类等，还含有钙、磷、铁等人体所需要的微量元素。南瓜富含淀粉、维生素A等多种营养素，有“蔬菜之王”的美称。

准妈妈食用南瓜花不仅能够促进胎宝宝的脑细胞发育，增强其活力，而且有利于增强母体造血功能，加速细胞的修复及改善脑疲劳，还能够防治妊娠高血压综合征、妊娠水肿、贫血、便秘等，更能促进凝血及预防产后出血。

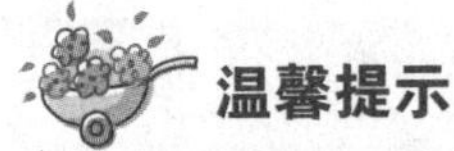

温馨提示

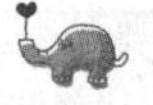

有些准妈妈唯恐胎宝宝缺乏维生素，每天服用各种维生素。当然，在胎宝宝的发育过程中，维生素是不可缺少的，但盲目大量的服用只会对胎宝宝造成伤害。

日常健康护理

有些准妈妈需要长时间在办公室工作，如果工作时姿势不正确，久而久之会导致腰酸腿痛或其他种种不适。

取物姿势要正确

准妈妈不要踮起脚尖取高处的物品，因为怀孕后腹部重量增大，重心向前倾容易失去平衡，撞到高处物品时，会使物品跌落而撞到腹部。如果需要取高处物品，准妈妈应踩在矮凳上，以免失去平衡。有的准妈妈在拿取物品时，为避免碰到腹部，常常把物品伸得很靠前，使身体重心向前倾，而腰部有相应的向后动作，经常这样做，会引起腰痛。在拾取掉落在地上的物品时，准妈妈不应该弯腰，应前后脚蹲下，腰挺直，慢慢拾取。

注意工作中的姿势

上班族的准妈妈，一定要注意工作中的姿势。

·坐姿：准妈妈长时间坐着工作时，特别容易引起水肿或静脉曲张。准妈妈可以在脚下放一个矮凳，让双脚踏在上面，以防止静脉曲张。长时间坐着工作时，准妈妈可以活动一下脚部。要点是双脚掌向下，然后再向上，继而打圈，如此为一组，共做10次，每隔1个小时做1次效果最佳。在保持坐姿时，准妈妈扭动腰部属于危险动作，做此动作甚至会引起流产。如果要转身，准妈妈应该整个身体转向，不要只扭动腰部。

·打字：准妈妈如果需要经常打字，就应该时常做做伸展运动。可以举起双手伸展身体，就像平常伸懒腰一样，以松弛颈部和胳膊的肌肉，并且可以防止手部因为长时间停放在桌面上而引起水肿。

小心生活中的铅污染

铅蓄积在人体内，会对人的血液系统、免疫系统、神经系统等产生影响；而且积聚在准妈妈骨骼中的铅会溶入血液，并通过胎盘血液循环影响胎宝宝的大脑发育；此外还会影响胎宝宝牙胚的发育。避免铅污染应注意做到：不用印刷品包裹食物，尤其是报纸；不用带漆的筷子和容器；尽量少到马路上去，减少吸入汽车尾气。

洗发后的护理

洗发后，戴上吸水性强、透气性佳的干发帽，很快就可以弄干头发，淋浴后也能马上睡觉，还能预防感冒，不过要注意选用抑菌又卫生、质地柔软的干发帽、干发巾。也可以使用吹风机，调到低挡，注意不要用吹风机紧贴着头皮吹头发。

做家务时的注意事项

在孕中期，准妈妈适当做一些家务是允许的，但是要注意一些细节，以免自己和胎宝宝受到伤害。

· 做饭：不应弯腰或蹲着，以免腹部受压，影响胎宝宝的血液循环；在厨房里，由于燃烧的煤气、液化气可释放出有害气体，应安装抽油烟机，有条件的准妈妈应少进厨房；洗菜、刷洗碗碟时尽量不要把手直接浸入冷水里。

· 洗衣服：手洗衣服时，不宜用很冷的水，适当加些热水；洗衣时姿势要稳，不能蹲位洗衣；洗衣时用力不宜过猛，搓衣板不要顶着腹部，以免胎宝宝受压。

· 擦玻璃：准妈妈最好不要擦玻璃。因为玻璃多在高处，准妈妈爬高容易发生意外；在擦玻璃时伸长手臂，容易使腹部过度拉伸，可能会造成流产。

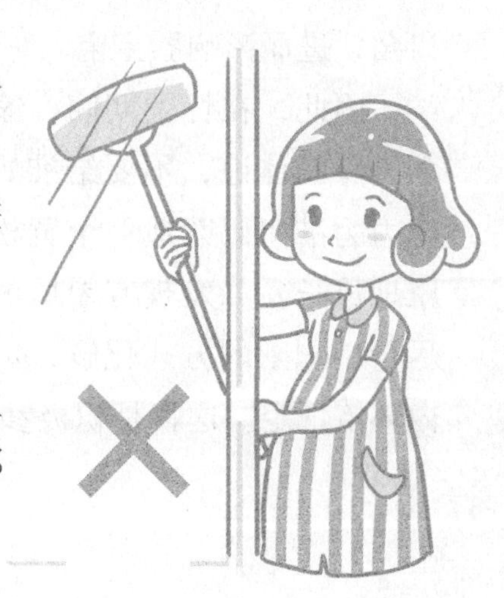

快乐胎教进行时

准妈妈有时感到胎宝宝在腹中踢动，这是胎宝宝在跟妈妈交流呢！准妈妈要学会记胎教日记，还要让其他家庭成员也应加入其中。

写写胎教日记

胎教日记包括日期、孕周、准妈妈身体状况与情绪、气候、胎动开始的日期、每小时胎动的次数、上课内容、胎宝宝反应、授课者。其他如用药、产前检查、户外散步等也可记录其中。

全家参与胎教

不要以为胎教只是未来父母的责任，实际上，家庭的其他成员，尤其是孩子的爷爷、奶奶、外婆、外公等人也将在胎教中占据一席地位。

一些老年人，对怀孕的媳妇往往不以为然，动辄我们那时候如何如何，言下之意就是眼下的媳妇太娇气。这对于准妈妈来说是一种不良刺激，往往会给准妈妈原本就烦躁不安的情绪火上浇油，甚至引发口角，进而影响胎宝宝。

因此，在怀孕期间，家庭所有成员都应为准妈妈提供热情的帮助和充分的体谅，不要给准妈妈造成压力，更不要随意指责，而应共同努力为准妈妈营造一个宽松的生活环境，使胎宝宝在祥和的气氛中健康地成长。如发现有矛盾的苗头，家庭其他成员切不可斤斤计较，应尽量用幽默的方式化解，因为幽默会使人的副交感神经兴奋，使身体内环境稳定。这就是积极参与胎教，为胎教做贡献。

不适与疾病应对

由于胎宝宝日渐长大，压迫准妈妈腹部，会出现尿频的现象，这是正常的。也有些准妈妈会出现腹部疼痛、静脉曲张等不适。

应对尿频的方法

准妈妈要缓解孕期尿频现象，可从日常生活和饮水量改变做起。也就是说，平时要适量补充水分，但不要过量或大量喝水；外出时，若有尿意，一定要上厕所，尽量不要憋尿，以免引发泌尿系统感染。

预防静脉曲张

静脉曲张主要发生在躯体和腿的连接部位如膝盖的内侧和后侧以及小腿等部位。依个人体质的不同，有大约50%的准妈妈会在不同程度上出现静脉曲张。为了预防静脉曲张，最重要的是不要长时间站立。同时，不要穿紧身的衣服和高跟鞋，最好不要盘腿坐，平时休息时应把腿放在椅子和靠垫上。如果已经出现静脉曲张，最好穿上孕妇专用的高弹力长袜，并按摩脚底以促进血液循环。尽量避免长期保持一种坐姿、站姿或双腿交叉的姿势。

腹部疼痛厉害需就医

当准妈妈变换姿势，或在一天的活动之后，可能出现下腹部疼痛，常延伸到腹股沟，或者是在腹部一侧或两侧有刺痛感，通常这是由于子宫的增大，导致支撑它的肌肉和韧带拉伸而引起疼痛。准妈妈不必紧张，但是如果在休息时也感到疼痛，或疼痛感持续，并且痛得越来越厉害，就要及时去医院就诊。

缓解腰背痛的方法

怀孕后出现腰背疼痛，是因为随着胎宝宝的长大，腰背部肌肉张力改变了机体的平衡导致的。捡东西时注意弯曲膝盖，不要提重物。坐着时可以用垫子垫在背部的凹陷处。有条件的可以在疼痛的区域进行热疗。按摩也能适当缓解疼痛。

重视口腔卫生

妊娠期间由于激素的分泌和血压的升高，准妈妈的牙龈变得脆弱，经常出血，容易受细菌感染。不过妊娠期间牙龈的问题大多是由于日常生活中疏于清洁所致。准妈妈要养成用餐后立即漱口或刷牙清洁口腔的习惯。维生素C和维生素D能坚固牙齿和牙床，应该多吃维生素C和维生素D含量丰富的食物。当牙齿出现问题时，准妈妈应到专科医院接受治疗。接受治疗之前，必须向医生说明自己已有身孕。避免拍摄X线片和服用抗生素类药物。

避免胎宝宝长得太大

胎宝宝出生时体重达到或超过4000克，称为巨大儿。在母体骨盆正常、胎宝宝位置正常、产力强而有规律时，超过4000克的胎宝宝也能安全娩出。但巨大儿会给产妇分娩带来困难，使分娩具有一定的危险性。在分娩时，由于胎宝宝过大，常引起胎儿肩部娩出困难，时间过久就可能出现胎儿因缺氧而窒息甚至死亡。产后由于孕期子宫过度膨胀，子宫肌肉收缩差，可能引起产后大出血。如在妊娠中晚期发现胎宝宝较大，准妈妈应限制饮食。在产前确诊为巨大儿，医生会根据准妈妈骨盆大小、初产还是经产、羊水多少等情况确定分娩方式。

第七章

孕6月：小模样清晰可见

胎宝宝已经6个月了，现在看上去滑溜溜的，身上覆盖了一层白色、滑腻的胎脂。这时的准妈妈和胎宝宝都需要继续进行营养调理，在日常生活中还要注意一些细节。当然，胎教还是要循序渐进地坚持下去。

好“孕”历程周报

进入孕6月，胎宝宝的消化器官日渐发达。准妈妈会出现很多身体不适，如呼吸困难、水肿等，虽然苦恼很多，但想想腹中的宝宝在一天天长大，自然会有甜蜜的幸福感。

胎宝宝发育状况

此时的胎宝宝体重开始大幅度增加。脐带中的血液以每小时约6.5千米的速度流动，只用30秒的时间就完成在整个脐带及胎儿间的循环。小家伙吞咽羊水时，其中少量的糖类可以被肠道所吸收，然后再通过消化系统运送到大肠。当然，几乎所有的营养成分仍然通过胎盘运送给胎宝宝。直到现在，胎宝宝的肝和脾仍在负责生产红细胞，而骨髓也渐渐发展成为怀孕中期的主要血细胞制造者。孕21周胎宝宝的眉毛和眼睑清晰可见，消化器官日渐发达。

准妈妈身体变化

现在，准妈妈的子宫被宝宝撑得越来越大，甚至影响到肺部了，所以，准妈妈上楼梯的时候，可能会感觉呼吸急促，走不了几级台阶，就会气喘吁吁的。由于母体的钙质被胎宝宝摄取利用，此时准妈妈可能会患上轻微的牙病。如果善于观察自己，准妈妈会发现头发比以前更柔软发亮，皮脂溢出也有所减轻，甚至消失。感觉到的胎动更加清楚，甚至自己在腹部都可以摸到胎宝宝的位置。由于增大子宫的压迫，准妈妈下半身血液循环不畅，因此格外容易疲劳，而且往往难以解除。准妈妈的肚子越来越大，有的准妈妈出现下肢水肿和静脉曲张。

营养饮食“孕”味

准妈妈现在既要注意营养不良，又要防止营养过剩。这就要求准妈妈在食物的选择和烹调方法上多动动脑筋。

食物搭配合理，营养会加倍

大家都知道一加一等于二，在饮食方面，合理的食物搭配却能使食物的营养加倍，得到一加一大于二的效果。有关专家通过最新的营养学研究，发现了一些在协效性方面表现突出的食物，搭配食用能够很好地促进人体健康。

· 番茄和西蓝花：这两种蔬菜各自的营养都极其丰富，结合起来食用，可谓强强联合。

· 带皮的苹果：研究表明，苹果中的大部分防癌成分都隐藏在果皮中，而果肉和果皮中的防癌物质更愿意协同作战，以达到更好的防癌效果。所以，吃苹果最好带皮，但要注意彻底清洗果皮。

· 十字花科蔬菜：十字花科蔬菜中含有两种重要防癌成分。因此，推荐将两种或以上的十字花科食物一起吃，如西蓝花加菜花。

注意食物的烹饪方法

即使是同一种食品，由于烹饪方法的不同，其热量也不尽相同。

· 使用不粘锅：炒青菜的时候如果使用不粘锅就能减少油的使用量，热量也会随之降低。

· 烹饪方式：将肉类同生姜、蒜、葱一起放在文火上煮，待肉中的油和膻味分离后再进行烹饪。

· 使用计量工具：在放调味料的时候不能目测，尽可能地使用计量勺和计量杯。

适当补充维生素E

孕期缺乏维生素E，可导致婴儿先天性畸形，如无脑、脊柱侧突、脐疝、足趾畸形及唇裂等，并可导致出生时低体重。维生素E还与胎宝宝眼球晶状体的发育有关，准妈妈维生素E缺乏可引起胎宝宝发生先天性白内障。但是补充维生素E不能过量，应该在医生的指导下摄入维生素E补充剂。

适量食用红糖

这个时期是胎宝宝长牙根的时期，准妈妈要多吃含钙的食物，让胎宝宝长出坚固的牙根。注意少吃含白砂糖多的食物，因为白砂糖有消耗钙之不良反应，且易引起肥胖。准妈妈可选用红糖，红糖中钙的含量比同量的白糖多两倍，铁质比白糖高一倍，还有人体所需的多种营养物质。红糖还有益气补中、化食健脾、暖胃等作用。

补钙要科学

从现在开始胎宝宝的骨骼和牙齿长得特别快，是迅速钙化时期，对钙质的需求简直是剧增。因此，牛奶、孕妇奶粉或酸奶是准妈妈每天必不可少的补钙饮品。此外，还应该多吃含钙高的食物，如海产品、豆制品等。孕中期，准妈妈应每天补充1000毫克钙，孕晚期要增加到1200毫克。如果日常饮食无法满足钙的需求，可以在医生的指导下服用钙剂。

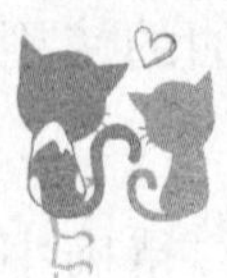

专家答疑

补钙是越多越好吗？

过度补钙，会引起胎盘老化、钙化，分泌的羊水减少，使胎宝宝头颅过硬。因此补钙要科学，千万不要盲目补。

日常健康护理

随着体重不断增加，准妈妈越来越感到行动不便，因此也就需要越来越严格地采取孕期自我保护措施。

在工作和生活中注意休息

准妈妈比正常人身体负担重，容易疲劳，所以在日常工作、生活中要注意休息。在正常工作中，可能并不感到疲劳，但也要稍稍休息一下，哪怕是休息5分钟、10分钟也好。条件允许的话，要到室外或阳台上去呼吸新鲜空气，活动一下四肢。

乳房护理很关键

现在准妈妈要开始乳房护理工作了。母乳中所含的营养物质最适合婴儿消化吸收，同时母乳中含有多种抗体能减少婴儿生病的机会，所以为了以后宝宝能得到更好的母乳喂养，准妈妈一定要从现在开始护理乳房。每天轻轻按摩乳房，可先涂上润肤油，用一只手轻拉乳头，并来回捻动；另一只手由上向下抚摸乳房，再由下向上推，使乳房、乳头慢慢变长变大。注意用力适度，每次做5分钟即可。

尽量不要戴隐形眼镜

准妈妈角膜的含水量比常人高，若戴隐形眼镜，容易因为缺氧导致角膜水肿，从而引发角膜发炎、溃疡。同时，准妈妈的角膜曲度也会随着怀孕周期及个人体质而改变，使近视的度数增加或减少。如果勉强戴隐形眼镜，容易因为不适而造成眼球新生血管明显损伤，甚至导致角膜上皮剥落。

卧室慎用消毒剂

对于准妈妈而言，卧室是待得比较多的地方，所以，保持清洁至关重要。但消毒剂的安全问题却往往容易被忽略。大量的消毒剂虽然能使房间的病原体被消灭，但消毒剂本身的有毒物质却有导致胎宝宝畸形的不良作用。想让卧室清洁，正确的做法是保持房间的空气流通，而不是使用大量的消毒剂，这才是杀灭病原体的最好方法。

加倍呵护特殊准妈妈

有些准妈妈身体情况特殊，如患某种疾病及多胎妊娠的准妈妈，在孕期要受到特别的照顾。所以，在孕中期，准妈妈、准爸爸更要多加注意。尤其是准爸爸，在日常生活中对准妈妈要加倍关心和呵护。

学会测量宫高和腹围

自妊娠20周始，就要测量宫高和腹围了。在准妈妈定期接受的产前检查中，测量宫高和腹围成了每次检查时医生必做的项目。准妈妈可在家里自己测量，如自己不方便，应请准爸爸或其他亲人帮忙。

·宫高的测量：从下腹耻骨联合处至子宫底间的长度为宫高。

·腹围的测量：测量平脐位置腰腹部一圈的长度。

值得注意的是，如果连续2周宫高没有变化，准妈妈需立即去医院。

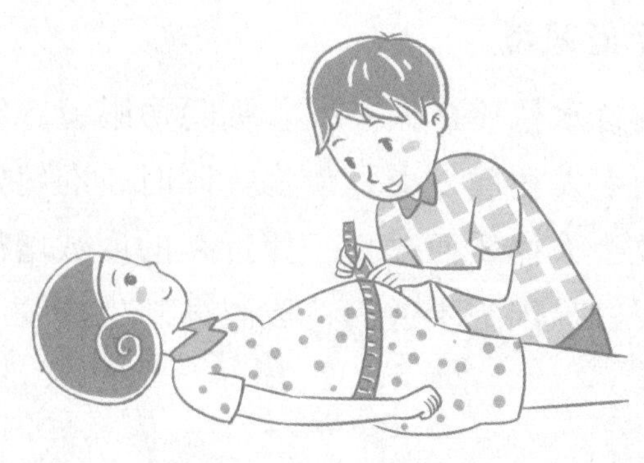

快乐胎教进行时

除了让胎宝宝在母体内自由活动外，准爸爸、准妈妈也可以采取主动的方法，给胎宝宝唱唱儿歌、说说绕口令。

准妈妈唱儿歌：《小燕子》

这首欢乐的儿歌能让准妈妈想起自己的童年时光。当准妈妈沉浸在对那些美丽往事的回忆中时，心中的幸福感觉和爱意也会传递给身体中孕育着的小宝宝。跟着这熟悉又动人的旋律也哼上两句吧，让胎宝宝一同分享这份幸福。

小燕子

小燕子，穿花衣。
年年春天来这里。
我问燕子你为啥来，
燕子说："这里的春天最美丽。"
小燕子，告诉你，
今年这里更美丽……

说说绕口令

准爸爸、准妈妈一起来说几个绕口令吧，看看谁先被绕晕了。

鹅过河

哥哥弟弟坡前坐，坡上卧着一只鹅，坡下流着一条河。哥哥说：宽宽的河，弟弟说：白白的鹅。鹅要过河，河要渡鹅。不知是鹅过河，还是河渡鹅。

嘴和腿

嘴说腿，腿说嘴，嘴说腿爱跑腿，腿说嘴爱卖嘴。光动嘴不动腿，光动腿不动嘴，不如不长腿和嘴。

不适与疾病应对

准妈妈们不要忽视头痛、头晕、手部水肿等情况，要保证充足的睡眠、保持良好的心态，找到合适的方法来缓解不适症状。

不要忽视头痛、头晕

准妈妈偶尔感觉头重脚轻不必过分紧张。这是因为怀孕时血压发生改变，体内激素分泌量也和原来不同，影响了大脑的血液循环。疲劳和环境因素也会成为引发眩晕和疼痛的导火线。缓解头痛、头晕的方法就是保证充足的睡眠和休息，到室外幽静的地方散步，呼吸新鲜空气，放松身心。多参加轻松的娱乐活动。如果采用以上方法后仍然有晕眩和头痛的感觉，应到医院检查治疗。

通过运动缓解手部水肿

有的准妈妈在早晨起床时，会发现手部水肿，这是睡觉时血液循环不良所导致的，可以通过下面一些运动缓解。

手腕运动

轻轻晃动手腕，以不感到疼痛为宜。

指尖—手腕运动

准妈妈弯曲手肘，双手用力握紧。用力张开双手。将手指弯曲，回到基本姿势，如此反复数次，可以松弛手部的僵硬感。

指尖一肩运动

准妈妈用左手像包住似的握住右手的手指，右手也是同样操作。从手指到上臂再到肩臂，边轻轻压迫，边以感觉舒适的程度揉搓。

好“孕”历程周报

孕22周的准妈妈身体越来越重，连上楼梯都会感到费劲；这一周胎宝宝的心跳会十分有力，准妈妈应该感到“笨重”但幸福。

胎宝宝发育状况

从孕22周开始胎宝宝的体重会大幅度增加，看上去已经很像小宝宝的样子了。由于胎宝宝体重依然偏轻，这时候的皮肤依然是皱的，当然这些皱褶为皮下脂肪的生长留下了余地。胎宝宝的牙齿在这时也开始发育了，这时候主要是恒牙的牙胚在发育。胎宝宝的眼睑和眉毛几乎已经完全形成，指甲已变长并覆盖住手指末端，掌纹也越来越明显。胎宝宝皮肤满是褶皱，样子像个小老头。

准妈妈身体变化

准妈妈会觉得身子又比之前笨重了许多。这一周开始准妈妈的体重将会以每周250克的速度增加，行动渐渐不便。此时子宫开始为分娩做准备，规律的收缩就是征兆，宝宝也可以感觉到这种收缩，这是正常的。在这周，胎宝宝已经具备一定的听力，可以听到准妈妈和他说话的声音了。所以，选择一些有趣的儿童名著，绘声绘色地读给他听吧，或者播放一些曲调柔和的古典音乐。

虽然日常的胎教多由准妈妈进行，但是准爸爸的声音更独特，其教育内容也会与准妈妈有所区别。所以准爸爸的胎教和准妈妈的相比，就相当于数学与语文的区别。准爸爸一定要加入到胎教的行列中来。

营养饮食"孕"味

食用过敏食物会对胎宝宝的发育有影响，准妈妈必须了解并加以重视。因为，吃了过敏食物可能会造成流产、早产、畸形等，即便按期生育，也可致婴儿患多种疾病。

预防食物过敏

有过敏体质的准妈妈可能对某些食物过敏，这些过敏食物经消化吸收后，可从胎盘进入胎宝宝的血液循环中，妨碍其生长发育，或直接损害某些器官，如肺、支气管等，从而导致胎宝宝畸形或患疾病。准妈妈如何预防食用过敏食物，可从以下几个方面注意：

·以往吃某些食物发生过敏反应现象，在怀孕期间应禁止食用。

·不要食用过去从未吃过的食物或霉变食物。

·在食用某些食物后，如出现全身发痒、出荨麻疹或心慌、气喘以及腹痛、腹泻等现象时，应考虑到食物过敏并立即停止食用这些食物。

·不吃或慎吃容易致敏的食物，对海产品可先少量吃，看是否有过敏反应，再决定以后是否食用。

·食用蛋白类食物，如动物肉、肝、肾，蛋类，奶类，鱼类等，应烧熟煮透，以减少过敏。

尽量少吃大鱼

一般来说，准妈妈吃鱼无论对胎宝宝的发育，还是对准妈妈的身体都有许多好处。但由于现在的鱼大都生活在被污染过的河水或海水里，所以许多鱼的体内含有高浓度的有毒化学物质。一个比较折中的办法是，准妈妈尽可能不要吃大鱼，最好吃一些体积比较小的鱼，因为小鱼体内的有毒物质积累相对来讲比较少。

注意补充铜元素

铜是人体内酶和辅酶的重要成分，铜的化合物有抑制恶性肿瘤的作用。准妈妈缺铜会引起贫血、骨质疏松等，严重的会导致流产、早产、胎膜早破、胎盘功能不良。如果准妈妈体内铜、锌的含量均低，胎宝宝则容易畸形。因此准妈妈在日常饮食中应注意补充含铜食品。含铜较多的食物有：柿子、柑橘、栗子、芝麻、红糖、蘑菇、鱼虾、动物肝、豆类、小米、玉米、绿叶蔬菜等。

适当多吃富含锌的食物

植物类食物如面筋、烤麸、麦芽等都富含锌，而豆类食品的锌含量以黄豆、绿豆、蚕豆为首推，坚果中的花生、核桃、栗子等也含锌比较多，准妈妈可以适当多吃一些这些食品来补锌。

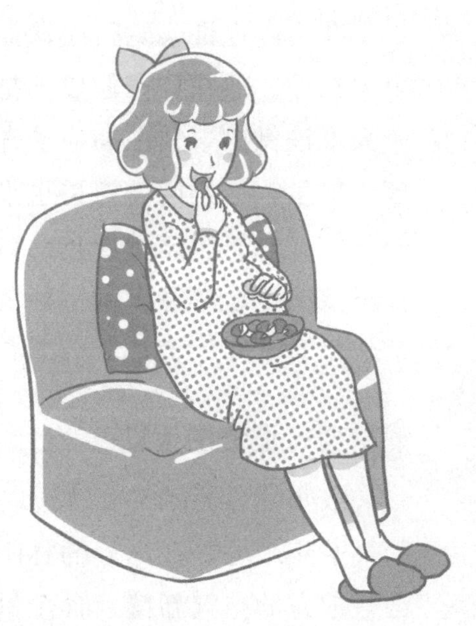

动物食品中的牡蛎和生蚝是含锌量最高的，其次是鲜鱼、牛肉、羊肉、贝壳类海产品。动物食品中的锌比植物中的更利于人体吸收，植物中的植酸和植物纤维可抑制锌的吸收。

苦瓜不宜多吃

苦瓜的营养价值极高，含有多种营养成分，富含维生素B_1，具有预防和治疗脚气病、维持心脏正常功能、促进乳汁分泌和增进食欲等作用。苦瓜富含维生素C，具有预防坏血病、保护细胞膜、解毒、防止动脉粥样硬化、防癌、提高机体应激能力、预防感冒、保护心脏等作用。因苦瓜性寒，故脾胃虚寒者不宜多食。而且由于苦瓜内含有奎宁，奎宁会刺激子宫收缩，易引起流产，所以为了慎重起见，准妈妈还是少吃苦瓜为好。

日常健康护理

准妈妈有时情绪会产生波动或烦躁，准爸爸要注意多与妻子交流，营造一个良好的孕育环境，并陪同妻子进行适量的运动。

准妈妈要善待自己

准妈妈也许会觉得应该抓紧时间找好产后护理人员，或给房间来个大扫除，或在休产假以前把手头做的工作都结束了，其实在列出的一大堆该做的事情前面应该郑重地加上一条，那就是善待自己。一旦孩子出生，准妈妈就将再也没有那么多时间来照顾自己了。所以怀孕的时候准妈妈应该善待自己，如看看小说，在床上吃可口早餐，去树林里散散步，尽量多做一些能使自己感觉愉快的事情。照顾好自己，是孕育健康可爱宝宝的首要前提。

坚持适量的运动

散步非常适合准妈妈，它温和安全，既能排遣苦闷又能促进健康。散步最好是在幽静的林阴小道，或到森林公园中做“森林浴”。这些地方的空气新鲜、含尘量低、噪声小，既可怡情养性，又能得到充足的空气负离子。准妈妈散步的时间和距离可以根据自己的感觉来调整，以不觉劳累为宜。散步时不宜走得太急，可慢慢地走，以免对身体振动太大或造成疲劳。

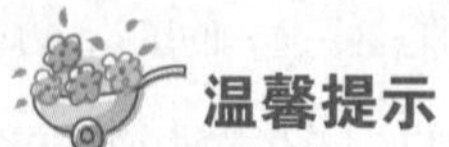
温馨提示
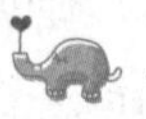

准妈妈还可以先从散步、做操开始，如没有不适，也可慢骑自行车、慢跑。后期体重增加，活动应变得轻微柔和些。

快乐胎教进行时

由于现在胎宝宝的听力已经十分敏感，所以准妈妈应坚持进行音乐胎教。音乐胎教不仅可促进胎宝宝的身心发育，还能培养胎宝宝对音乐的兴趣。

教胎宝宝“唱歌”

从孕22周开始，音乐胎教中应该增加准爸爸、准妈妈教胎宝宝“唱”音符的内容。只要准父母持之以恒地坚持教唱，定能收到好的效果。具体做法是：准妈妈或准爸爸练习音符发音。例如：“1，2，3，4，5，6，7，i”“i，7，6，5，4，3，2，1”反复轻声教唱若干遍，每唱完一个音符停顿几秒钟，正好是胎宝宝复唱的时间。在教唱时，准妈妈应该充分发挥自己的想象力，就好像子宫中的胎宝宝神奇地张开蓓蕾似的小嘴，随着父母发出的声音和谐地跟着学唱。

选择适合胎教的音乐

专门从事胎教的专家和音乐家共同研究和创作的专用带碟，非常适合胎宝宝、新生儿听。其中的选曲有《温暖舒适的小世界》《妈妈和我在一起》《小小音乐家》等。许多市场上的胎教音乐CD都附有一个传声器，这种传导的方式，其高频声音对胎宝宝内耳基底膜上面的短纤维刺激很强，使耳蜗底部易遭破坏，准妈妈应注意这个问题。

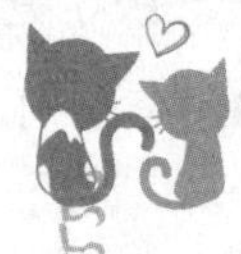

专家答疑

音乐胎教应注意些什么？

准妈妈实施音乐胎教要注意以下几点：尽量降低音乐的音量；尽量不使用传声器；请专业人员帮助选购CD，以确保质量；每次听的时间应为10～15分钟。

多交流让宝宝有好性格

这个时候的胎宝宝有了听觉，对外界的气氛会有感觉。如果夫妻之间多交流，家里充满了和谐、温暖、慈爱的气氛，那么胎宝宝幼小的心灵将受到同化。如果夫妻感情不和，甚至充满敌意、怨恨，或者母亲不欢迎这个孩子，那么胎宝宝就会痛苦地体验到周围这种冷漠、仇视的氛围，出生后易形成孤寂、自卑、多疑、怯弱、内向等性格。

勤学习让宝宝有好头脑

怀孕后，很多准妈妈可能什么也不干，什么也不学了。现代胎教学认为，准妈妈和胎宝宝之间的信息传递可以使胎宝宝感知到母亲的思想，如果准妈妈既不思考也不学习，胎宝宝也会受到感染，变得偷懒。倘若准妈妈保持旺盛的求知欲，则可使胎宝宝不断接受刺激，促进大脑神经细胞的发育。

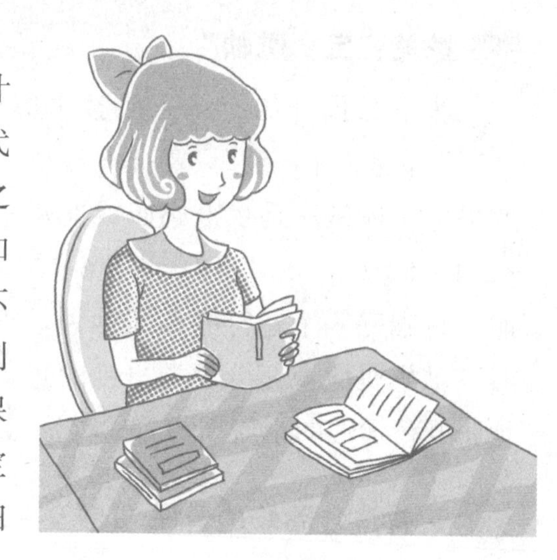

森林浴让母婴都有好心情

在森林中享受一边呼吸新鲜空气一边休憩的森林浴，可以使胎宝宝和准妈妈变得更加健康。走在郁郁葱葱的山林中，顿时就会感到神清气爽，这是因为人体内堆积的代谢废物被排出到体外，血液变得更清洁的缘故。此外，树木所释放的芬多精成分可以促进准妈妈的新陈代谢，预防和治疗头痛、感冒、高血压等。

森林浴胎教时切忌使身体疲惫，要进行充分的休息。只要空气清新，有茂密树林的地方，都可以获得良好的森林浴效果。准妈妈可以一边想象着美好的事物，一边在林中踱步或坐在树荫下小憩，时间以1小时为宜。但要选择晴朗的白天，避免太早或过晚。

不适与疾病应对

孕22周有的准妈妈可能会出现牙龈出血、便秘，甚至发觉肛门发痒、疼痛，排便时有出血等现象，下面的一些办法可以帮助缓解这些不适。

牙齿出血的应对

因为血液供应增加和孕激素的作用，准妈妈的牙龈会变软和像海绵一样多孔，在刷牙、剔牙时牙龈出血是很常见的事情。为了坚固牙龈和防止破损黏膜引起的细菌感染，需要增加每天刷牙的次数。研究显示，准妈妈的牙龈疾病可能会引起一些问题，如早产。虽然机制并不是很清楚，但可能是口腔中长期的炎症或感染导致胎宝宝其他方面的并发症。所以，经常去拜访牙医，经常做日常口腔护理也很必要。

防止便秘的方法

很多准妈妈会出现大便干燥、坚硬、不易解的现象，这使准妈妈非常苦恼。因此，防止便秘是准妈妈在这个时期的工作重点。

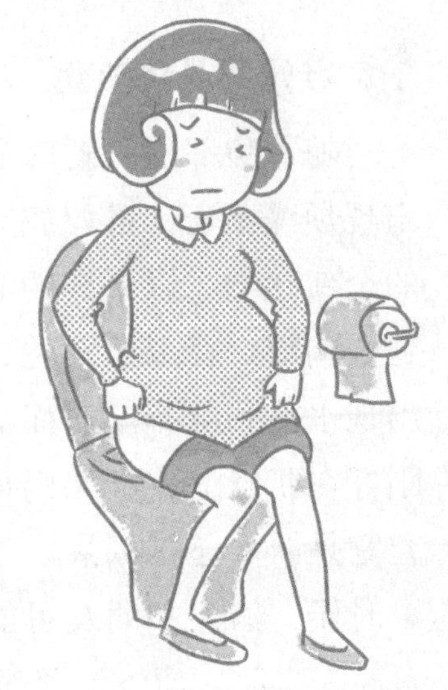

· 适当参加体育活动，让心肺、胃肠道等脏器功能正常发挥。

· 多喝水，这样更利于肠胃的蠕动。

· 养成按时排便的习惯，每天早上定时排便，养成条件发射，就容易激起肠蠕动。

· 适当多吃些水果、蔬菜以及富含膳食纤维和维生素的食物，多吃粗粮，以增加大便容积，有助于增加肠道反射性蠕动。

好“孕”历程周报

现在胎宝宝的形态已经接近新生儿了，准妈妈则又遇到了皮肤瘙痒的新问题，同时愈发笨重的身体也容易导致准妈妈情绪不稳。

胎宝宝发育状况

胎宝宝肺中的血管形成，呼吸系统正在快速建立。胎宝宝开始越来越像一个小小的人儿啦。手指甲已经完全长成。胎宝宝在这时候还会不断地吞咽，但是他还不能排便，直到出生后他才能自己独立完成这件事情。

宝宝的日常运动包括手指、足尖、胳膊及腿部等肌肉的锻炼，所以，准妈妈会感觉到更强有力的胎动。如果此时胎宝宝为臀位，准妈妈也不必害怕，因为胎位并没有固定。胎宝宝手足的活动逐渐增多，身体的位置常在羊水中变动。身体和脸部均衡发展，眼睛也有了一定程度的发育。

准妈妈身体变化

随着腹部的日益隆起，准妈妈的身体变得笨重、行动迟缓，容易出现烦躁不安。准妈妈应该以积极的心态接受怀孕给自己的生活带来的全新感觉，以平和的心态面对孕期中的种种不适。准妈妈的腹部、腿、胸部、背部等部位，随着孕期的推进可能会发生瘙痒，还可能会出现水疱和湿疹。瘙痒症状严重时，准妈妈应向医生咨询。由于子宫刚好在膀胱上，准妈妈可能会发觉有液体渗漏到内裤，有时很难分辨究竟是羊水还是尿液。如果漏液没有味道，请即刻与医师联系。在这个时候，家人和朋友可能会提醒准妈妈太胖或太瘦了，在做出任何饮食改变之前，请咨询营养师。

营养饮食“孕”味

有一些身体情况特殊的准妈妈，例如患有心脏病、肾功能差的准妈妈，孕期的饮食营养要受到特别的照顾。

保证蛋白质的摄入量

准妈妈每天一定要保证食入畜、禽、鱼、虾、蛋、奶等动物类食物及豆类食物，这类食物含有丰富的优质蛋白质。贫血的准妈妈每周还要注意进食2～3次动物肝脏以补充铁。

多吃蔬菜水果

蔬菜和水果中含有人体必需的多种维生素和微量元素，它们可以提高机体抵抗力，加强新陈代谢，还具有解毒利尿等作用。准妈妈每天不应忘记进食蔬菜和水果。

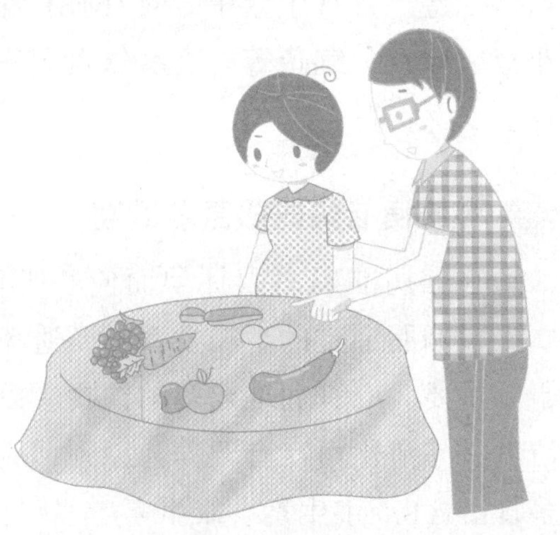

准妈妈不宜偏食

准妈妈如果偏食，营养摄入单调，会使体内长期缺乏某些营养物质或微量元素，造成准妈妈营养不良，使妊娠并发症增加，如贫血或骨质软化症等。同时母体不能为胎宝宝生长发育提供所需要的营养物质，以至于造成早产、死胎或胎宝宝宫内发育不良等。所以准妈妈的饮食应该多样丰富，保证营养全面均衡，以保证妊娠期间母体与胎宝宝充足的营养供应。

准妈妈饮食不宜饥饱不一

有的准妈妈担心吃得过多胎宝宝长得过大，不利于分娩，或者是忧虑自身发胖增重，影响产后体形美，有意识地节食。如果营养物质摄入受到人为限制，可使准妈妈抵抗力下降，易患多种妊娠并发症和合并症，还可能使体力下降，不利于日后分娩。同样，有的准妈妈大吃特吃，一次吃得过多，人体大量的血液就会集中到胃里，造成胎宝宝供血不足，影响其生长发育。

肾功能差准妈妈的饮食

肾功能差的准妈妈要多吃优质蛋白和糖类。低胆固醇、低脂肪、高维生素的饮食都是保肾饮食。碱性食物有益于肾脏的健康，可以适当多吃些。日常生活中，对肾脏有保健作用的食物有冬瓜、西瓜、赤小豆、绿豆、鲤鱼等。高盐饮食因影响水液代谢，不宜多吃。同时，还要少吃脂肪。

心脏病准妈妈的营养调理

心脏病准妈妈因怀孕而使心脏负荷增加，可造成胎宝宝慢性缺氧，影响胎宝宝的生长发育。要避免上述情况的发生，科学安排饮食十分重要。心脏病准妈妈的饮食应以清淡、易消化而富有营养为原则，应多食富含B族维生素、维生素C、钙、镁及纤维素的食物，如蔬菜、水果等，限制脂肪类食物的摄入。如有水肿时，应控制食盐摄入量，不可大量饮水。有消化不良、肠胃胀满时应忌食产气类食物，如葱、蒜、薯类等。心悸失眠时，应忌喝浓茶及食用辛辣刺激性食物。

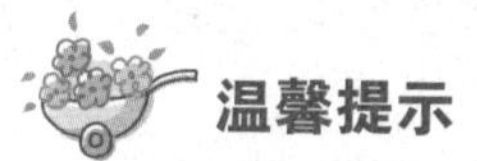

患有心脏病的准妈妈在进行营养调理的同时要保持舒畅的心情，避免愤怒激动等情绪。注意休息，避免劳累，随时观察心脏变化，如有异常应及时就医治疗。

日常健康护理

有条件的话，准妈妈应参加专业的产前培训课程，学习、了解更多的分娩知识，及时调整心态，消除不必要的顾虑。

学习并掌握孕产育知识

准妈妈应该报名参加产前课程或未来父母的培训课程，分娩知识了解越多，准备得越充分，在分娩时就会越放松和越有自信。这些课程还可以提供机会与其他即将成为父母的人一起分享担忧、感觉和经历，以获取信心。即使不是第一次怀孕，也要重温一下课程，你会惊奇地发现关于分娩和呼吸技巧的细节你忘得多么快。如果时间允许，你最好现在就开始从书本、网络或是亲朋好友那里了解产后喂养小宝宝的知识。就像做“有准备的怀孕”一样，要做“有准备的喂养”，等宝宝生下来再“临时抱佛脚”可能会令你手忙脚乱。

调整心态，消除顾虑

准妈妈可能对将要发生的事情有恐惧心理，如担心胎宝宝会有缺陷，担心自己过去接触过有害有毒物质会对胎宝宝产生不良影响，担心自己服用过药物会影响胎宝宝的发育，生过病的会担心病情加重，高龄准妈妈会担心难产，单传的家庭担心能不能生男孩，诸如此类，会使准妈妈处于不良的心理状态中。如果有疑虑，准妈妈应尽早到医院咨询，随时听取医生的建议，以消除顾虑。

温馨提示

准妈妈应避免因压力产生消极反应。要多听音乐，轻快、舒缓的音乐不仅能给人美的熏陶和享受，还能使人的精神得到有效放松，压力得到释放。

准妈妈不宜睡电热毯

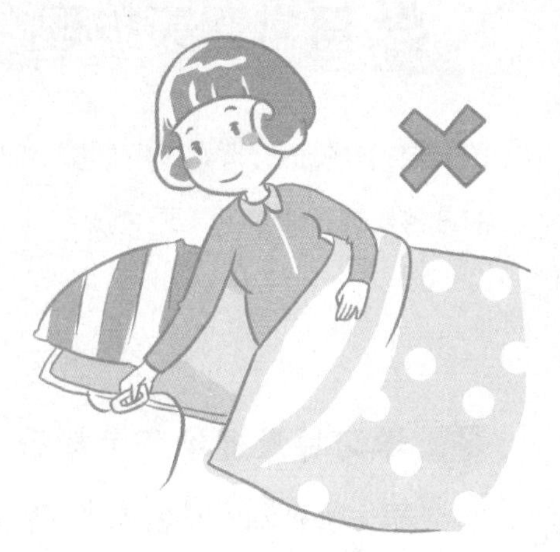

专家研究发现，电热毯通电后会产生一种电磁场，当胎宝宝迅速分裂的细胞受到电热毯产生的电磁场干扰时，其正常分裂会受到影响。尤其是在胎宝宝的骨骼发育时，骨骼细胞对电磁场是非常敏感的，这就容易导致胎宝宝骨骼畸形。而且，电热毯的温度越高，电磁场对胎宝宝的影响就越大。如果准妈妈经常使用电热毯，可能会使胎宝宝的大脑、神经、骨骼、心脏等组织器官的发育受到不良影响，从而导致发育不全，或者出生后智力低下。因此，在寒冷的冬季，准妈妈切勿贪图舒适而使用电热毯，如果感觉特别寒冷，可以使用热水袋或其他的取暖方式。

促进血液回流顺畅的方法

改善血液循环通常可以从生活习惯着手，例如平时不要站立太久或坐太久，坐时将腿抬高，避免双膝交叠，让血液回流顺畅。睡觉时，也可以准备个小枕头，垫在腿部的位置，保持腿部抬高的姿势。除此之外，不要自行对曲张的血管做按摩、推挤，这样可能会使血管受损、破裂，进而造成严重的血栓现象。最好的方法是多休息、多抬腿，不要过度劳累。

上班注意合理休息

孕中期，准妈妈要有充足的睡眠。上班族准妈妈要注意合理休息，不论是否感到疲倦，在工作中每隔1个小时就要休息10分钟，做做四肢伸展运动、深呼吸，舒缓一下肌肉疲劳。还要注意的是，在准妈妈休息的地方应该保持空气流通，尽量打开窗户，呼吸新鲜空气。另外，也不能因为工作忙而憋尿，憋尿更容易压迫膀胱，引起不适。

乳房清洁要领

乳房上有皮脂腺及大汗腺，乳房皮肤表面的油脂就是乳晕下的皮脂腺分泌的。女性在怀孕期间，皮脂腺的分泌增加，乳晕上的汗腺也随之肥大，乳头变得柔软，而汗腺与皮脂腺分泌物的增加也使皮肤表面酸化，角质层被软化。此时，如果总是用香皂类的清洁物品洗去乳头及乳晕上的这些分泌物，对女性的乳房保健是不利的。

经常使用香皂类的清洁物品，会通过机械与化学作用洗去皮肤表面的角化层细胞，损坏皮肤表面的保护层，使表皮层肿胀。在用香皂擦洗乳房的同时，还会促进皮肤上碱性菌群增生，更使得乳房局部酸化变得困难。此外，用香皂清洗，还可洗去保护乳房局部皮肤润滑的物质——油脂。所以要想充分保持乳房局部卫生，最好选择温开水清洗。

尽量少乘升降电梯

准妈妈乘坐垂直升降电梯，在电梯启动或停止的瞬间，容易出现头晕、心慌、出汗等不适。其主要原因是，体内血液在垂直方向上产生了与电梯加速度方向相反的加速度，当电梯向上运行开始启动及向下运行的“停车”瞬间，供应头部的血液突然减少，颅内压瞬间下降，头部就出现了暂时性的脑贫血、缺氧，神经细胞的活动就受到限制，之后大脑会出现一时性的血液充盈，使颅内压瞬间升高，眼压也随之升高，一些准妈妈就会有一时性的头昏脑涨、视物不清等身体反应。临床上，有准妈妈因乘坐高速电梯而流产的情况，因此，建议准妈妈尽量少乘升降电梯。

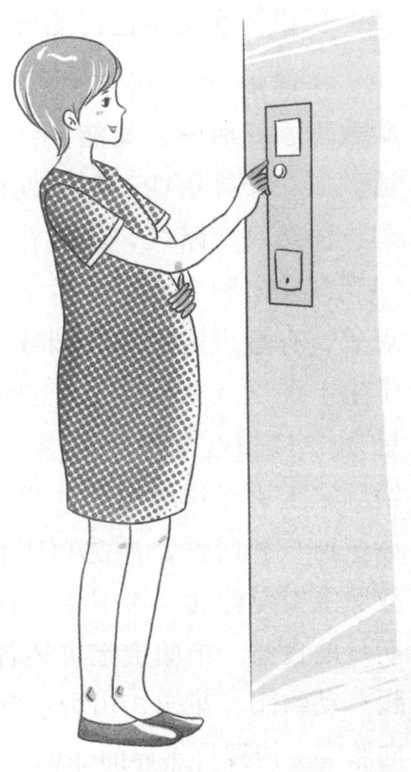

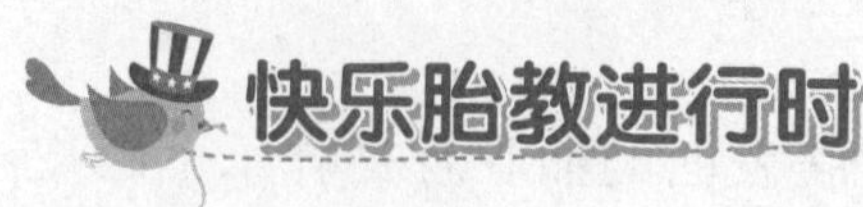

快乐胎教进行时

所有的父母都希望自己的孩子智商高，头脑聪明，那么在胎教时就应该从促进大脑发育入手。同时，还要防止一些对胎宝宝大脑发育有害的因素。

运动让胎宝宝大脑动起来

准妈妈在运动时，可向大脑提供充足的氧气和营养，促使大脑释放脑啡肽等有益的物质，通过胎盘进入胎宝宝体内；准妈妈运动会使羊水摇动，摇动的羊水可刺激胎宝宝全身皮肤，就好比给胎宝宝做按摩。这些都十分利于胎宝宝的大脑发育，使其出生后更聪明。

在家务活动中进行胎教

合理地安排家务，既能融语言胎教于家务活中，又能使生活规律舒适。如：安排星期一和星期四外出采购，注意改变路线，并且花一定的时间观察并向胎宝宝讲解生活中的各种现象，有意识地去幼儿园或学校观察学生上课以及在操场上玩耍的情景。星期二打扫起居室、卧室、家具，给胎宝宝讲述这个温馨的家。星期三擦拭窗户和门框，冲洗厕所和浴室，教胎宝宝爱劳动、讲卫生。星期五打扫和整理厨房，安排星期六和星期日的食谱，给胎宝宝讲述各种营养素的作用。利用休息时间去植物园、动物园、花园、田野、沙滩等地方，除了享受日光浴外，还可以向胎宝宝传授自然界的知识。

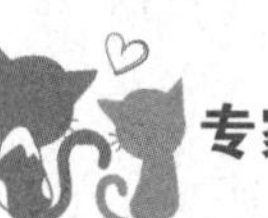

专家答疑

胎教要有规律吗？

胎教一定要有规律。准妈妈和胎宝宝相互配合，相互协作，在这种“互动”中，胎宝宝的发育将得到激励，心智发展也会得到帮助。

不适与疾病应对

很多准妈妈在怀孕中、后期出现皮肤局部甚至全身的瘙痒现象，严重时还会出现皮肤发黄，这除了因为准妈妈代谢快、表皮脱落、未及时洗澡引起皮肤瘙痒外，还有可能是某种病症，准妈妈不可大意。

重视皮肤瘙痒

准妈妈在妊娠期出现皮肤瘙痒症，约有4.2%~5%是患了“ICP”，即“妊娠期肝内胆汁淤积症”。妊娠期肝内胆汁淤积症易造成胎宝宝宫内缺氧，特别是在临产时缺氧现象较明显，并易导致准妈妈发生早产及产后出血过多。因此，准妈妈对皮肤不明原因的瘙痒应当重视，去妇产科作检查，加强监护，确保自己和胎宝宝的平安。

孕期最好不要拔牙

在孕期前8周内拔牙，可能会流产；而32周后拔牙可能会早产。孕期内，准妈妈拔牙一定要谨慎，因为此时准妈妈的身体出现了特殊的生理变化，使得口腔中有个别牙牙龈充血、水肿以及牙龈乳头明显增生。此时，如果疼痛难忍，以至于想去拔掉它们，就应该多考虑一下后果。因为现在去拔牙，很容易发生出血，孕期身体对各种刺激非常敏感，甚至严重到轻微不良刺激都有可能导致流产、早产的程度，尤其是有习惯性流产、早产历史的准妈妈，更是严禁拔牙。

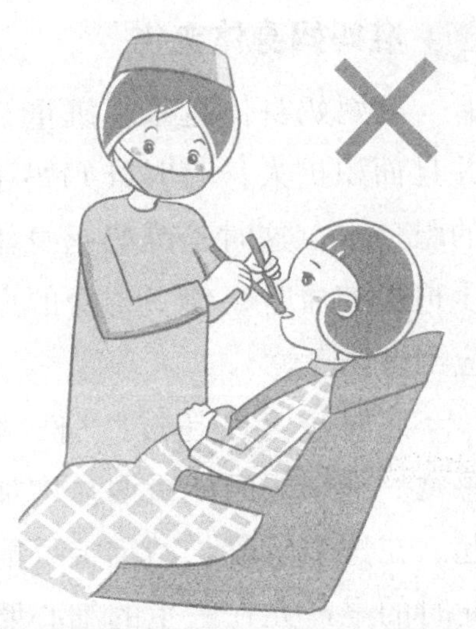

好"孕"历程周报

进入孕24周以后，胎宝宝的肺部血管发达起来，这是在为呼吸做准备。也就是说，胎宝宝越来越接近一个完整的生命了。

胎宝宝发育状况

胎宝宝这时候在准妈妈的子宫中占据了相当大的空间，此阶段胎宝宝脑部快速发育，虽仍从胎盘获得氧气，但他的肺部也在发展分泌"润滑剂"，即肺泡表面活性物质的能力，这种物质可以使我们在呼气时，肺部的肺泡不至于被压扁或粘在一起。

由于胎宝宝的内耳已经完全发展成熟，听力也越来越好了，甚至能分辨父母发出的不同声音。胎宝宝在此时身体的比例变得匀称，皮肤薄而且有很多的小皱纹，浑身覆盖细小的绒毛。

准妈妈身体变化

准妈妈身体越来越沉重，而且会发现自己腹部的妊娠斑更加明显并且面积扩大。有时准妈妈还会感觉眼睛发干、畏光，可适量用舒润的眼药水。这时是准妈妈身体非常容易疲劳的阶段，由于增大的子宫压迫腹腔血管，使下半身的血液循环不畅，因而格外容易疲劳，所以应当多休息。

此时子宫已超过肚脐，腹部和乳房的皮肤拉伸，可能有瘙痒的感觉。准妈妈的体重明显增加，腹部明显膨大，乳房也明显增大、隆起。在这个阶段，胎宝宝可能会因为某些因素而早产。请不要担心，此时的早产儿在医生的细心照料下，是可以存活的。不过，准妈妈还是应该尽量从饮食、运动上，避免这种情况的发生。

营养饮食"孕"味

相对于普通奶粉或鲜奶，孕妇奶粉含有更多的营养素和矿物质，有些奶粉里还富含胎儿脑部发育所必需的优质蛋白质或是DHA，能促进胎宝宝的大脑发育，使其出生后更加聪明。

营养全面的孕妇奶粉

就营养素的丰富程度来说，孕妇奶粉优于鲜奶。市场上的鲜奶与准妈妈所需要的营养素相比还差很多，而孕妇奶粉正好补了这个空缺。孕妇奶粉中有孕期所需要的各种微量元素及矿物质，如蛋白质、脂肪、维生素A、维生素D、维生素E、维生素K、维生素C、B族维生素、叶酸、胆碱和牛磺酸、廿二碳六烯酸（DHA）和廿碳五烯酸（EPA）、纤维素、钙、碘、铁、锌等，含量都比鲜奶高，基本可以满足准妈妈怀孕期间的营养需求。

外出就餐的注意事项

准妈妈不得不在外面就餐时，一定要注意以下几个问题。

菜肴多样化

单一品种的菜肴营养不够丰富，容易引起营养失衡。为了摄取均衡的营养素，最好选择菜肴种类多样的食物。

不吃过咸的食物

不要摄取过咸的食物，少吃泡菜，避免煎炸和酱制食品。

尽量不吃快餐

汉堡、比萨、鸡排等快餐热量过高，营养价值差，最好不吃。

准妈妈的理想水果：樱桃

樱桃营养价值非常高，含有丰富的铁元素，有利生血，并含有磷、镁、钾，其维生素A的含量比苹果高出4～5倍，是准妈妈、哺乳期女性的理想水果。买樱桃时应选择有蒂、色泽光艳、表皮饱满的种类。樱桃适合在-1℃左右的冷藏室保存。樱桃属浆果类，容易损坏，所以一定要轻拿轻放。

全麦饼干好处多

对于准妈妈来说，全麦饼干有很多好处。上班的路上，在车里吃几块，可以帮助你打发无聊的时间。办公室里，当你突然有了想吃东西的欲望，方便而且不会引人注意。它是一种货真价实的迷你食品，并且会忠实地保证你一天的血糖平稳、精力充沛。

补充叶酸莫过量

叶酸除有助于预防胎儿神经管畸形外，也有利于降低妊娠高脂血症发生的危险。摄取叶酸可选择动物肝脏、深绿色蔬菜及豆类。叶酸补充剂比食物中的叶酸更易被机体吸收利用，因此怀孕后每天应继续补充叶酸。但是叶酸摄入过量，有可能导致微量元素锌缺乏，使胎儿发育迟缓，有可能使胎儿体重降低。所以一定要在医生指导下服用叶酸。

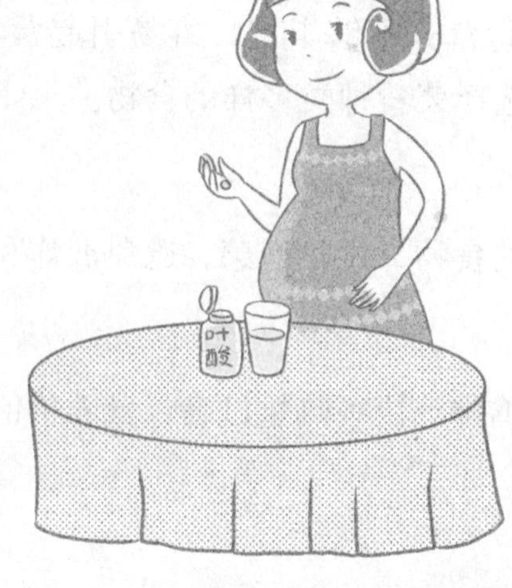

睡前饮上一杯蜂蜜水

在天然食品中，大脑神经元所需要的能量在蜂蜜中含量很高。如果准妈妈在睡前饮上一杯蜂蜜水，具有安神之效，可缓解多梦易醒、睡眠不香等症状，从而改善睡眠质量。另外，准妈妈每天上下午饮水时，在水中加些蜂蜜，可润肠通便，有效预防便秘及痔疮。

适量补充维生素A

维生素A是合成视紫红质的重要原料，而视紫红质是一种感光物质，存在于视网膜中。对于维持人体的正常视觉，特别是保持在弱光下的观察能力，维生素A有着非常重要的作用。一旦缺乏维生素A，在弱光下，例如夜晚，人就很难看清物体。如果想加强维生素A的摄入，准妈妈不妨多吃鱼类、动物内脏、蛋黄、牛奶、胡萝卜、苹果等。但摄取维生素A不能急于求成，因为过量摄入容易造成维生素A中毒。

遵医嘱服用α-亚麻酸

α-亚麻酸是组成大脑细胞和视网膜细胞的重要物质，它能促进胎宝宝和新生儿大脑细胞发育，促进视网膜中视紫红质的生成，提高胎宝宝和新生儿的智力和视力，降低胎宝宝和新生儿神经管畸形和各种出生缺陷的发生率。在怀孕期间，准妈妈应常吃坚果、核桃等，因为这些食物中含有α-亚麻酸。此外，目前市场上也有一些α-亚麻酸胶囊，准妈妈如果怕从食物中摄取的量不充足，可以在医生指导下吃些α-亚麻酸胶囊。

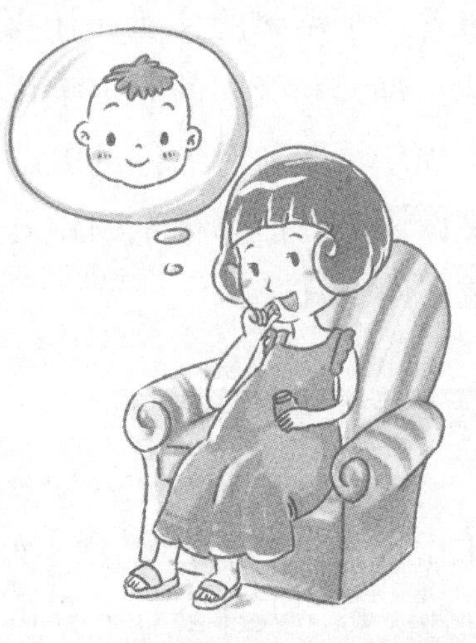

日常健康护理

大部分准妈妈都会出现心理焦虑和抑郁的状况，这些焦虑和压力严重影响着日常生活与胎宝宝的生长发育，因此准妈妈应学会正确处理和排解这些困扰。

有效地排解烦忧

每天坚持记录自己的心情，可以有效地排解烦忧，调节心情，并给自己和家人留下美好的回忆。心情不好的时候，可以适当地给自己制造些可以开怀大笑的机会，如看看喜剧、听听笑话等。也可以每天专门抽出20分钟的时间听听音乐，让自己全身心地沉浸在优美的旋律之中。

不要对每件事都力求完美

给自己找点事情做，分散自己的注意力。例如可以提前给胎宝宝布置一个温馨的住所，让自己沉浸在宝宝的世界里，从而忘却一切烦恼。每天和腹中的胎宝宝说说悄悄话，如“今天的天气真好”，把淡淡忧愁转变为对宝宝的殷殷期盼。不要对每一件事情都力求完美，不要像怀孕以前那样试图做好每一件事。在怀孕中后期，每天最多计划做一件事就好。

学会释放焦虑

人们常说，一个女人怀孕的时候，上帝会在她的名字下面多写100件好的事情，抹去100件不好的事情。准妈妈在妊娠期一定要保持心情舒畅。每个人都会有十分焦虑的时候，这时，伏在准爸爸、姐妹、母亲或好友的肩膀上大哭一场，会放松很多。准妈妈切不可压抑想哭的欲望，只有这样才能让自己每天都快乐。

快乐胎教进行时

孕期过了一多半，准妈妈和准爸爸也许对胎教有些懈怠了。千万别放松，只有坚持下去，胎教才会有效果。

使用彩色卡片学习数学

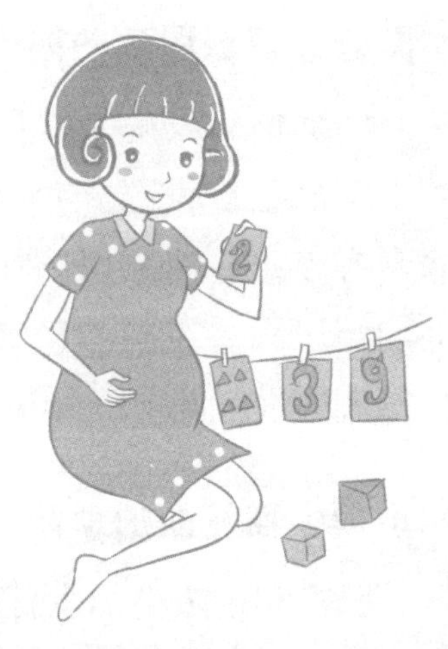

通过深刻的视觉印象将卡片上描绘的数字、形状和颜色，以及准妈妈的声音一起传递给胎宝宝。胎教成功的诀窍是不要以平面的形象而要以立体形象传递。例如“1”这个数字，即使视觉化了，还要加上由“1”联想起来的各种事物。如“竖起来的铅笔”“一根电线杆”等让“1”这个数字具体又形象。在教“2”这个数字时，可以想象“浮在水面上的天鹅的倩影”，尽可能从身边的事物中找出适当的例子来。当然，这时不要忘记清楚地发好“1”“2”的读音。

准妈妈的歌声：《粉刷匠》

《粉刷匠》是一首曲调风趣、活泼的波兰儿歌，通过简单的旋律生动地刻画出小小“粉刷匠”的性格特征，生动形象地表现了小粉刷匠劳动时的喜悦心情以及忘我劳动的精神。曲中生动地描绘了小粉刷匠欣赏自己的劳动成果，得意炫耀自己的劳动技术；同时也表现出小粉刷匠一心只顾劳动，弄得鼻子也刷了白灰的顽皮神态，体现了小粉刷匠热爱劳动和乐观向上的精神。准妈妈可以唱一唱，让胎宝宝提前体会这种劳动的快乐，等他出生后再唱给他，到那时他可能会跟你一起手舞足蹈的。

不适与疾病应对

妊娠期间如果患上糖尿病会将胎宝宝和准妈妈推入危险境地，因此必须在特定时期内接受相应检查，以便于发现问题及时接受适当治疗。

妊娠期糖尿病的防治

妊娠期糖尿病是常见的妊娠并发症，它不同于其他的糖尿病，在胎宝宝出生后大部分会消失，但是在孕期对胎宝宝和准妈妈的健康却非常有害。即使准妈妈在怀孕前没有糖尿病，怀孕后也有可能患上妊娠期糖尿病。在确诊患有妊娠期糖尿病以后，可以通过饮食和运动疗法对血糖进行调节，严重时可在医生的指导下使用药物配合治疗。

孕中期贫血的预防

胎盘和胎宝宝的发育都需充沛的血流量。如果不能通过饮食摄取足够的铁就会使准妈妈发生贫血。孕中期缺铁性贫血应该注意如下几点：

· 摄取含铁丰富的食物，如小麦、黄豆、绿豆、蘑菇、木耳、动物肝脏、动物血、黑芝麻、绿叶蔬菜、紫菜等。

· 孕20周以后开始服用铁剂。

· 植物和蛋类中含铁量高但不易吸收，而动物性食物中的铁易吸收。

· 维生素C有利于铁的吸收，准妈妈可多吃富含维生素C的食物。

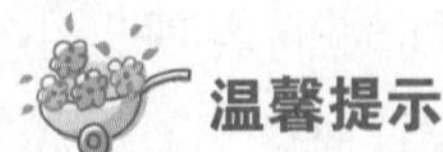

温馨提示

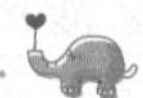

患有妊娠期糖尿病的准妈妈宜多吃一些富含硒的食物，如鱼、香菇、芝麻、大蒜、芥菜等。

第八章

孕7月：进入大脑发育的高峰期

随着胎宝宝的不断增大，准妈妈身体越来越沉重，手脚也会出现酸痛的状况。此外，准妈妈的眼睛还会出现发干和遇光流泪的情况，这些都是孕期中身体正常的反应，不必过于担心。令人高兴的是，进入本月，胎宝宝的眼睛能睁开了。

好“孕”历程周报

孕25周的胎宝宝体重稳步增加，皮肤很薄而且有不少皱纹，全身覆盖着一层细细的绒毛。现在，胎宝宝的身体开始充满整个子宫。

胎宝宝发育状况

胎宝宝已经占据了准妈妈子宫的绝大部分空间。身体比例越来越匀称了，可是其皮肤依然比较薄，有小皱纹，皮下还没有脂肪。现在，胎宝宝大脑的发育已经进入了一个高峰期，脑细胞迅速增殖分化，新的脑细胞和细胞连接在继续形成，所以准妈妈需要多吃点有健脑益智功效的核桃、芝麻、花生之类的食物了。胎宝宝的骨头还处于骨化阶段，这意味着他将越来越强壮。胎宝宝舌头上的味蕾正在形成。眼睑的轮廓较清楚，眼睛能睁开了。

准妈妈身体变化

因为胎宝宝越来越大，准妈妈的疲惫感越来越严重，肚子、乳房上也出现了暗红色的妊娠纹。女性妊娠后，体内的血浆和组织间液体增加，尤其在孕晚期，体内水分潴留较为突出，到足月时总潴留量平均约为7.5升。现在，准妈妈的子宫大约有足球大小，可能压迫到下腔静脉，出现腿部的静脉曲张。由于胎宝宝增大，准妈妈腹部愈加沉重，腰腿疼痛更加明显。这些是正常的，不必过于担心。有的准妈妈的腹部和大腿会出现青紫色的妊娠纹。

准妈妈心脏和肾脏的负担明显增加，有些人可发生水肿、血压高和蛋白尿。这些是妊娠高血压综合征的主要表现，尤其值得引起警惕。这时期准妈妈贫血发生率也会增加，所以务必做贫血检查，若发现贫血要在分娩前治愈。

营养饮食“孕”味

科学地选择食物不仅有利于母体健康，更有利于胎宝宝发育。蔬菜是准妈妈必吃的食物之一，各种蔬菜对准妈妈都有好处，准妈妈在日常膳食中可以经常变换着吃各种蔬菜。

促进智力发育的食物

人的大脑主要由脂肪、蛋白质、糖、B族维生素、维生素C、维生素E和钙这7种营养成分构成，因此，准妈妈在饮食中如果充分保证这7种营养成分的摄取量，就能在一定程度上促进胎宝宝大脑细胞的发育。富含这7类营养素的食品被称为益智食品。

益智食品主要包括：大米、小米、玉米、红小豆、黑豆、核桃、芝麻、红枣、黑木耳、金针菜、海带、紫菜、花生、鹌鹑蛋、牛肉、兔肉、羊肉、鸡肉、草莓、金橘、苹果、香蕉、猕猴桃、柠檬、芹菜、柿子椒、莲藕、西红柿、萝卜叶、胡萝卜等。

适合准妈妈吃的菜花

菜花富含维生素K、蛋白质、脂肪、糖、维生素A、B族维生素、维生素C及钙、磷、铁等营养素。准妈妈产前经常吃些菜花，可预防产后出血及增加母乳中维生素K的含量。菜花除了营养价值高之外，更大的优点是常吃可以防治疾病。它能增强肝脏的解毒能力及提高机体的免疫力，预防感冒，防止坏血病等疾患。

菜花虽然营养丰富，但常有残留的农药，还容易生菜虫，所以在吃之前，可将菜花放在盐水里浸泡几分钟，菜虫就跑出来了，还有助于去除残留农药。菜花在炒制前最好先焯水，焯水后放入凉水中过凉，捞出沥净水再烹制。在吃的时候要充分咀嚼，这样才更有利于营养的吸收。

日常健康护理

日常生活中，准妈妈要注意尽量使腹部放松，避免可能增加腹压的动作。因为腹部紧张，增加腹压和震动身体均易发生早产。

适合准妈妈的小锻炼

·准妈妈可以练习在垫子上打坐，尽量放松身体，头朝下数8秒，顺时针转动后再逆时针转动。然后保持同一个姿势，将头抬直，双手在身后交叉相握，尽量放松肩膀肌肉，伸胳膊做扩胸运动。

·锻炼肛提肌。肛提肌是支持膀胱、直肠最主要的肌肉。在分娩的过程中，肛提肌被抻长了，如果肌肉强壮有力的话，在分娩后会较快地恢复至正常状态。

不要蒸桑拿

准妈妈尽可能不要去大众浴池洗浴。因为妊娠期间，准妈妈对疾病的抵抗力差，容易感染病菌。另外，如果准妈妈长时间待在高温潮湿的地方，容易导致不适。尤其需要注意的是，准妈妈绝对不能进入桑拿房、蒸汽房等高温区域，那里的高温会对胎宝宝的生长产生不利的影响，甚至会导致胎宝宝畸形。

保持清新的车内环境

如果准妈妈坐私家车的时间很长，一定要定期去正规的汽车保养处或者4S店去做车的除臭杀菌护理。车内空调一般以26℃为佳，准妈妈坐在里面最好不要低于这个温度。在不太热的情况下，可以关掉空调，打开车窗改吹自然风。并且要适时更换空调滤心，以保证准妈妈在坐车的时候有一个干净、整洁、清新的环境。

快乐胎教进行时

胎宝宝在腹中是可以学习的，这听起来好象不可思议，实践证明胎宝宝确实有学习的能力，那么如何教胎宝宝学习呢？

给宝宝讲故事

准妈妈在给胎宝宝讲故事时，要注意语气，要有声有色、富有感情，这样传递的声调信息才会对胎宝宝产生感染效果。故事的内容最好短小精悍、轻快和谐、欢乐幽默，不要讲恐惧、伤感、压抑的情节，如《卖火柴的小女孩》等故事。在讲故事时，最好找一个舒适的环境，选择自在的位置。精神集中、吐字清晰、表情丰富，声音要轻柔，千万不要高声大气地喊叫。

朗诵抒情法胎教

在音乐伴奏与歌曲伴唱的同时，朗读诗或词以抒发感情，也是一种很好的胎教形式。现代的胎教音乐也正是朝着这个方向发展的。在一套胎教音乐当中，器乐、歌曲与朗读三者前后呼应，优美流畅、娓娓动听，达到有条不紊的和谐统一，具有很好的抒发感情作用，能给准妈妈及腹中的胎宝宝带来美的享受。

各种语言刺激都可行

有的准妈妈觉得自己的英文能力有限、发音不够标准，或者觉得在“非英语为母语”的环境中实行英语胎教有一定困难，那么就不要勉强进行英语胎教。除了英语，准妈妈用本土语言，比如上海话、广东话和胎宝宝说话，也可收到异曲同工之效。因为胎教的作用，就是让胎宝宝及早对身边的声音有所认识。

不适与疾病应对

在孕期，准妈妈的身体会发生一系列的变化，这些改变会对准妈妈的眼睛造成程度不同的影响，准妈妈别光顾着胎宝宝而忘了对自己眼睛的保健。

屈光不正的对策

准妈妈眼角膜的弧度在妊娠期间会变得较陡，容易产生轻度屈光不正现象。其结果可导致准妈妈远视及睫状肌调节能力减弱，看近物模糊就是其中的一种情形。若准妈妈原本近视的话，此时眼睛的近视度数会增加。这种异常现象多在产后5～6周恢复正常。因此，准妈妈若出现远视或近视度数加深的情况，不必忙于配换眼镜，可在分娩1个多月后再验配，如此验出的度数才相对准确。

干眼症的应对方法

正常的眼睛有一层泪液膜，覆盖在角膜及结膜之前，起保护眼球及润滑作用。在孕中后期，约80%的准妈妈泪液分泌量会减少。怀孕期间受激素分泌的影响，泪液膜的均匀分布会遭到破坏。泪液膜量的减少及质的不稳定，很容易造成干眼症。因此准妈妈们应注意孕期的卫生保健，合理营养，多摄入对眼睛有益的维生素A、维生素C等营养素。如果情况严重，需就医治疗。

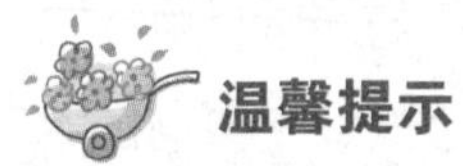

温馨提示

由于大部分眼药属抗菌消炎药或含激素的眼药，准妈妈经常使用有可能导致胎儿畸形，或将来对新生儿产生不良影响，所以建议准妈妈最好不要随意使用眼药，如果必须使用，最好在医生的指导下用药。

好“孕”历程周报

进入孕26周，胎宝宝越来越成熟了，体重和身长都增长得很快。而准妈妈也有可能出现一些新的不适反应。

胎宝宝发育状况

现在，胎宝宝的眼睛已经睁开了，如果用手电筒照射准妈妈腹部，胎宝宝的小脑袋就会自动把头转向有光亮的地方，这说明胎宝宝视觉神经的功能已经开始在起作用了。随着听觉神经的不断发展，胎宝宝已经可以听到准妈妈和来自外界的声音了，嘈杂声太大时胎宝宝可能会吓一跳呢。由于一些光线可以透过子宫，昼夜明暗的变化宝宝也能感觉得到。同时他继续吞咽羊水努力完善自己的肺功能。假如这是一个小男孩，他的睾丸开始下降到阴囊了。

准妈妈身体变化

准妈妈这个时候能感受到自身心脏的变化。随着子宫的增大而使横膈上升，心脏被推向上方，靠近胸部并略向左移；心脏的工作量增加，心率加速，心搏量加大。如果怀孕期间准妈妈坚持均衡饮食的话，这时的体重大概增加了7～10千克。此时将手掌轻轻放在准妈妈的腹部可以感觉到胎宝宝的活动了。此阶段寻求舒服的睡觉方式将是一个挑战，去卫生间、喝水、吃零食以及胎宝宝的运动都使准妈妈的睡眠被打扰。所以准妈妈要努力保证充足的睡眠，白天有机会就打个盹吧。

营养饮食"孕"味

让宝宝拥有一双明亮漆黑的大眼睛，是每一对父母的愿望。有谁不希望自己的宝宝长得聪明又漂亮呢，准妈妈不妨多吃含有促进胎宝宝眼睛发育营养素的食物。

加强维生素A的摄入

维生素A是合成视紫质的重要原料，而视紫质是一种感光物质，存在于视网膜中。对于维持人体的正常视觉，特别是保持在弱光下的观察能力来说，维生素A有着非常重要的作用。一旦缺乏维生素A，在弱光的情况下，人就很难看清物体。如果想加强维生素A的摄入，准妈妈不妨多吃鱼类、动物内脏、蛋黄、牛奶、胡萝卜、苹果等。

及时补充牛磺酸

牛磺酸能提高视觉功能，促进视网膜的发育，也可以保护视网膜，利于视觉感受器发育，改善视功能，还能促进中枢神经系统发育，对脑细胞的增殖、移行和分化起促进作用。胎宝宝必须通过外源供应牛磺酸才能保证生长发育的需要。因此，在怀孕期间，准妈妈就应多多补充牛磺酸，牡蛎、海带等食物中含有丰富的牛磺酸，准妈妈应多补充一些。

骨头汤不是最好的补钙方式

用1千克肉骨头煮汤2小时，汤中的含钙量仅为20毫克左右，因此，用肉骨头汤补钙是远远不能满足孕期需要的。另外，肉骨头汤中脂肪含量很高，喝汤的同时也摄入了脂肪，准妈妈可不要将此作为唯一的补钙方式。

日常健康护理

睡眠对准妈妈来说是最为重要的一件事情，良好的睡眠能让准妈妈有充沛的精力投入到工作和养胎中来。

放松精神，睡个好觉

缓解睡眠困扰，松弛精神状态是关键。可以试试以下方法：

·上床前冲个澡，或在32～35℃的水中泡脚20分钟。

·选择一个最舒适的体位，放松全身肌肉，轻松呼吸，双眼闭合，眼球不要转动，同时轻轻提示自己："我要睡了。"

·避免上床后脑子里总想一些事，但遏制不住时也不要着急，只要不把它们往深、往细、往复杂去想即可。

适时停止工作

一般来说，准妈妈健康状况良好，所从事的工作又比较轻松，可以到预产期前2周左右再停止工作，有些身体、工作条件好的准妈妈即使工作到出现临产征兆也不为晚。但是，若准妈妈患有较严重的疾病，或产前检查发现有显著异常，或有严重妊娠并发症，则应提前休息，这种状况准妈妈应绝对听从医生的指挥。

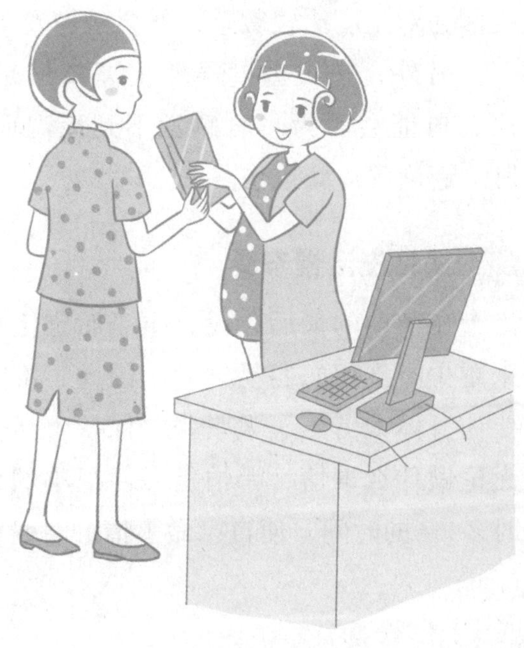

职场准妈妈的简单伸展操

对于准妈妈来说，需要长时间维持相同姿势的工作是很辛苦的。工作时应该做一些伸展活动，30分钟做一次，可以对身体疲劳有所缓解。具体方法是：坐在椅子上，把脚尽可能伸直，反复张开、闭合脚尖，反复数次，即可达到伸展的效果。

注意日常起居的安全

准妈妈在孕中晚期要保持正确的走路姿势并不容易，因为肚子向前凸起，身体的重心明显地前倾了。准妈妈可以收紧臀部肌肉，将臀部稍稍提起，这样可以减轻脊柱的负担。

洗澡时打滑或摔倒的危险会随着肚子的增大而不断增加。因此，浴室的地面或浴缸的底部应该是防滑的，在浴缸旁应该装上扶手。

准妈妈用热宝有危害

准妈妈在冬天总爱用热宝来御寒，热宝的温度一般都比较高，最高温度可达到62℃，且持续的时间较长。准妈妈一旦贴上热宝，胎宝宝因为对温度比较敏感，就会增加发生畸形、流产的危险。

另外，热宝温度虽然很高，但是准妈妈将其贴在身上的最初阶段，可能会因为一时感觉不到高温而不小心烫伤，引起大面积的红肿、起泡等皮肤损伤。

保持生活慢节奏

在孕期的最后阶段，由于胎宝宝长大向上顶着横膈，腹部空间越来越少，准妈妈容易气短。因此，准妈妈需要少食多餐，并且尽量不要让身体太劳累、太紧张，保持生活慢节奏，这对应付气短有帮助。无论做什么事情，哪怕是一件很小的事情，也最好给自己安排出比平时多1倍的时间，使自己做事情的时候可以轻轻松松、慢节奏地完成。

快乐胎教进行时

现在，胎宝宝对外界声音变得很敏感了，这时正可以逐渐加强对胎宝宝的语言刺激，用语言手段来促进胎宝宝的智力发育。

给胎宝宝做按摩

到孕六七个月，准妈妈已能分辨出胎宝宝的头和脊背，就可以轻轻推着胎宝宝在子宫中“散步”了。胎宝宝如果“发脾气”，用力“顿足”，或者“撒娇”身体来回扭动时，准妈妈可以用爱抚的动作来安慰胎宝宝，而胎宝宝过一会儿也会以轻轻地蠕动来感谢准妈妈的关心。按摩时，应配合轻松的乐曲。

小故事：《最大的财富》

培养胎宝宝语言能力的捷径之一，就是在孕期坚持给胎宝宝讲故事。今天我们就来给胎宝宝讲一个小故事——《最大的财富》。

最大的财富

有个年轻人整天抱怨自己太穷，什么财富都没有。

一个老石匠从他家门口路过，听到了他的抱怨，就对他说：“你抱怨什么呀？其实，你有最大的财富！”

年轻人惊讶地问：“我有什么财富？”老石匠说：“你有一双眼睛，你只要献出一只，就可以得到你想要的任何东西。”年轻人说什么也不献。老石匠又说：“让我砍掉你的一双手吧，你可以得到许多黄金！”年轻人更不同意了。老石匠说：“现在你明白了吧，人最大的财富是他的健康和精力，这是用多少钱都买不到的。”

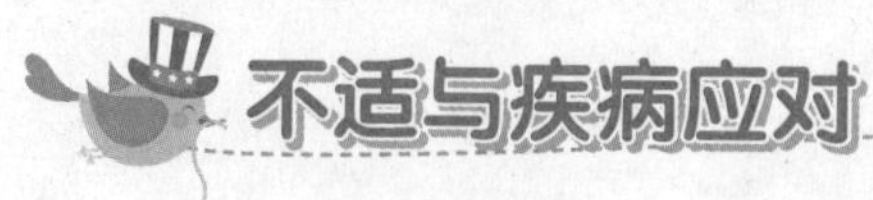

不适与疾病应对

孕期有的准妈妈会出现多汗症状，汗出多见于手、脚的掌面，皮肤皱褶，肛门、外阴以及头皮等汗腺分布较多的部位。出汗增多，如遇炎热天气，还会出现“浑身冒汗”的情况，所以，准妈妈应该注意补水。

多汗准妈妈要注意补充水分

出汗较多的准妈妈要注意多补充水分，一般宜饮20℃左右的新鲜开水；温热的果汁、水果茶也是准妈妈补充水分的不错选择，还能起到清凉和减少汗液分泌的作用。

预防准妈妈背痛

背部肌肉在怀孕期间会遇到双重困难：准妈妈的韧带组织因为要让胎宝宝比较容易通过骨盆，逐渐在放松，而松弛的韧带会造成肌肉负担过重，尤其是支撑脊柱的那些肌肉。过度拉扯的腹部肌肉迫使准妈妈必须依靠背部来支撑体重，因为准妈妈身体前面较重而造成姿势的改变以及脊柱弯曲度的改变，更增加了背部肌肉的工作负担。尤其在怀孕后期，一些工作过度的肌肉和背部韧带会因此产生疼痛。治疗背痛最好的方法就是预防，平时注意行、坐、躺等动作的正确姿势，同时准妈妈也应该多做运动以增强腹部和下背部肌肉的力量。

腹股沟疼痛的应对

准妈妈在大笑、咳嗽、打喷嚏、转身、改变姿势或是伸手拿东西的时候，腹股沟可能会感觉到一阵突然的剧痛。这是由连接子宫和骨盆的韧带拉扯所造成的。准妈妈不必惊慌，只要调整或改变姿势就可以减轻疼痛。

好“孕”历程周报

进入孕27周，胎宝宝已经会睁开和闭合眼睛了，同时有了睡眠周期。准妈妈在这一周除了感觉胎动明显之外，血压也有可能略有上升。

胎宝宝发育状况

胎宝宝大脑活动在27周时已经非常活跃。大脑皮质表面开始出现特有的沟回，脑组织快速增长，神经系统已参与生理调节。因此有研究人员认为27周的胎宝宝开始会做梦了，但是还没有人能够说出胎宝宝到底做的是什么梦。这一周，胎宝宝的肺及支气管发育尚不成熟。

除此而外，胎宝宝开始可以分辨准妈妈和准爸爸的声音，不过并不清晰，因为他的耳朵被胎脂包裹着。此时胎宝宝的模样与出生时很相似，只不过更瘦更小。胎宝宝的肺、肝以及免疫系统仍需要进一步发育成熟。胎宝宝有了睡眠周期，有时会将自己的大拇指放到嘴里吸吮。

准妈妈身体变化

这一周准妈妈可以感觉到胎宝宝活动的次数更多了，有时是因为胎宝宝在打嗝，有时则是胎宝宝确实在活动。准妈妈都很关心胎宝宝的胎动次数是否正常，此阶段只需大概对比即可。假如觉得胎宝宝活动次数比平常少，请与医生联系。

在本周因为距离见到小宝宝的日子越来越近，所以准妈妈心里更着急了。那么，可以买一些关于生产的书籍或者光盘看看，锻炼一下自己的心理承受能力。

营养饮食"孕"味

现在，很多准妈妈还在工作。马上就要度过孕中期了，在紧张繁忙的工作中，上班族准妈妈如何才能吃得更健康？

自带干粮去上班

自带食品包可以为经常发生的饥饿做好准备，避免出现尴尬，还能适当补充工作餐中缺乏的营养。以下食物可选择装入食品包中：

·袋装牛奶：吃工作餐的职场准妈妈需要额外补充一些含钙食物。把牛奶带到办公室饮用是个不错的选择。如果办公室没有微波炉加热，可挑选巴氏杀菌的牛奶。

·水果：新鲜水果对准妈妈好处多多。如果办公室清洗不方便，早上出门前清洗后，用保鲜膜包裹携带。

·饱腹食物：可选择全麦面包、消化饼等粗纤维的面食。核桃仁、杏仁等坚果也不错，不仅体积小、易携带，而且含有准妈妈需要的多种营养元素。

不宜吃油炸食物

工作餐中的油炸类食物，在制作过程中使用的食用油常为用过若干次的回锅油。这种反复沸腾过的油中有很多有害物质，所以准妈妈最好不要食用油炸食物。

拒绝味重的食物

工作餐里的菜往往不是咸了就是淡了。准妈妈应少吃太咸的食物，以防止体内水钠潴留，引起血压升高或双足水肿。其他诸如辛辣、味重的食物也应该明确拒绝。

日常健康护理

胎宝宝一天天成长，准妈妈的肚子也越来越大，睡觉的时候就要注意姿势，以利于胎宝宝的发育。

准妈妈的最佳睡姿

这时准妈妈采用左侧卧位最为恰当，还应注意以下问题：

·垫高头部，帮助呼吸。因为腹部越来越大，会压迫上面的胸腔，因而减少胸腔容纳气体的容量，导致准妈妈呼吸困难。在睡觉时，把床头抬高或把枕头垫高，准妈妈就可以呼吸到更多的空气。

·前垫后托，保持睡姿。准妈妈采用左侧卧位时，可以在腹部下加一个软垫来托住沉甸甸的腹部，这样会让自己舒服一点，在背后也可以同时加个垫子，帮助托住背部，可以帮助自己保持侧睡的姿势。

·垫高脚部，减轻水肿。在睡觉时把脚稍微垫高，让静脉血液回流心脏，可以减轻脚肿的情况。垫高的程度感觉舒服即可。

天然的“补钙剂”：阳光

此时腹中胎宝宝进入快速生长期，从母体汲取的钙质和其他营养素越来越多，如果准妈妈的营养供给跟不上，很容易出现牙齿松动、指甲变薄变软、盗汗及小腿抽筋现象。准妈妈保证充足的光照是自身合成维生素D的重要条件，这种光照必须是天然的“补钙剂”——阳光。

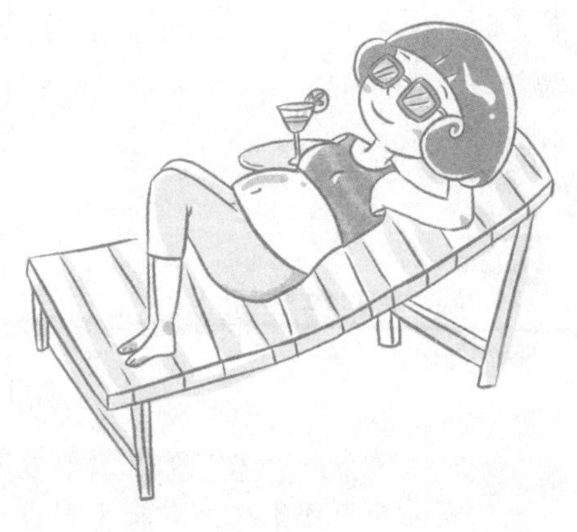

不宜再值夜班了

从怀孕7个月开始，准妈妈就不宜再值夜班。劳动部关于《女职工劳动保护规定》中规定，怀孕7个月以上（含7个月）的女职工，一般不得安排其从事夜班劳动；在劳动时间内应当安排一定的休息时间。

如果单位因某种原因还要准妈妈值夜班，准妈妈应该向主管领导讲清楚自己的实际情况，征得领导的理解，让单位另外安排人接替这项工作。

经常活动活动身体

如果准妈妈从事办公室工作，切忌让身体整天保持同一姿势对着电脑。且不说准妈妈与电脑长时间接触对胎宝宝不好，若不注意劳逸结合，还会使准妈妈精神过度紧张、身体过于疲劳，导致胎宝宝生长发育异常或流产的可能性增大。而且，怀孕晚期久坐还容易引起下半身水肿和静脉曲张。因此，准妈妈最好工作半小时到1小时就站起来活动活动，做做孕妇保健操将会大有益处。

远离污染环境

吸烟对准妈妈不好，而被动吸烟的结果更可怕，一旦和准妈妈同办公室的瘾君子烟瘾发作，而又全然忘了准妈妈的存在时，绝对不能将就。为了胎宝宝的健康发育应向这样的瘾君子及时提出自己的“抗议”，同时别忘记赶紧开窗换气，千万不能等闲视之，以免危害自己和腹中的胎宝宝。

专家答疑

上班族准妈妈该怎样休息？

每天上、下午都安排短暂的休息时间，工作一段时间后可以放松地坐着闭目休息，有时要到办公楼外走一走。

快乐胎教进行时

准爸爸、准妈妈给胎宝宝讲一些幽默的笑话吧，胎宝宝一定会很高兴。

幽默笑话：童言无忌

准妈妈要保持愉快心情，也可以看一些有趣的笑话。

我想看你的样子

巴克老爹坐在公园的长椅上休息，有个小孩站在他旁边很久，一直不走。巴克很奇怪，就问："小天使，你为什么老站在这里？"小孩说："这长椅刚刷过油漆，我想看看你站起来以后是什么样子。"

我从哪里来？

有个小男孩一天放学后，问他的妈妈："妈妈，我到底是从哪里来的？"妈妈觉得这个问题不好回答，但应该趁此机会教育小孩，就一本正经地以猫狗为例，支支吾吾地谈及生殖的过程。小男孩听完后，一头雾水地说："怎么会这样？我的同桌说他是从山西来的！"

准爸爸学方言讲笑话

准爸爸给胎宝宝用方言讲一个笑话吧。

四川方言笑话：姚明与乐山大佛

一天，我们正议论姚明的身高，平时爱抬杠的四川哥哥又抬杠了："姚明算啥子高，我们家乡有个人比他高多了。""谁？""乐山大佛"。众人都晕。一人不服气："不就70多米吗？"四川哥哥打断说："才70多米吗？"另一人有把握地说："是71米。"这个哥哥振振有辞，"人家坐着是71米，那么站起来呢？"众人彻底无语了。

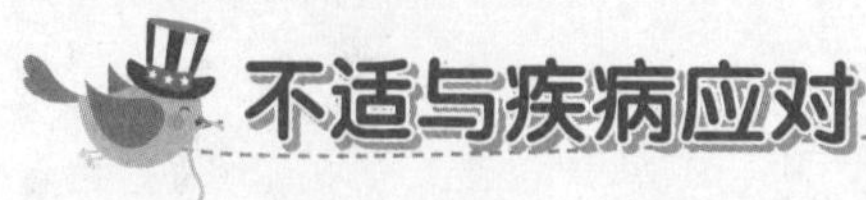

不适与疾病应对

妊娠高血压综合征是产科常见的问题之一，约占所有准妈妈的9%，发病时间一般是在妊娠中期以后，若没有适当治疗，可能导致母子危险。

预防妊娠高血压综合征

妊娠高血压综合征是女性妊娠期所特有而又常见的疾病。准妈妈该如何预防妊娠高血压呢?

·要重视产前检查，做好孕期保健工作。妊娠早期应测量1次血压，作为孕期的基础血压，以后定期检查，尤其是在妊娠36周以后，应每周观察血压及体重的变化、有无蛋白尿及头晕等自觉症状。

·要及时纠正异常情况。如发现贫血，要及时补充铁质；若发现下肢水肿，要增加卧床时间，把脚抬高休息；血压偏高时要按时服药；症状严重时要考虑终止妊娠。

·准妈妈要注意既往史。曾患有肾炎、高血压等疾病以及上次怀孕有过妊娠高血压综合征的准妈妈要在医生指导下进行重点监护。

胎儿宫内发育迟缓怎么办

如果胎宝宝宫内发育迟缓，经检查没有先天性疾病，应给予及时的治疗。通常以下措施会有效：

·准妈妈要增加间断性休息和左侧卧位休息，使全身肌肉放松，减低腹压，减少骨骼肌中的血流量，使盆腔血流量相应增加。

·增加营养，增加高蛋白、高热量饮食，严禁烟酒。

·积极治疗准妈妈的合并症，如有贫血应尽早纠正。

·如有条件，应每日给准妈妈吸2～3次氧，每次1小时。给予对症的药物治疗。

好“孕”历程周报

这时的胎宝宝几乎占满了整个子宫，越是临近分娩，准妈妈越来越感到活动不便、身体不适。

胎宝宝发育状况

孕28周的胎宝宝几乎占满了整个子宫，随着空间越来越小，胎动也在减少。胎宝宝的传音系统已充分发育完成。胎宝宝吮吸和吞咽的技能有所提高。重要的神经中枢，如呼吸、吞咽、体温调节等中枢已发育完全。肺泡表面活性物质开始分泌，可进行呼吸，但肺叶还没有发育完全，此阶段如发生早产，胎宝宝在器械帮助下可以进行呼吸，出生可存活，但死亡率高。在这个时候，医生会告诉准妈妈此时胎位是否正常，当然，胎宝宝还有2个月时间调整位置，不必过于担心。胎宝宝渐渐长出睫毛，头发越来越长。皮下脂肪增多，皮肤皱褶消失。

准妈妈身体变化

准妈妈会偶尔出现肚子一阵阵发硬发紧，这是假宫缩，不必紧张。胎宝宝在每次胎动过程中都会在准妈妈的肚子中闹得翻天覆地，有时侯胎宝宝还会让自己翻一个身。准妈妈的肚子看上去凹凸不平，很有意思，是吗？好好享受吧！越是临近分娩，准妈妈活动越会不便，身体不适也会增加。

准妈妈这时不仅腹部鼓了起来，胳膊、腿、脚踝等部位也可能出现肿胀和水肿，因此特别容易感觉疲劳。不过，轻微的水肿在任何一位准妈妈身上都有可能显现。但是，如果清晨醒来面部异常肿胀，这种情况长时间持续，说明有可能是患了妊娠高血压综合征等疾病，建议最好去看医生。

营养饮食"孕"味

准妈妈进入了孕中期的最后阶段，很容易出现妊娠高血压综合征，因此在饮食方面需要格外小心，要注意避免摄入过量的钠盐。

避免热量摄入过多

热量摄入过多，每周体重增长过快都是妊娠高血压综合征的危险因素，因此准妈妈摄入热量应以每周增重0.5千克为宜。重度妊娠高血压综合征的准妈妈因尿中蛋白丢失过多，常有低蛋白血症，应摄入高优质蛋白以弥补其不足。膳食中应减少动物脂肪的摄入，饱和脂肪酸的供热量应低于10%。根据调查，患妊娠高血压综合征准妈妈血清锌的含量较低，通过膳食供给充足的锌能够增强身体的免疫力。

饮食要少盐

钠盐在防治高血压中发挥着非常重要的作用，每天食入过多的钠，会导致周围血管阻力增大，血压上升。因此，患妊娠高血压综合征的准妈妈应控制钠盐的摄入，每天限制在3～5克。同时也要避免所有含盐量高的食品。如果已经习惯了较咸的口味，可用部分钾盐去代替钠盐，能够在一定程度上改善少盐烹调带来的口味问题。还可以用葱、姜、蒜等调味品做出多种风味的食品来满足食欲。

进食三高一低的食物

准妈妈应进食三高一低饮食，即高蛋白、高钙、高钾及低钠饮食，每日蛋白质摄入量为100克，食盐摄入量应控制在每日5克以下，才有助于预防妊娠高血压综合征。准妈妈应多吃鱼、肉、蛋、奶及新鲜蔬菜，补充铁和钙，少食过咸食物。

日常健康护理

孕期身体负担的增加给准妈妈的生活带来许多不便，准妈妈要保持良好的生活习惯、适度的运动，为顺利分娩做好准备。

练习腹式呼吸

这个时期准妈妈的耗氧量明显增加。准妈妈练习腹式呼吸，不仅能给胎宝宝输送新鲜的氧气，而且可以消除紧张与不适，在分娩时还能缓解紧张心理。腹式呼吸的具体做法是：首先平静心情，然后背部紧靠椅背挺直，全身尽量放松，双手轻轻放在腹部，脑海里想象胎宝宝正舒服地居住在一间宽敞的大房间里，慢慢地长吸一口气直到腹部鼓起，吐气时，把嘴缩小，慢慢地将身体内的空气全部排出。注意吐气的时候要比吸气的时候用力，慢慢地吐出。每天不少于3次。

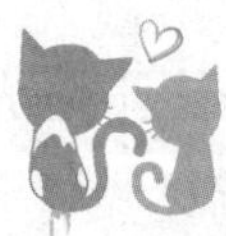

专家答疑

锻炼腹肌有什么益处？

准妈妈多锻炼腹肌，有力的腹肌能防止因腹壁松弛造成的胎位不正和难产。有力的腹肌、腰背肌和骨盆肌还有助于自然分娩。

养成早睡早起的好习惯

彻底放弃没有规律的作息，养成早睡早起的好习惯，每天的睡眠时间不能少于8小时，有条件的话，中午最好还能午休1小时。早晨起床后，到室外去散散步，对健康大有好处。此外，有规律地作息，也是为胎宝宝出生后有规律的睡眠打基础。要知道，胎宝宝具备感受能力，妈妈每天有规律地生活，宝宝出生后，吃饭、睡觉也会很有规律。

日常生活中的注意事项

在妊娠7个月末的时候，随着腹部增大，准妈妈体态更为臃肿，前期出现的一些不适，如腰痛、骨盆压迫感、腿部痉挛、头痛等仍未有所改善。伴随着这些不适，准妈妈可能发现小腿出现不同程度的水肿。单纯的下肢水肿不是病理现象，一般不需治疗。但如果发现水肿并逐渐向上发展，在大腿以上也出现了水肿，那就不正常了。如果同时伴有心脏病、肾病、肝病、高血压、营养不良等，就应引起高度重视。此外，在日常生活中还应注意以下几方面：

·到了孕晚期，鞋子应宽大一些。

·不要过度劳累，不管是做家务活还是工作，尽量保持轻松安全，行动要缓慢，累了就休息，不能逞强好胜。

·饮食上继续坚持少盐、清淡、易消化，多摄取高蛋白、低糖类食物。

·定期进行产前检查。产检时不要化妆，不要涂胭脂、眼影、口红或指甲油。出现严重水肿现象要检查血压和尿液，防止妊娠中毒症发生。

·不宜多做运动，因为这时胎宝宝已经长得很大了，多运动有可能导致早产等问题。此前喜欢游泳的准妈妈，仍可适当地进行游泳、水中健身操等水中运动。因为水中运动作为有氧运动的一种，对准妈妈有极大益处。水的浮力可以帮助支撑身体，水的阻力可以减少准妈妈关节损伤的机会。

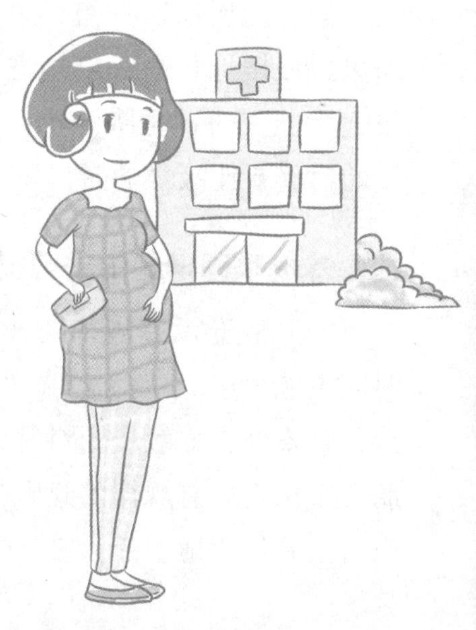

·发现自觉症状及时就医。一旦发现有什么不适症状，应及时咨询妇产科医生，或直接到医院就诊。

快乐胎教进行时

色彩能影响人的精神和情绪，对于人来说是一种间接的刺激，不同的颜色所引起的刺激强度不同，因而人的感受也不同。所以，准妈妈要重视色彩在胎教中的作用。

注重活动场所的色彩

家是准妈妈主要的活动场所，也是准妈妈实施胎教的主要环境，因此居室的色彩设计必须着重考虑。总的原则就是：安静、幽雅、舒适、整洁。对准妈妈来讲，居室的主色调应该以冷色调为主，如浅蓝色、淡绿色等。在主色调的背景上，不妨布置一些暖色调，如黄色、粉红色等，可以帮助准妈妈在工作和劳动之余，尽快摆脱烦躁情绪，减轻疲惫，在精神和体力上都得到休息。

教胎宝宝识别颜色

准妈妈经过前一段时间的胎教，已经教给胎宝宝不少知识了，现在还可以教胎宝宝认识颜色，这对激发胎宝宝的认知能力及思维能力都有帮助。准妈妈可以拿起一个颜色鲜艳的物体或卡片，如红色球，不断地对着胎宝宝说："这是红色球。"然后再拿出另一个红色物体，如一块红色积木玩具，告诉他"这也是红色的"，然后把上次拿的小红球和红色积木放在一起，告诉胎宝宝："这些都是红色的。"一次学习只提到红色即可，尽量不要提到其他颜色，因为胎宝宝一次不能记住太多颜色。学习时间最好固定，要在胎宝宝醒着的时候进行才好。

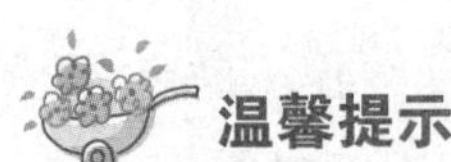

温馨提示

准爸妈可以亲自动手做一些色彩卡片，这些卡片现在可以给胎宝宝用，将来宝宝出生了，还可以做宝宝的早教用具。

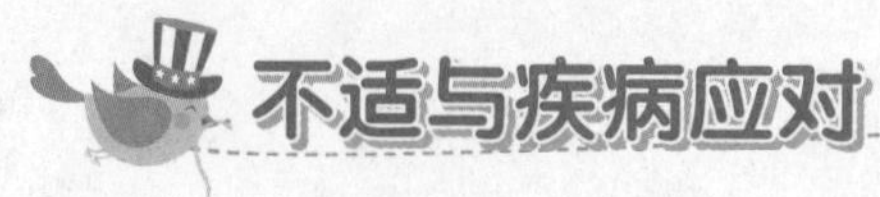

不适与疾病应对

孕7月有些准妈妈会出现胃肠疾病、皮肤瘙痒、耳鸣等不适，怎样才能有效预防呢？

胃肠疾病的应对

准妈妈很容易腹痛、腹泻。怀孕时，准妈妈饮食量增大，易引起消化不良，这通常不需药物处理，只要在饮食上调节就可以了，例如少量多餐。但如果是出现胃胀气、肠痉挛、细菌性痢疾等就得立刻到医院诊治，久拖不治会造成腹膜炎等疾病。

出现气短的对策

孕期随着激素分泌的增加，尤其是孕酮的增加，可以直接影响准妈妈的呼吸中枢，有时会出现气短的现象。如果出现气短，请不要紧张，准妈妈可以把呼吸节奏放慢一些，保持上身挺直，肩向后展开，让肺部尽量扩展开，尤其是在坐着的时候。另外，晚上睡觉的时候采用侧睡姿势，也可以缓解气短的现象。

准妈妈耳鸣的预防

怀孕期间因激素变化，“耳鸣”现象令有的准妈妈焦虑紧张，甚至干扰准妈妈的睡眠。那么，准妈妈如何预防耳鸣呢？

·避免噪声：长时间处于充满噪声的环境中，很容易导致听力下降和耳鸣。但是也不要让环境过于安静，这会使耳鸣的准妈妈感受更强烈。最好播放一些柔和的音乐，可以放松身心、防治耳鸣。

·缓解精神紧张和疲劳：长期处于精神高度紧张和身体极度疲劳的状态，易使耳鸣加重。调整工作节奏、放松情绪、转移对耳鸣的注意力都是有效缓解耳鸣的措施。

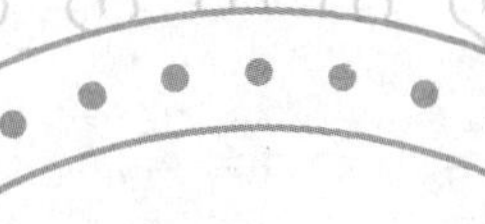

第九章

孕8月：听见妈妈的声音

从本月开始，准妈妈进入了孕晚期。现在，你可能会感到行动特别不便，腹部越来越隆起，动作变得迟缓。顺利度过这一时期，你就可以和亲爱的宝宝见面了。在这最后也是最关键的12周中，你要继续保证营养、合理饮食。由于身体越来越笨重，更要注意行动上的安全。

好"孕"历程周报

这时候胎宝宝的听觉系统发育完成，如果在这时候给胎宝宝放些音乐，宝宝会对不同的音乐作出不同的反应。

胎宝宝发育状况

进入孕29周，胎宝宝的大脑发育迅速，头在增大，听觉系统也发育完成，胎宝宝此时对外界刺激的反应也更为明显。在某种程度上胎宝宝甚至可以调节自己的体温了。骨髓现在成为血液红细胞的生产者。原来长满胎宝宝全身的胎毛，开始渐渐减少。

胎宝宝各个器官的发育进一步完善，肺和胃肠功能已经接近成熟，已经具备了呼吸能力，能够分泌消化液。胎宝宝喝进的羊水，经过膀胱排泄在羊水中，这是在为他出生以后的小便功能进行锻炼。眉毛和睫毛已经完全长成，头发和指甲也开始慢慢生长。这时的胎宝宝，如果是男孩，睾丸已经从腹中降下来；如果是女孩，可以看到宝宝突起的小阴唇。

准妈妈身体变化

进入孕8月的准妈妈，行动起来已不太方便。随着子宫的增大，腹部、肠、胃、膀胱受到轻度压迫，同时由于胎宝宝体积的增大，准妈妈可以注意到胎宝宝更细微的动作。便秘、背部不适、腿肿及呼吸困难等状况可能会加剧，正确的姿势、良好的营养及适当的锻炼和休息可以改善这些问题。

此时，母体已经开始为分娩做准备了。首先，为了顺利地分娩，子宫颈部排出的分泌物开始增多，这容易导致外阴部感染，准妈妈应勤换内衣，时时保持身体的清洁非常重要。

营养饮食“孕”味

孕晚期，胎宝宝的营养需求达到了最高峰，这时准妈妈需要摄入大量的蛋白质、维生素C、叶酸、B族维生素、铁质和钙质，但是也不能乱补，要避免体重增加过快。

膳食多样化

准妈妈应根据自身的情况调配饮食，尽量做到膳食多样化，尽力扩大营养素的来源，保证营养和热量的供给，同时结合自己身体的胖瘦、是否有妊娠糖尿病、工作量大小以及家庭经济状况等综合考虑，制订适当的食谱。

嗑瓜子的益处

准妈妈在正餐之外，吃一点零食可拓宽养分的供给渠道。嗑一点瓜子，诸如葵花子、西瓜子、南瓜子等均有益处。如葵花子富含维生素E；西瓜子亚油酸含量多，而亚油酸可转化成“脑黄金”（即DHA），能促进胎宝宝大脑发育。南瓜子的优势在于营养全面，蛋白质、脂肪、糖类、钙、铁、磷、胡萝卜素、维生素B_1、维生素B_2、烟酸等应有尽有，而且养分比例均衡，有利于人体的吸收与利用。

适当增加植物蛋白质

适当增加植物蛋白质，如豆腐和豆浆等的摄入。注意控制盐分和水分的摄入量，以免发生水肿。准妈妈宜选择体积小、营养价值高的食物，如动物性食品；减少营养价值低而体积大的食物，如土豆、甘薯等，这样可减轻被增大子宫顶住胃的胀满感。对于一些含能量高的食物，如白糖、蜂蜜等甜食宜少吃，以防止食欲降低，影响其他营养素的摄入。适当限制油炸食品及肥肉，油脂摄入要适量。

日常健康护理

怀孕晚期，准妈妈不仅要定期体检，在日常生活的一些细节上，也要多加注意。尤其是在行走时，一定要注意安全，尽量让自己慢一些、稳一些，一切以胎宝宝的安全为重。

准妈妈不宜穿紧身裤

准妈妈穿紧身裤，会增加外阴部和腹部与裤子的摩擦，容易诱发接触性皮炎，以及外阴炎和阴道炎等妇科疾病。因此，准妈妈不宜穿紧身裤，而应该穿着宽松、透气、吸汗、保暖、得体的衣裤，这样身体各个器官会比较放松，也有利于胎宝宝的发育。

行动四平八稳

腹部的日渐增大，使准妈妈的身体变得笨拙，保持平衡会很困难。因此，为安全起见，不要攀到高处，也不要在地面湿滑的地方活动。登台阶的时候，最好一只手扶住栏杆，然后将身体的重心移到向前跨出的腿上，再慢慢上台阶。准妈妈必须穿矮跟、舒适的鞋子，并选择底部有凹凸物可以防滑的，不要穿拖鞋出门。同样要注意，出门一定要慢慢行走，步步看准踩稳。

工作张弛有度

如果准妈妈还在上班，没有请假休息的话，那么就应该向领导请示，力争减轻工作量或调换轻松一点的工作，或请同事们多照顾，在工作与生活之间找好平衡。即便有很多事在等着你处理也不要着急。可以分类处理，首先做又紧急又重要的20%，然后做紧急或重要的50%，至于剩下的30%，尽力而为或者放弃。要做到张弛有度，要明白什么对于自己才是最重要的。在非工作时间关掉手机，不要被工作占据了休息时间。

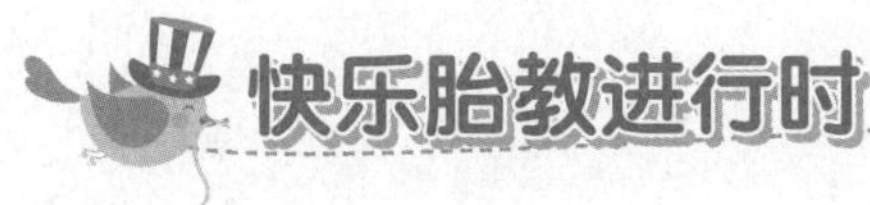

快乐胎教进行时

通过游戏胎教，可以使胎宝宝与准妈妈之间的互动增加，促进彼此的感情，有助于胎宝宝未来的发展。

游戏胎教的方式

游戏胎教最好是在有音乐的良好环境中进行，以不危险、有趣味性为原则。准妈妈用一只手压住腹部的一边，然后再用另一只手压住腹部的另一边，轻轻挤压，感觉胎宝宝的反应。这样做几次，胎宝宝可能有规则地把手或脚移向准妈妈的手。胎宝宝感觉到有人触摸他，就会踢脚。准妈妈有节奏性地拍打肚子，通常重复几次后，胎宝宝就会有反射动作。游戏胎教可以增加宝宝动作的敏感度。

温馨提示

准妈妈在饭后1～2小时陪胎宝宝玩耍，可以明显感受到胎动，宝宝的手脚也会随着妈妈的动作而产生不同的反应。

和胎宝宝一起玩记忆游戏

现在准妈妈可以准备和熟悉将来要与胎宝宝一起玩耍的游戏。可以找一本有图画的书，随机地翻阅，记住几张你喜欢的图画，然后再随机地翻阅，看看能不能再找到它们。或者在一些不同的图画书去找不同。玩过几次，肚中的胎宝宝似乎也能领略到这个游戏的趣味性，等他们出生后，妈妈就可以拿来做实验。对他们来说，看书就像“躲猫猫”游戏一样，孩子会静静地翻着书，直到发现了一张自己喜欢的图画，然后合起来再继续翻阅。把这种游戏移前，在胎教中实施，有可能提高孩子的记忆力。

不适与疾病应对

如果准妈妈阴道分泌物带有异味、异物，同时有瘙痒感，很可能是病原体在外阴部繁殖、感染造成的，须多加注意。

滴虫性阴道炎的防治

滴虫性阴道炎由滴虫原虫引起。准妈妈若白带增多呈黄色，且有异味，外阴部瘙痒严重，很可能患了滴虫性阴道炎。炎症严重时，外阴部肿胀呈深红色，瘙痒转化为疼痛；如果炎症发展到泌尿道，排尿时就会有疼痛感。妊娠中，阴道的酸性降低，很容易感染，须格外注意。所以准妈妈要保持外阴清洁，预防感染。如果已经感染上滴虫性阴道炎，必须和丈夫一起就医治疗。

应对带状疱疹引发的阴道炎

此病症是由于感染带状疱疹病毒，在阴道或外阴部产生的炎症，很少会在妊娠中初次感染。第一次感染时的初期症状为外阴部不适、发烧、轻度瘙痒，1～2周后，会有些小水疱产生，还会感到相当疼痛。要想预防就必须注意不要过度劳累，尤其是感冒时身体抵抗力降低，要更加小心。如发现这种阴道炎，最好在分娩前治愈。

念珠菌阴道炎的对策

念珠菌阴道炎是由一种类似于酵母菌的真菌在阴道或外阴部引起的炎症。念珠菌繁殖迅速时，不仅阴道，而且外阴部也会呈深红色并处于糜烂状态，引起外阴炎，同时伴随阴道或外阴部瘙痒，白带增多，这时的白带呈豆腐渣状，白色。可在温水中放1～2勺食醋稀释后冲洗外阴。如果已经感染上阴道炎，则须尽早接受治疗，以防分娩时感染胎宝宝。

好“孕”历程周报

进入孕30周，胎宝宝还在继续发育，而准妈妈由于子宫压迫的原因，整个人就像处在氧气不足的环境里一样，可能出现呼吸急促、胸口发闷，这种现象可能还要持续一段时间。

胎宝宝发育状况

胎宝宝的大脑和神经系统已经发达到一定的程度，皮下脂肪继续增长。这周胎宝宝大概能够看到子宫中的景象，胎宝宝还能辨认和跟踪光源。但是别期待出生后的宝宝一开始就是个“火眼金睛”。通常孩子在刚出生的时候只能看到很近距离的东西，逐渐才能看到远处的人和物体。胎宝宝在子宫中被羊水所包围，随着胎宝宝的长大，胎动逐渐减少。胎宝宝头部在继续增大，大脑发育也非常迅速。

准妈妈身体变化

准妈妈子宫底的高度上升到肚脐和胸口之间，压迫胃和心脏。由于胃和心脏不能很好地发挥各自的功能，于是准妈妈会出现胸口发闷、胃部难受等症状。准妈妈会偶尔觉得肚子一阵阵发硬发紧，这是假宫缩，不必紧张。需要注意的是避免走太远的路，不要长时间站立。有时间的话，认真记录下每一次有规律的胎动。越是临近分娩，准妈妈越会感到活动不便，身体不适。到了孕晚期，白带会越来越多，护理不恰当就可能引起外阴炎和阴道炎，导致胎宝宝在出生时经过阴道时被感染。因此，日常生活中要注意保持外阴清洁卫生。

营养饮食“孕”味

现在，准妈妈不仅要合理饮食以避免巨大儿的现象，还要注意不能吃一些刺激性的食物，以免加重身体不适。

合理饮食避免巨大儿

在怀孕的最后3个月里，准妈妈无需大量进补，准妈妈过度肥胖和巨大儿的产生对母子双方健康都不利。准妈妈体重增加每周不应超过500克，体重超标极易引起妊娠期糖尿病。新生婴儿的重量也非越重越好，3～3.5千克为最标准的体重。从医学角度看，超过4千克属于巨大儿，巨大儿产后对营养的需求量加大，但自身摄入能力有限，所以更容易生病。此外，巨大儿在娩出时容易使妈妈的产道损伤，产后出血概率也比较高。

多吃鱼能防早产

鱼油中富含多不饱和脂肪酸，会抑制能够诱发早产发生的前列腺素分泌，对妊娠高血压所导致的早产儿、新生儿、低体重儿具有某种程度的预防效果。但并不推荐正常孕妇额外补充鱼油，它只是对有早产潜在危险的高危孕妇有效，其他孕妇只要饮食正常即可。孕妇多吃鱼，对胎儿还有益智效果，如鱼所含的DHA对胎儿大脑发育具有良好的促进作用。

摄入充足的维生素

孕晚期准妈妈需要摄入充足的水溶性维生素，尤其是B族维生素。如果缺乏维生素，容易引起呕吐、倦怠，并在分娩时子宫收缩乏力，导致产程延长。

日常健康护理

进入孕晚期，要特别注意对特殊准妈妈的特殊护理。一般情况下，准妈妈在临产前一段时间会出现一定程度的紧张心理，此时准妈妈非常希望能有来自亲人的鼓励和支持。

高龄准妈妈的孕期保健

35岁以上的准妈妈首次分娩，称为高龄初产。高龄初产妇较非高龄者的难产发生率高。因此高龄初产妇与一般准妈妈相比更需加强孕期保健，做好产前检查。一般孕龄准妈妈，要求在怀孕27周前每月检查1次。28~35周时，每半个月检查1次；36周以后，每周检查1次。而高龄初产妇则应缩短检查间隔时间，并要特别注意血压和尿的检查，以便及时发现异常。整个孕期应比一般准妈妈更为谨慎，从衣食住行等方面加强保健。在饮食上，既要保证充足的营养供应，又不要吃得过多，并要适当进行体力活动，防止胎宝宝长得过大，不利于正常分娩。

肥胖准妈妈的自我保健

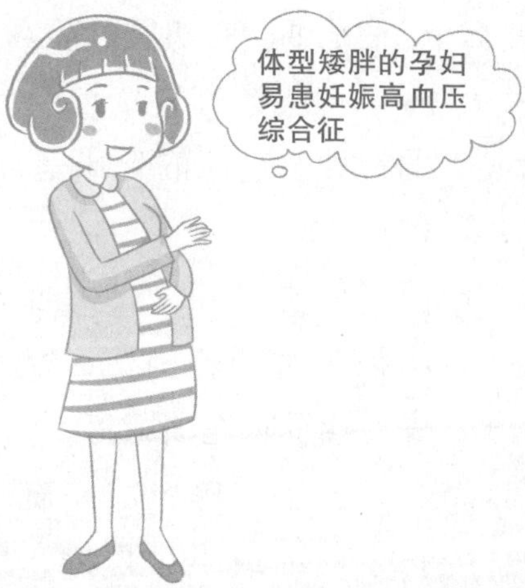

肥胖准妈妈是指体重超过标准体重20%的显著肥胖者，而不是一般的偏胖或稍胖者。临床统计资料表明，这类准妈妈的产科并发症明显增多。妊娠毒血症、分娩时宫缩无力和出血过多，孕期合并糖尿病、静脉炎、贫血、肾炎，以及巨大儿和围生期胎宝宝死亡率均比一般准妈妈显著增高。因此，肥胖准妈妈必须认真加强孕期自我保健，少吃多餐，饮食均衡，多吃水果蔬菜，少吃高糖、高脂的食物，并注意多进行运动，以消耗体内多余的热量，来控制体重增长，减轻肥胖。

准妈妈不要走或站太久

进入孕8月，胎宝宝慢慢发育成熟，准妈妈的子宫逐渐膨大。站立时，腹部向前突出，身体的重心随之前移，为保持身体平衡，准妈妈会不自觉地后仰，使背部的肌肉紧张，如果长时间站立，则会造成背部肌肉负担过重和腰肌疲劳，引发腰背疼痛，因此，准妈妈不宜站立或走动太久。在站立时，可适当地活动腰部，增加脊柱的柔韧性，减轻腰背痛的症状。为安全起见，不要攀到高处，也不要在地面湿滑的地方活动。到公园散步时，也要走一段歇一会儿，切勿太累。

在家里享受自然浴

置身于舒适优美的环境中，不但能呼吸到清新的空气，而且自然界的色彩与声响也让准妈妈从中感受到美与欢乐，自觉心情轻松愉快，进而熏陶腹中的胎宝宝，真正达到“气美潜通，造化密移”。不过，到了本月，准妈妈的腹部更大了，行动有些迟缓，如果不方便再到大自然中去呼吸自然的芳香，也可以在家呼吸自然的味道。

具体做法为：

·拖地时，在最后的漂洗水中滴入几滴安全的精油，比如茶树油或柚子油，在房间的喷雾器中也滴入几滴。

·选择有机蜡烛，即原材料为大豆油或蜂蜡、由工匠手工制作的蜡烛。它们的香味是自然的，来源于真正的植物精油，例如柑橘类植物。

·在少量水中加入一小把丁香和碎肉桂，然后煮开，让香味充满厨房。

·在厨房里放一碗小苏打、白醋或半个柠檬，用来吸收厨房里难闻的气味。

温馨提示

空气中不仅有大量的尘埃，而且还混杂不少的有毒物质，如铅、砷等元素，它们会落在准妈妈的嘴唇和皮肤上，这些物质一旦进入准妈妈的体内，会使胎宝宝无辜受害。所以，准妈妈要注意身体的清洁。

快乐胎教进行时

这周胎教重点仍是按时与胎宝宝进行音乐方面的沟通。现在，准妈妈准备好了吗？与自己最爱的胎宝宝一起来个音乐之旅吧！

让胎宝宝感受莫扎特的《春泉》

在阳光灿烂的下午，准妈妈不妨静下心来听听莫扎特的音乐，感受一下音乐给自己带来的感官上的享受和放松的心情。莫扎特的音乐清明高远，淳朴优美，真挚温暖，有如天籁一般，常常被誉为“永恒的阳光”。《春泉》就是其中比较有代表性的一首曲子。这首乐曲有人性的关怀，充满真、善、美。沐浴在这样的音乐光芒里，胎宝宝和准妈妈可以感受到平静和祥和。

与胎宝宝一起欣赏《欢乐颂》

准妈妈不妨来听听《欢乐颂》这样的音乐，它所表现的不是缠绵的情意，而是歌颂仁爱、欢乐、自由的伟大理想：“欢乐女神圣洁美丽，万丈光芒照大地，我们心中充满热情，来到你的圣殿里。”表现的是一种崇高、圣洁的美。准妈妈除可产生欢乐之情外，还可增添信心和勇气。

欣赏圆舞曲《蓝色多瑙河》

圆舞曲《蓝色多瑙河》是约翰·施特劳斯所作170多首圆舞曲中曲调最优美、最具代表性的一首。这支著名的圆舞曲旋律优美动人，节奏富于动感，适合准妈妈在怀孕中晚期听。

不适与疾病应对

不断增大的子宫压迫下腔静脉使血液回流不畅，而形成下肢水肿。而多胎妊娠的准妈妈会出现贫血的情况。看看什么方法可以帮助准妈妈缓解这些不适。

缓解下肢水肿

孕晚期准妈妈往往会出现下肢水肿的现象，下面几个方法可以缓解水肿：

·散步：借助小腿肌肉的收缩力可以使静脉血顺利地回流到心脏，有效预防水肿。

·控制盐分摄入：过多地摄取盐分会引起水肿，因此怀孕期间要注意控制盐分的摄入。

·平躺后把脚稍稍抬高：能够使血液更容易回到心脏，水肿也就比较容易消除了。

·通过按摩促进血液循环：对于水肿的预防是很有效的。做按摩的技巧是：从脚向小腿方向逐渐向上按摩，帮助血液返回心脏。若在睡前进行的话，可以解除腿部酸痛，有助于睡眠。此外，洗澡时按摩也是不错的选择。

多胎妊娠易贫血的应对

多胎妊娠准妈妈的血容量比单胎妊娠明显增多，铁的需求量也增大，往往容易出现贫血。为了防治贫血，除加强营养，食用新鲜的瘦肉、蛋、奶、鱼、动物肝脏及蔬菜、水果外，进入妊娠后期，还应每日适量补充铁剂、叶酸等。

好“孕”历程周报

胎宝宝长得越来越大，子宫内的空间就显得越来越小了。准妈妈则在继续忍受着疲劳、疼痛、胃胀等各种身体不适。

胎宝宝发育状况

这一周胎宝宝各个器官继续发育完善，肺和胃肠接近成熟，可以有呼吸能力和分泌消化液。胎宝宝每天都吞咽羊水，吞进去的羊水经过膀胱又排泄在羊水中。子宫羊水过多表明胎宝宝可能没有正常的吞咽或有肠胃障碍；羊水不足则说明胎宝宝没有正常排尿，意味着膀胱或输尿管可能有问题。在以后的几个星期，胎宝宝将继续努力增重，身体和四肢继续长大。胎宝宝的身体由红色逐渐变成粉红色。

准妈妈身体变化

孕31周的时候，准妈妈会发现胎动越来越少了。但是准妈妈不用担心，只要感到胎宝宝在腹中偶尔地活动，就说明他很好。原因很简单，胎宝宝越来越大了，活动的空间在减少，手脚不能自由地伸展了。

随着胎宝宝越长越大，准妈妈腹部的空间显得有些紧张，同时肋下觉得酸痛。夜里准妈妈可能要起来几次以使胎宝宝回到下腹，减轻肋下的压力。此阶段准妈妈可能已经注意到乳房分泌有微黄色的乳状液，这就是初乳。初乳在怀孕期间和分娩后几日内出现，比正常母乳厚浊。此时子宫收缩更为平常，每次持续30～60秒，有时长达2分钟。这是在为真正的分娩做好准备。

营养饮食“孕”味

虽然现在准妈妈的食欲受到了影响，吃什么可能都没有胃口，但为了胎宝宝的健康，还是要让自己摄入足够的营养。

最好三餐三点心

虽然现在准妈妈食欲不振，但还是建议每天吃5～6餐，还可以多吃一些有养胃作用、易于消化吸收的粥和汤菜。在做粥的时候，准妈妈可以根据自己的口味和具体情况添加配料，或配一些小菜、肉食一起吃。粥可以熬得稠一些，也可以熬得稀一些。

温馨提示

青椒含有蛋白质、糖、矿物质、辣椒素等多种营养素。其中，辣椒素能够刺激唾液及胃液分泌，使胃肠蠕动加快，增进食欲及帮助消化。

适量多吃点海带

海带富含碘、钙、磷、硒等多种人体必需的微量元素，其中钙含量是牛奶的10倍，含磷量比所有的蔬菜都高。海带还含有丰富的胡萝卜素、维生素B_1等营养成分，有美发，防治肥胖症、高血压、水肿、动脉粥样硬化等功效。海带不仅是准妈妈最理想的补碘食物，还是促进胎宝宝大脑发育的好食物。

最适合准妈妈的海带吃法是与肉骨或贝类等配合清煮做汤，清炒海带肉丝或海带虾仁，或与绿豆、大米熬粥，还有凉拌也是不错的选择。在用海带煮汤时需注意，海带要后放，不加锅盖，大火煮5分钟即可。炒海带前，最好先将洗净的鲜海带用开水焯一遍，这样炒出来的菜才更加脆嫩鲜美。海带性寒，对准妈妈来说，烹饪时宜加些性热的姜汁、蒜蓉等，而且不宜放太多油。

夏天可以这样吃

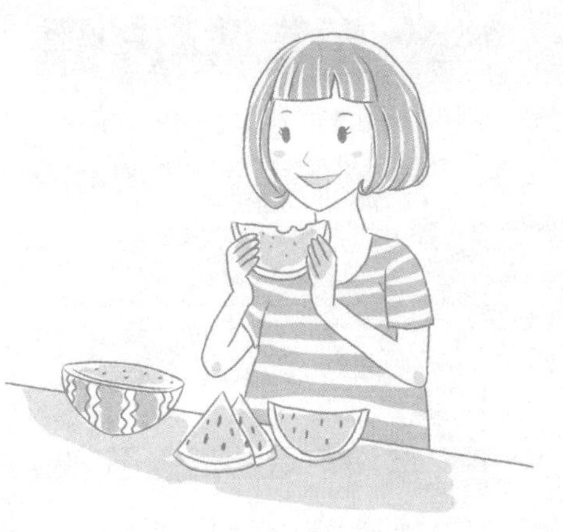

首先，应让准妈妈多吃新鲜蔬菜，如小白菜、黄瓜、黄豆、番茄、扁豆、冬瓜等。其次，应多吃豆制品，如豆腐、豆腐干、豆腐皮及豆浆等。因为豆制品中含有25%～40%植物蛋白质和人体必需的氨基酸。最后，准妈妈可适量吃些鸡肉、鸭肉，多喝爽口的菜汤如紫菜汤、金针菇木耳蘑菇汤等。如果准妈妈觉得肉类油腻，不爱吃，可改变烹调方法，如在肉末里加些面粉、蛋清后搅拌成糊状，在铁锅上做成薄饼或做成肉丸子汤，这样可促进准妈妈的食欲且营养更丰富。

另外，准妈妈应适量吃些水果，如西瓜、香蕉、草莓等，多饮水果汁，及时补充因出汗过多而失去的水分，但不要饮酒、咖啡和可乐等刺激性饮料。

水果不能当饭吃

准妈妈多吃一些水果是有好处的，水果含有一定量的碳水化合物、丰富的矿物质和维生素。准妈妈多吃水果，可以减轻妊娠反应，促进食欲，对胎儿的健康成长有好处。但吃过多的水果，有的准妈妈甚至一天吃下2～3千克，这不仅不科学，甚至还有害处。

研究发现，准妈妈过量食用水果除容易引发贫血、高脂血症外，还有导致妊娠糖尿病的趋势。妊娠糖尿病是指准妈妈孕期糖代谢异常，导致血糖升高，通常在产后两个月内恢复正常。它的发病原因多是因为饮食不当，过量吃水果是最大诱因。

一般来说，准妈妈每天摄取500克水果已经足够。水果除了提供维生素、膳食纤维外，其他营养成分并不多，反而含糖量不低，多吃极易造成热量积聚，导致肥胖等疾病。近年来，准妈妈因暴食水果而引发妊娠糖尿病的例子屡见不鲜。

日常健康护理

孕晚期的准妈妈已经大腹便便、行动不便了，所以在洗澡时一定不能忽视安全问题。那么，准妈妈该怎样给自己洗一个“安全、健康、快乐”的澡呢?

洗澡前后的温差不宜过大

洗澡前后的温差过大，很容易刺激准妈妈的子宫收缩，造成早产。冬天气温低，不宜马上进入高温的浴室中洗澡，应慢慢适应浴室内逐渐升高的温度；夏天气温高，准妈妈不能求凉快而洗冷水澡，洗澡的水温应适中，不宜过冷或过热。

让洗澡成为一件快乐的事情

要让洗澡变成一件很开心的事情，准妈妈可以试试以下方法：

·听音乐。在洗澡时听音乐，可以让准妈妈放松心情，保持快乐轻松。

·适当按摩。要尽量动作轻柔地清洗身体，并适当按摩，这也可以让自己十分放松。

·适当使用精油。有些精油如柠檬精油、茉莉花精油等，有舒缓神经、提高精力的作用。准妈妈在洗澡时，可以根据自己的喜好稍稍使用一点点，既可以放松心情、缓解身体的疲劳，又可以给自己和胎宝宝的鼻子“加餐”。

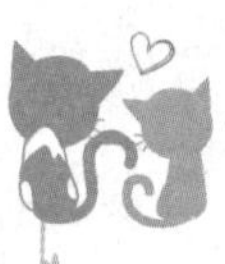

专家答疑

坐浴有什么危害?

我们知道，孕期不要坐浴，坐浴麻烦多多，到了孕晚期就更不能坐浴。如果准妈妈坐浴，浴后的脏水有可能进入阴道，而阴道的防病力减弱，就容易引起宫颈炎，甚至发生宫内或外阴感染而造成早产。

快乐胎教进行时

胎宝宝到了第31周，已经是一个能听、能看、能“听懂”话、能理解父母的小人了，对胎宝宝说话绝不是“对牛弹琴”，准爸爸准妈妈应不失时机地加紧与胎宝宝之间的语言沟通与音乐刺激，对胎宝宝施以良性刺激，以丰富胎宝宝的精神世界。

准爸爸讲故事

准爸爸用浑厚、富有磁性的声音给胎宝宝讲个故事，胎宝宝一定会喜欢。

《手捧空花盆的孩子》

从前有一个国王，要找一个诚实的孩子继承王位。于是他给许多孩子发了花种子，并且宣布：“谁能用这些花种子培育出最美丽的花朵，谁便是我的继承人。”

其中有一个叫雄日的孩子，每天用心地培育、观察。就这样，好多天过去了，仍然不见花盆里的种子发芽。雄日很担心，妈妈便让他把花盆里的土换一换，可仍不见种子发芽。

国王规定的日子到了，无数个穿着漂亮的孩子，捧着盛开着鲜花的花盆来到王宫，只有雄日手里捧着个空花盆在一旁流泪。

国王来到他面前，问道：“你为什么拿个空花盆呢？”雄日把自己种花的经过说了一遍，国王听了，高兴地拉着他的双手，大声地说：“这就是我要找的继承人！因为我发给你们的花种子都是煮熟的，根本发不了芽，开不了花。”

原来其他孩子都换了另外的种子来种花，不是诚实的孩子。

和胎宝宝聊聊天

准妈妈和胎宝宝交流的话题可以从平常聊天里寻找，也可以专门去做某些事情，来与宝宝沟通和交流思想感情。例如，可以整理一下相册，回想那些值得回忆的经历，并通过照片将故事说给胎宝宝听。在情感的转述中，让胎宝宝在潜意识里感受到你的爱。

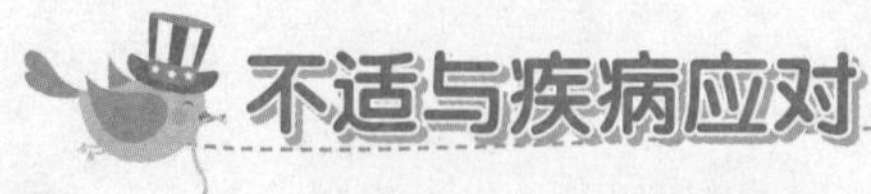

不适与疾病应对

孕晚期，很多准妈妈在遭受着不适与疼痛的折磨，其实，日常生活中注意姿势，是可以预防和缓解这些疼痛的。

预防孕期心悸

随着妊娠的进展，准妈妈子宫变大压迫心脏和肺，使心脏负荷加重；如果患有心脏病、贫血、高血压等疾病，也可能引起心悸。为避免心悸和呼吸困难，准妈妈应保持精神乐观，情绪稳定，避免惊恐刺激及忧思恼怒等。生活作息要有规律。饮食有节，宜进食营养丰富而易消化吸收的食物，尽量选择低脂、低盐饮食，忌烟酒、浓茶。不做太费力的活，避免剧烈活动。重症心悸应卧床休息，向医生咨询，听从医生指导。

预防膝盖劳损

由于准妈妈在孕晚期身体越来越沉重，站立时会不自然地将双脚伸直，这样会令膝盖软骨劳损，于是常常感觉膝盖部位疼痛。为了预防和缓解膝盖疼痛，准妈妈可以参考下面介绍的方法：

· 准妈妈坐在椅子上，屈膝成90°，在膝部内侧肌肉隆起处，以拇指打圈揉按膝盖旁的血海穴，分别以顺时针方向及逆时针方向揉按30圈，以有酸胀的感觉为宜。

· 准妈妈扶住身旁的桌子或椅子，轮流单脚站立，另一只脚向后成90°弯曲，然后放松伸直。这个动作要重复20次。准妈妈长时间站立时，每半个小时就要做1次。

· 准妈妈在站立时，要避免自己上半身向前倾，而双脚又绷得太直，这样会使膝盖部位受力过多，造成疼痛。

好“孕”历程周报

怀孕到第32周的时候，准妈妈的体重开始快速增长。因胎宝宝迅速成长，这个时期准妈妈的体重每星期增长0.5千克左右。这时的胎宝宝体重约为新生儿的1/3或1/2，余下的体重将在剩余的7周时间内增长。

胎宝宝发育状况

在本周，胎宝宝脸上的皱纹已经消失，可能长出了茂密的头发。不过胎宝宝出生后头发的浓密稀疏并不取决于这时候胎宝宝头发的密疏。如果胎宝宝是男孩，他的睾丸可能已经从腹腔进入阴囊，但是有的胎宝宝可能会在出生后当天才进入阴囊；如果是女孩，她的大阴唇明显隆起，左右紧贴。胎宝宝的骨架已完全形成，肺部和消化器官完全形成。

准妈妈身体变化

本周准妈妈乳房比以前膨胀得更为显著，甚至会有疼痛感，有些准妈妈还能挤出透明、黏稠、颜色微白的液体。臀部也因脂肪的增多而显得更加浑圆，从外形上开始显现出较从前丰满的样子。另外，由于宫缩的频率有所增加，准妈妈会想知道分娩到底是怎样的，多数准妈妈都有这种想法。到本周为止，准妈妈的血容量增加了40%～50%，这样能保证供应给胎宝宝足够的养分，同时也是为分娩时出血作储备。

由于子宫底压迫胃部，准妈妈开始像早孕反应一样重新感到恶心。当准妈妈的胸部异常难受无法顺利进食时，不要一次吃过多的食物，可以分次食用。随着预产期临近，子宫底将自动下滑，胃部的压迫感会随之消失。

营养饮食"孕"味

孕晚期由于胎宝宝各器官组织迅速增长，尤其是大脑细胞的增长和胎宝宝体内营养素储存速度进一步加快，故胎宝宝需要的营养也较孕早、中期更为丰富。

食用富含营养物质的食品

含有丰富胶原蛋白的食品，如猪蹄等，有助于增加皮肤的弹性；核桃、芝麻和花生等含不饱和脂肪酸丰富的食物，以及鸡肉、鱼肉等易于消化吸收且含丰富蛋白质的食物；芹菜和莴苣等含有丰富维生素和矿物质的食物，都适合孕晚期的准妈妈。

黄瓜是准妈妈最好的蔬菜

黄瓜含有相当丰富的钾盐、胡萝卜素以及维生素、糖、钙、磷和铁等营养素。鲜黄瓜含有抑制糖转化为脂肪的丙氨酸、乙酸等成分，有抑制糖转化为脂肪的作用，故对防止孕期增重过多有益。黄瓜还含有较多的水溶性维生素和纤维素，能促进胃肠蠕动，加速体内粪便的排泄，并有降低胆固醇的作用。黄瓜富含水分，可以当做水果食用，既补充维生素，防治便秘，又可以减少糖分的摄入，是适宜准妈妈食用的蔬菜。

多吃保护眼睛的食物

山桑子被称为眼睛的保护神。山桑子能够加速视紫红质再生的能力，以促进视觉敏锐度。山桑子中的花青素成分，能有效抑制破坏眼部细胞的酵素。除了山桑子之外，也可多吃其他富含花青素的食物如红色、紫色、紫红色、蓝色等颜色的蔬菜、水果或浆果，如红甜菜、红番茄、茄子、黑樱桃皮、巨峰黑葡萄、加州李、油桃等。

日常健康护理

距离分娩的日子越来越近了，但准妈妈不能放松警惕，不仅要做好自我监护，在生活中还要切记避免剧烈的运动。

时刻注意身体状况

在32周时，准妈妈会面临身体上的诸多突发问题，如果有以下症状，准妈妈一定要多加注意了：突然的体重增加，手、脸水肿，头痛，视力改变等，这很可能是子痫前期的信号，提示可能存在高血压和蛋白尿，对准妈妈和胎宝宝都有影响。情况严重时，应及时到医院就诊检查。

温馨提示

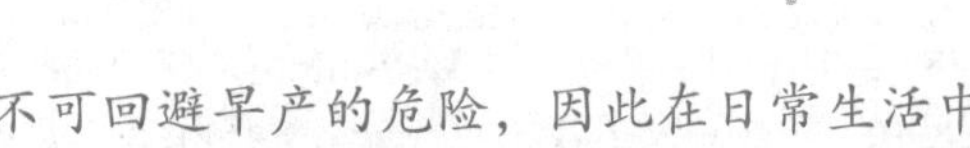

到了孕晚期，任何准妈妈都不可回避早产的危险，因此在日常生活中需要多加小心。平时应避免剧烈运动，尽量少做压迫腹部的动作。

重视孕晚期产前检查

一般来说，孕32～36周，每2周去医院检查1次，孕36周以后每周检查一次。

·产科检查：测血压、体重、宫底高度和腹围，听胎心、查胎位，注意有无水肿，估计胎宝宝大小，测量骨盆（24～36周间），预测分娩方式。

·辅助检查：复查血常规、尿蛋白、肝功能；腹部超声检查，了解胎宝宝成熟度及胎位；做胎宝宝心电图监护。指导孕期卫生营养及自我监护。

重视外阴护理

到了孕晚期，准妈妈的白带会越来越多，这是由于宫颈、子宫内膜的腺体分泌旺盛所致。如果护理不当，可能引起阴道炎，导致胎宝宝在出生经过阴道时被感染。因此准妈妈要格外注意外阴卫生。每天用温开水清洗外阴2次，天天换内裤，洗净后在日光下晾晒消毒。

确保睡眠的质与量

孕晚期不少准妈妈开始为睡眠苦恼，睡眠不足的准妈妈要注意，睡眠障碍会导致不易顺产。那些夜间睡眠少于6小时的准妈妈产程较长，且剖宫产概率为正常人的4.5倍。睡眠严重障碍的准妈妈产程更长，剖宫产概率为正常人的5.2倍。

密切关注胎动的变化

准妈妈到了32周都在为肚子里的宝宝担心一件事情，那就是脐带会不会把胎宝宝的脖子绕住。虽然脐带绕颈1周或者2周不会对胎宝宝造成危险，但还是有些胎宝宝会因胎盘早期剥离或脐带扭转等发生意外事故，其中以脐带扭转的发生最为突兀。所以，准妈妈要时刻注意胎动，经由定期产前检查大都能够及早发现而加以处理。

准爸爸的职责

孕晚期，准妈妈身心负担加重，又要面对分娩，更需要丈夫的关心。准爸爸在这一时期的主要责任有：

· 理解妻子此时的心理状态，解除妻子的思想压力。对妻子的烦躁不安和过分挑剔应加以宽容、谅解，帮助妻子消除对分娩的恐惧心理。

· 保证妻子的营养和休息，使其为分娩积蓄能量。丈夫要主动承担家务，还要注意保护妻子的安全，避免妻子遭受外伤。

· 参与胎教，做好家庭自我监护，以防早产。

快乐胎教进行时

越来越多的准爸爸不愿在胎宝宝的成长过程中缺席，从胎宝宝在准妈妈的肚子中孕育开始，他们就希望有参与的机会，对于胎宝宝的胎教，更是不愿袖手旁观。

通过数胎动与胎宝宝交流

准爸爸有一个每天都要完成的任务，就是帮准妈妈一起数胎动。其实，准爸爸还可以通过数胎动直接与胎宝宝交流情感。准爸爸在数着胎动的时候，可以发挥自己的想象，想象着和胎宝宝对话，对胎宝宝的美好祝福与愿望都可以在数胎动时说出来。由于胎宝宝对男性低沉的声音较为敏感，因此准妈妈也可以让丈夫抚摸着自己的肚子和胎宝宝说说话，让未来的宝宝也熟悉一下爸爸的声音。也可以念儿歌，讲童话，或者给胎宝宝唱歌。由准爸爸通过准妈妈的腹部轻轻地抚摸腹中的胎宝宝，并实施对话："哦，小宝宝，爸爸来啦，这是小脚丫，这是小手，让爸爸摸摸。"准爸爸多对胎宝宝讲话，不仅可以增加夫妻间的恩爱，还能将父母的爱传给胎宝宝。

和胎宝宝"藏猫猫"

准爸爸可以和胎宝宝进行有趣的游戏胎教训练。为了提高趣味性，准爸爸可以从简单的抚摸提升为有内容的游戏，例如藏猫猫游戏：让准爸爸轻轻拍打妻子腹中的胎宝宝，然后对胎宝宝说："爸爸要藏起来了，小宝宝找找看。"然后把脸贴在妻子另一边的腹壁上，让胎宝宝寻找。如果胎宝宝正好踢到准爸爸的脸颊，一定要对胎宝宝给予表扬。这种游戏胎教训练，不但增进了胎宝宝活动的积极性，而且有利于胎宝宝智力的发育。

不适与疾病应对

在孕28周前胎宝宝尚小，羊水相对较多，即使胎位不正，大多也能自行转正，但若在孕30周后胎位仍不正，就要在医生的指导下进行自我矫正。

了解胎位不正的原因

胎位不正的发生原因与妊娠周数大小、骨盆腔大小与形状、子宫内胎盘大小与着床的位置、多胎次经产妇松弛的腹肌、多胞胎妊娠、羊水不正常、脐带太短、子宫先天性发育异常等因素有关。胎位不正不但会对母儿带来不良影响，也是造成难产的常见因素之一。对于胎位不正，医师会考虑为准妈妈制订胎位矫正方案，以便让腹中的胎宝宝翻转，确保在分娩时顺利安产。

胸膝卧位矫正胎位法

胸膝卧位矫正法适用于孕30周后胎位仍为臀位或横位且无脐带绕颈的情况。具体操作为：准妈妈于饭前、进食后2小时或早晨起床及晚上睡前，先排空尿液，然后松开腰带，双膝稍分开与肩同宽，俯卧在床上，双肘贴在床上，头歪向一侧，大腿与小腿或90° 直角，双手下垂于床两旁或者放在头两侧，形成臀高头低位，以使胎头顶到母体的横膈膜处，借重心的改变来使胎宝宝由臀位或横位转变为头位。每天做2～3次，每次10～15分钟，一周后进行胎位复查。

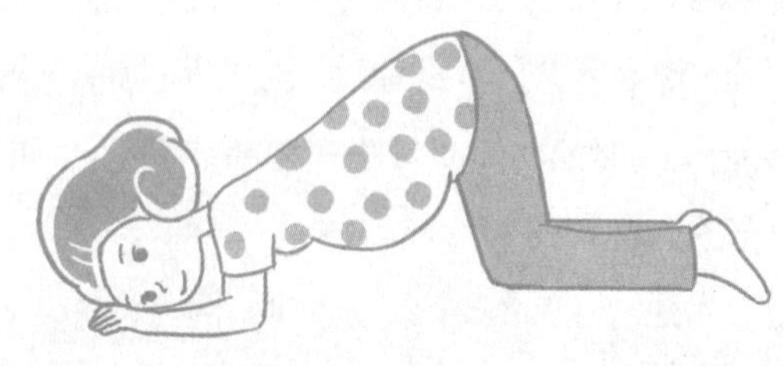

第十章

孕9月：胎宝宝更结实了

进入孕9月，胎宝宝显得比以前更圆润、胖实了。有的胎宝宝头部已经开始降入骨盆。为了减轻对分娩的紧张情绪，准妈妈们可以从现在开始学习一些分娩技巧，这对顺利生产可是很有帮助的。

好“孕”历程周报

孕33周，胎宝宝的听觉系统发育完成，如果在这时候给胎宝宝放些音乐，宝宝会对不同的音乐作出不同的反应。

胎宝宝发育状况

因为皮下脂肪的日益增加，胎宝宝显得比以前更圆润、胖实了。有的胎宝宝头部已经开始降入骨盆了，而且长了一头胎发，但是也有的胎宝宝头发比较稀少。此外，胎宝宝的小指甲已经长到指尖了。

胎宝宝的呼吸系统和消化系统发育已经接近成熟。这时应当注意头的位置，胎位正常与否直接关系到是否能够正常分娩。

胎宝宝继续蓄积皮下脂肪，皮肤也不再又红又皱了。

胎宝宝现在头骨很软，每块头骨之间有空隙，这是为在生产时头部能够顺利通过产道做准备。但是身体其他部位的骨骼已经变得很结实。

准妈妈身体变化

虽然由于身体的长大，胎宝宝的活动受到限制，但准妈妈已能分辨胎宝宝的小膝盖、小脚和小胳膊肘了。同时准妈妈也会注意到胎宝宝有节奏的轻微的活动，那是胎宝宝在打嗝呢。

此时准妈妈可能会有胎膜早破的情况发生，尤其是睡觉时。不过也有可能是尿液。准妈妈要仔细分辨，一旦发现是胎膜破裂，请立即与医生联系。

如果是初产妇，这时候胎宝宝的头部已经降入骨盆，紧紧地压在子宫颈上；而对于经产妇，胎宝宝入盆的时间会较晚些。准妈妈子宫压迫膀胱，造成排尿次数增多。

营养饮食“孕”味

随着孕期的深入，准妈妈的不适感越来越强烈，这会影响准妈妈的食欲，可以在日常饮食上多变换花样，让准妈妈吃饱吃好。

鸡蛋最好煮着吃

准妈妈在妊娠晚期每天吃1～2个鸡蛋足够，若同一天吃了豆制品或吃了鱼虾，那么就要减少鸡蛋的摄入量。鸡蛋最好是煮熟吃，煮熟的鸡蛋比油煎蛋白质保留更完整。煮开锅后再煮5～7分钟即可，这样的鸡蛋较嫩。也可做荷包蛋，这两种做法都易消化吸收。

适量多吃点水果

在孕晚期，准妈妈应继续保持原来的良好饮食方式和饮食习惯。另外，可以在妊娠晚期适当吃些对人体有益的水果。

· 梨：可以清热降压、利尿、清心润肺，缓解妊娠水肿及妊娠高血压综合征。梨还具有镇静安神、养心保肝、消炎镇痛等功效，所以准妈妈可适当地吃一些。

· 苹果：有开胃健脾、治疗腹泻等功效，很适合准妈妈食用。

· 香蕉：维生素和矿物质含量全面，对准妈妈和胎宝宝来说很有益。

· 柑橘：可补充维生素C的不足，常吃还可以开胃理气、润肺宽胸、顺气健脾、止咳化痰，对于妊娠食少、呕吐、胸腹胀满者尤为适宜。

加餐多点花样

在孕晚期，准妈妈需要更多的营养，加餐是补充营养的好方法。加餐要注意食物的多样化和营养的均衡。一般来说，在早餐和午餐之间或者下午4点钟左右，吃25克左右的芝麻糊，能够为准妈妈提供能量。

日常健康护理

随着准妈妈身体的笨拙，已经不再适合骑自行车上班或外出了，这时准妈妈可以做一些简单的运动。

根据自身情况选择运动方式

在孕晚期，适当的运动是必要的，但也要根据自身的基本状况来选择合适的运动项目，同时在运动中要根据自身感觉的舒适程度及时调整。在任何时候都应避免运动造成的疼痛、虚脱、头晕等症状。一旦出现因运动造成的不适，应立即前往医院诊治。

简单的孕期沙发操

准妈妈可以试试简单易学的沙发操，让自己的身体焕发活力。

·伸展颈部：端正地坐在沙发上，右手从头上伸过抓住左耳，左手也放在头上，头部向左弯曲。这个伸展动作持续10秒钟，而后回复原位。另一侧采取同样的动作。每侧做4～5次。

·放松脊柱：坐在沙发边上，一只手放在胯部，另一只手放在肚脐之下，然后骨盆慢慢地向前、向后伸展。这种摇摆运动幅度可以稍微大一些，使胯骨和腰脊能够得到伸展。重复5次。

不宜再骑自行车

孕晚期准妈妈身体比较笨重，肢体又不灵活，应付紧急情况的能力差，如果孕晚期骑车危险性比较大，一旦发生撞伤很可能引起软组织损伤或者早产，特别危险的是外伤有可能引起胎盘早剥、阴道大出血，也有可能发生胎宝宝宫内窒息、死亡等危险。所以建议准妈妈在孕晚期不要骑车上班或外出。

快乐胎教进行时

准妈妈一定知道音乐是一种艺术胎教，但是你知道还有其他艺术胎教的方式吗？绘画和剪纸同样也是艺术胎教。

准妈妈动手：画画和剪纸

画画、剪纸不仅能提高人的审美能力，使人产生美的感觉，还能通过笔触和线条，释放内心情感，调节心绪平衡。画画的时候，不要在意自己是否画得好，可以持笔临摹美术作品，也可随心所欲地涂抹，只要你感到快乐和满足，就可以画下去。准妈妈还可以学习一些剪纸艺术。剪纸时，要先勾轮廓，而后细细剪，剪个“胖娃娃”“双喜临门”“喜鹊登梅”“小儿放牛”，或宝宝的属相，如牛、猪、狗、兔、鸡、虎、羊等，别怕麻烦，重点不在于你剪得好坏，而在于你是否用心向胎宝宝传递深深的爱和美的信息。

编织艺术与胎教

孕期勤于编织的准妈妈，所生的孩子会比在孕期不喜欢动手动脑的准妈妈所生的孩子，日后更“手巧、心灵”一些。在进行编织时，会牵动肩膀、上臂、小臂、手腕、手指等部位的30多个关节和50多块肌肉。这些关节和肌肉的伸屈活动，只有在中枢神经系统的协调配合下才能完成。手指的动作精细、灵敏，可以促进大脑皮层相应部位的功能发展，通过信息传递的方式，促进胎宝宝大脑发育和手指的精细动作。

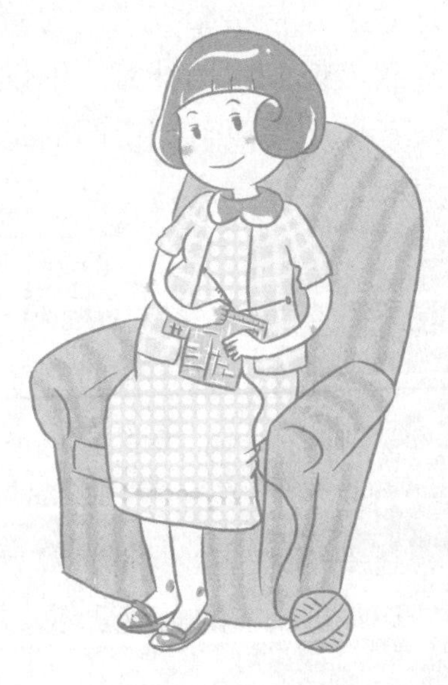

不适与疾病应对

孕期准妈妈的心脏负担加重，可能会出现缺氧现象，尤其是孕晚期的准妈妈通常会有心慌的感觉。如果准妈妈缺氧，到底应该怎么办呢？能不能吸氧呢？

准妈妈如何应对缺氧

在怀孕期间，准妈妈身体发生系列变化，其需氧量是常人的2倍左右，检验证明，许多准妈妈都有程度不同的缺氧。俗话说“一人怀孕，两人补”，女性一旦进入孕产期，平时一个人的营养吸收量很难再满足两个人的需要，氧气更是如此。

准妈妈缺氧在医学上又称为胎儿宫内窘迫。造成准妈妈缺氧的原因很多，如准妈妈患有心、肺、肾等器官的慢性疾病。准妈妈自身缺氧，容易导致胎宝宝也缺氧，进而影响胎宝宝发育。所以在孕晚期，最好准备一台家用制氧机，每天坚持吸 1 ~ 2 次氧，每次15分钟，以保证准妈妈与胎宝宝获得充足的氧气。准妈妈吸氧之后，其血氧浓度增加，氧通过胎盘带给胎宝宝，为胎宝宝以后的健康、智力打下坚实的基础。所以说及时和定期补氧，不仅可以防止各种缺氧症状，同时有利于安胎、保胎。但需要特别说明的是，缺氧的准妈妈一定要在医生指导下吸氧，这样才更安全。

孕晚期脱发的应对

由于孕期荷尔蒙的变化，大多数准妈妈的头发可能会变得干枯、分叉或断掉。尤其是在孕晚期，头发会从根部断掉，看起来就像脱发一样。对此，准妈妈们不用担心，这只是一种暂时性的脱发现象，只要避免摄取过多的糖、盐、油等，以免头皮产生过多油脂，并注意对头部做些按摩，以促进头皮的血液循环，帮助毛囊吸收养分，就可改善脱发现象。

好“孕”历程周报

此时胎宝宝应该已经为分娩做好了准备，大部分胎宝宝已经将身体转为头位，即头朝下的姿势。从这时起，医生会格外关注胎宝宝的位置，胎位是否正常直接关系到是否能正常分娩。

胎宝宝发育状况

胎宝宝的骨骼已经相当结实了，皮肤也圆润了。在第34周，胎宝宝的中枢神经系统继续发育，肺部已经发育得相当良好，即使离开准妈妈的子宫也可以生存。每天胎宝宝都排出大约600毫升的尿液。胎宝宝皮肤上的胎脂越来越厚，而胎毛几乎已经全部脱去。胎宝宝的头部向骨盆方向下降，为出生做准备。

准妈妈身体变化

到孕34周，医生会对胎位特别关注，因为胎位正确与否关系到准妈妈能否正常分娩。如果是臀位，即胎宝宝的臀部朝下，就是胎位不正，要请医生帮助纠正，以便顺利生产。对第一次生产的准妈妈，这时胎宝宝头部大多已经降入骨盆，紧压子宫颈口了。现在也许准妈妈的腿脚肿得更厉害了，但是不可以减少水分的摄入量，因为现在准妈妈和胎宝宝都需要水，而且需要大量的水。准妈妈子宫的顶部已经超过肚脐，体重变化不大，但会感觉到胎宝宝下坠。

对分娩的恐惧和巨大的身体变化常常使准妈妈的情绪变得不稳定。这时离分娩还有一个多月的时间，准妈妈保持平和的心态、保证充分的休息非常重要。

营养饮食"孕"味

孕晚期，准妈妈一定要合理营养，平衡膳食，不可暴饮暴食，注意防止肥胖。

保证蛋白质、控制脂肪

孕晚期要控制糖类食物和脂肪含量高的食物，米饭、面食等粮食均不宜超过每日标准供给量。动物性食物中可多选择含脂肪相对较低的鸡、鱼、虾、蛋、奶，少选择含脂肪量相对较高的猪、牛、羊肉，并可适当增加一些豆类，这样既可以保证蛋白质的供给，又能控制脂肪量。

摄取足量膳食纤维

逐渐增大的胎宝宝给准妈妈带来负担，准妈妈很容易发生便秘。为了缓解便秘带来的痛苦，准妈妈应该注意摄取足够量的膳食纤维，以促进肠道蠕动。全麦面包、芹菜、胡萝卜、甘薯、土豆、豆芽及菜花中都含有丰富的膳食纤维。

葡萄是最好的滋补佳品

葡萄性平味甘酸，有补气血、强筋骨之功，历代中医均把它奉为补血佳品。葡萄含大量葡萄糖，对心肌有营养作用，由于钙、磷、铁的含量相对高，并有多种维生素和氨基酸，是准妈妈、老年人及体弱贫血者的滋补佳品，对贫血和过度疲劳者也有较好的滋补作用。

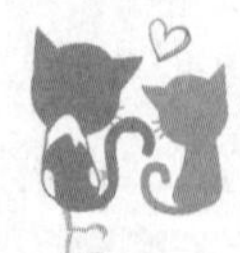

专家答疑

孕晚期食欲不振怎么办

有些准妈妈在妊娠晚期会再度发生食欲缺乏、呕吐等情况，所以最好能在正餐之间吃些零食和点心，如牛奶、面包、饼干等。

日常健康护理

越来越大的肚子可能使准妈妈心慌气喘、胃部胀满，生活越来越显得不轻松了。预产期越来越近，准爸爸、准妈妈要为即将出生的宝宝做些什么功课呢？

继续进行适宜运动

妊娠最后2个月不宜参加剧烈运动，以免早产，尤其是那些有过流产史的准妈妈更应注意。这一时期，可以继续散散步，做做广播操。

为宝宝选购衣服

婴儿的衣服不用准备得太多，因为孩子长得很快。婴儿在出生以后的几个月内很怕冷，因此无论是在夏天出生还是冬天出生，都应该准备毛织品。给孩子用的毛织品应选购质量好的毛线，在多次洗涤后不会发硬、失去弹性。婴儿的衣服应该肥大，纯棉质地，颜色要浅，质地要非常柔软。孩子的内衣接触皮肤的一面不要缝针脚，不要用带子或纽扣，可选用尼龙搭扣。

纸尿裤的选择

纸尿裤给育儿工作带来了很大便利，但在挑选纸尿裤时要注意以下几方面：吸尿快，能吸收多次尿液；有抑菌作用；弹性腰围；有防漏折边；透气不透水；柔软舒服。

准备尿布很有必要

准备尿布很必要。虽然有纸尿裤，但也要准备20～30块尿布，要柔软、吸水性强的。可以用浅色的旧棉布床单、被里、纯棉T恤等制作尿布，但一定要清洁卫生，可煮沸消毒。

注意餐具的安全和卫生

由于餐具直接接触口腔，因此对健康至关重要，尤其是对身体相对虚弱的准妈妈，一旦稍不留神用了材料不合格或不卫生的餐具，不仅会危害自身的健康，还会对胎宝宝的健康造成威胁。因此，准妈妈使用的餐具，用前一定注意认真消毒。

孕晚期更需要心平气和

临近预产期，有的准妈妈会变得急不可待。要知道，新生宝宝所具有的一切功能，产前的胎宝宝已完全具备。一条脐带，连接了母子两颗心，母亲着急，心情不好，直接会影响胎宝宝，所以在这一段时间里准妈妈一定要心平气和。

准妈妈吸氧要谨慎

夏季天气炎热，正常人都会出现气短的情况，更何况是怀孕的准妈妈呢？在怀孕期间，准妈妈的心脏负担会加重，如果心脏代偿能力差，可能出现缺氧现象，尤其是怀孕晚期的准妈妈通常会有心慌的感觉。如果准妈妈缺氧，到底应该怎么办呢？能不能吸氧呢？

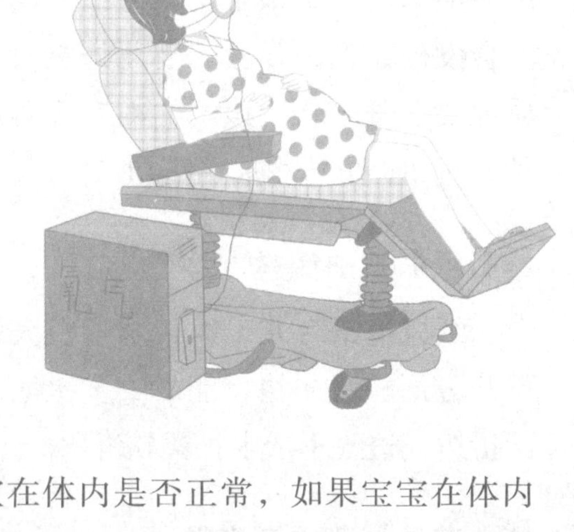

如果准妈妈出现缺氧，建议先到妇产医院做个检查，看胎宝宝在体内是否正常，如果宝宝在体内情况正常，只是准妈妈自己感觉不舒服、呼吸不畅，应遵照医生的指导，进行吸氧治疗。一般吸氧治疗的原则是：吸氧时间不宜太长，一般控制在半小时以内。吸氧次数一般2天1次。吸氧可在家中进行，也可在医院内进行。

快乐胎教进行时

胎宝宝此时对准妈妈的声音已十分敏感。亲切的语调，动听的语言，通过语言神经的震动传递给胎宝宝，使胎宝宝产生一种安全感。

给胎宝宝上常识课

对于母亲来说，喃喃自语般地将一天中看到的、听到的和经历的事情讲述给腹中的宝宝，既是语言胎教中很有意义的常识课内容，又是牢固母子之间感情、培养孩子感受能力和思维能力的基础。

例如：当准妈妈正在散步时，就可以一边走一边给腹中的胎宝宝上课："宝宝，看，树上的两只小鸟。鸟儿是有翅膀的，它们可以在天空中飞翔，它们有的还特别会唱歌，歌声可好听啦！"在吃饭时，也可对胎宝宝这样说："宝宝，你看，餐桌上有什么？让妈妈来告诉你——有鱼、鸡翅、豆角，还有一盘水果沙拉，这些都是妈妈最爱吃的！"

抚摸胎宝宝头部、背部和四肢

随着胎宝宝的进一步发育，准爸爸用手在准妈妈的腹壁上能清楚地触到胎宝宝的头部、背部和四肢。可以轻轻地、有规律地来回抚摸其头部、背部、四肢。当胎宝宝感受到触摸的刺激后，会做出相应的反应。触摸顺序可由头部开始，然后沿背部到臀部至肢体，要轻柔有序，有利于胎宝宝感觉系统、神经系统及大脑的发育。

抚摸胎宝宝可选择在晚间9点左右进行，每次5～10分钟。在触摸时要注意胎宝宝的反应，如果胎宝宝是轻轻地蠕动，说明可以继续进行；如果用力蹬腿，说明不高兴，就要停下来。

不适与疾病应对

日益膨大的腹部，给准妈妈的日常生活带来诸多不便。身心疲惫的准妈妈要克服身体上的不适，现在来学习一些应对不适的方法吧。

应对仰卧综合征

在孕晚期，当准妈妈仰卧时，由于增大而沉重的子宫压迫下腔静脉，使回心血量在短时间内突然减少，心脏搏出量减少，导致血压下降，从而出现心悸、出冷汗、面色苍白等现象。此时准妈妈只要转向左侧卧位，子宫对下腔静脉的压迫就会立即解除，上述症状也将随之消失。

预防肾盂肾炎

肾盂肾炎是妊娠期最常见的泌尿系统并发症，多发生在妊娠晚期。肾盂肾炎发生后，急性期患者可有高热、腰痛、尿急、尿频等症状。如发生在妊娠早期可引发流产，发生在妊娠晚期可引起早产。此病可反复发作，并可引起高血压。准妈妈应注意预防肾盂肾炎，在妊娠期多喝水，保持大便通畅。如发现有尿急、尿频等症状应及早治疗。

孕晚期耻骨疼痛的应对

过去偶尔出现的耻骨疼痛，现在就可能频繁出现了。准妈妈不要着急，这是孕晚期的常见问题，不必对此恐惧。如果是轻微疼痛，可以通过休息和其他一些方法来减轻疼痛，但是当剧烈疼痛时，最好到医院检查一下。

好"孕"历程周报

虽然现在距离预产期还有1个多月，但孕产期的前后2周都是正常的分娩时间。正是因为分娩时间的不确定性，所以准妈妈和准爸爸都要提前进入状态，做好分娩的准备工作。

胎宝宝发育状况

胎宝宝现在身体各部分都在积蓄脂肪，尤其是肩部。由于胎宝宝快速生长，子宫变得很挤，胎宝宝的运动减少，但他正变得越来越强壮和有力。除此之外，胎宝宝的两个肾脏已经发育完全，肝脏也可以自行代谢一些东西了。

胎宝宝的手指长出指甲，到出生时，才成为完整的指甲。胎宝宝在子宫内活动胳膊，有可能将自己抓伤，所以，我们会看到有的新生儿的脸上有指甲划破的伤痕。胎宝宝的肤色随着白色脂肪的堆积，变成粉红色。皮肤下面堆积的这种白色脂肪有助于调节胎宝宝的体温，并提供能量，在胎宝宝出生之后还具有调节体重的作用。随着脂肪层的生成，胎宝宝皮肤上的褶皱逐渐减少，同时，曾经覆盖在皮肤上起保护作用的胎脂也渐渐变厚。

准妈妈身体变化

进入怀孕第35周，准妈妈的子宫底达到最高位置，上升到了胸口部位，压迫胃、肺、心脏，因此这时呼吸困难和胃部不适的程度最为严重。由于没有食欲，饮食也变得没有规律，这又会导致便秘或痔疮的发生。另外，腿部可能感到刺痛、骨盆部位会出现麻木痉挛现象，这是因为胎宝宝的重量压迫了腿和骨盆的神经。疼痛特别严重的时候应向医生咨询，并接受适当治疗。

营养饮食“孕”味

现在这个阶段，正是准妈妈补锌和补血的好时机，补锌能够帮助准妈妈分娩，及时补血则能预防准妈妈贫血。

多吃高锌食物

孕晚期每天摄锌越多，自然分娩的机会就越大，反之，则只能借助产钳或剖宫产了。所以准妈妈要多吃一些富含锌元素的食物，如猪肾、瘦肉、海鱼、紫菜、牡蛎、蛤蜊、黄豆、绿豆、花生、核桃、栗子等。特别是牡蛎，含锌最多，被称为锌元素的宝库。如果有条件，准妈妈可以多吃些牡蛎。

南瓜补血效果好

南瓜含有蛋白质、胡萝卜素、维生素、人体必需的8种氨基酸、钙、锌、铁、磷等成分。最近研究发现，南瓜中还有铬和锌，铬是构成血液中红细胞的重要成分之一，锌则直接影响成熟红细胞的功能，都是补血的好原料。因此，清代名医陈修园曾称赞南瓜为“补血之妙品”。

芹菜通便又降压

芹菜是一种可以增强精力的蔬菜，受到人们广泛的喜爱。芹菜具有独特的气味，且含膳食纤维较多，有很好的通便作用，并可作为高血压的辅助治疗食材。芹菜中含有较多的水溶性维生素，还有维生素P，能降低毛细血管通透性，加强抗坏血酸的作用。此外，芹菜还有清热、利湿、醒脑的作用，对患有妊娠高血压综合征的准妈妈，其降压效果甚佳，同时，对于高血压引起的头昏眼花、肩酸、头痛等症也非常有效。而且它对于降低血清胆固醇也有一定的辅助疗效。

日常健康护理

离分娩的日子越来越近了，准爸爸不仅要帮助准妈妈进行适当的锻炼，还要做好入院前的准备工作，以免关键时刻丢三落四。

提前准备待产包

待产包是准妈妈为生产住院及坐月子而准备的各类物品的总称，包括妈妈用品、宝宝用品、入院重要物品（包括挂号证、夫妻双方身份证、保健卡、孕妇健康手册等）。一旦见红或破水，出现生产预兆，提上这个待产包，就不怕丢三落四了。待产包内物品并非多多益善，要合理规划，避免浪费。

选定生产的医院

准妈妈生产的医院通常就是平时接受产前检查的场所，但是有些准妈妈因为在外地工作就近做产检，或者打算回娘家或婆家附近生产，可于预产期之前一两个月告知产检医师，并且要求在准妈妈手册上详细填写先前产前检查的相关资料。若经诊断为高危妊娠者，应该选择较大规模的医院，才能让母子俩都得到万全的照顾。

穿戴要宽松

怀孕晚期整个子宫压迫所产生的不适症状达到最高点，眼看着妊娠纹急剧增加，准妈妈经常抱怨下肢水肿、静脉曲张、痔疮出血、尿急又尿频、腰酸、腿抽筋、阴道分泌物增多、起床时手麻等。因行动迟缓，准妈妈最好穿宽松衣裤和平底鞋，避免不小心跌倒或碰撞肚子，亦不宜安排长途旅行。

分娩时的辅助动作训练

分娩时的辅助动作训练可帮助准妈妈在分娩时更顺利。

·压迫：仰卧位，屈膝，握拳放在腰下压迫，再把两手置于骨盆和髂骨两侧，拇指向内，其余四指向外，呼气时松开，呼气时加强压迫。压迫法用于腰部酸痛时。

·按摩：两手轻放于下腹部，缓缓深呼吸的同时，用手掌在季肋部按摩，随即呼气，两手还原，手掌可先做直线来回按摩，然后再做画圈按摩。按摩时仰卧，屈膝。

孕晚期的日常基本动作

怀孕晚期的时候，准妈妈的腹部很大，行动上千万不要急躁，要从从容容慢慢来。

·穿袜子的方法。这个时候，准妈妈如果以站立的姿势来穿袜子就很危险，应该坐在椅子上，腰背挺直，慢慢地穿。

·剪脚趾甲的方法。如果准妈妈采用竖起膝盖的姿势，就可能会对子宫造成挤压，应该采取盘腿坐姿，把脚尖拉近剪。

·弯腰的方法。以伸直腿的状态来弯腰，会对腹部造成挤压，并且有跌倒的危险。应该以仰起上半身的姿势，弯曲膝盖慢慢蹲下，就不会对腹部造成危害了。

·起身的方法。孕晚期的时候，准妈妈一般应采取左侧卧的睡眠姿势，起身时，先把双手放在下面，撑起身体，然后在床上仰起上半身，接着慢慢撑住上半身坐起，再把脚放下床。

不宜服用利尿药

准妈妈不要随便服用利尿药，如双氢克尿塞，此药可促进肾脏钠、钾、氯的排泄，易造成电解质紊乱。对于妊娠高血压综合征准妈妈来说，其体内有效血容量不是多而是少，利尿过多会更减少血容量，加重肾及子宫、胎盘缺血。所以除非出现脑水肿、心力衰竭、肾衰竭等严重并发症，一般不宜大量长期使用利尿药。

快乐胎教进行时

准妈妈保持心情宁静、与胎宝宝多沟通等，这些都是适合孕晚期的胎教方式，准妈妈别忘了坚持做各种训练啊。

不要放弃各种训练

怀孕晚期，准妈妈常常动作笨拙、行动不便，许多准妈妈因此而放弃孕晚期的胎教训练，这样不仅影响前期训练对胎宝宝的效果，而且影响准妈妈的身体与生产准备。因此，准妈妈在孕晚期最好不要轻易放弃自己的运动以及对胎宝宝的胎教训练。因为，适当的运动可以给胎宝宝躯体和前庭感觉系统自然的刺激，促进胎宝宝的运动平衡功能。为了巩固在此前对胎宝宝已经实施的对各种刺激已形成的条件反射，孕晚期更应坚持继续前面的各项胎教。

读朱自清的散文：《匆匆》

朱自清是文学巨匠，徜徉在他的散文里，体会其中描写的种种意境，真是莫大的享受。准妈妈给胎宝宝诵读一段散文，对准妈妈、胎宝宝双方的身心健康都大有益处。

《匆匆》

燕子去了，有再来的时候；
杨柳枯了，有再青的时候；
桃花谢了，有再开的时候；
我们的日子为什么一去不复返了呢？

不适与疾病应对

少数准妈妈的羊水抗菌能力较差，阴道内的致病菌可乘虚突破防线进入子宫内，引发感染。

宫内感染的防治

准妈妈一旦有子宫内感染，会出现体温升高，白细胞增多，心率增快，子宫体有压痛。胎膜已破者，可有混浊的羊水流出，味臭。当临产羊水流出时，胎心可增快。出现以上情况，须入院检查、治疗。子宫内感染是可以预防的。孕晚期应严禁性生活，还要注意休息、情绪和营养。当发现有阴道流水时，切不可粗心大意，应及时到医院检查，以便采取及时的防治措施。

孕晚期超声波检查的价值

在孕35周时，建议准妈妈再去做一次超声波检查，这时候做胎宝宝畸形的检查，仍具有下列临床价值：某些异常可尝试在产前给予药物、输血、引流，甚至于实施子宫内矫治手术，争取一些让胎宝宝更加成熟的时间，避免器官畸形过度而无法挽救。密切追踪胎宝宝健康状况，有助于选择适当的生产时间与途径。

加强监护，及早发现异常

同样是足月生的宝宝，出生时的体重却可能相差很多。经超声波检查估计体重过重的胎宝宝，应考虑剖宫产；过轻的胎宝宝则必须安排胎心电子监护，评估是否合并胎宝宝窘迫的现象。如果发现羊水量偏少，要提醒准妈妈注意阴道有没有水样的分泌物渗出。如果有漏尿的感觉，很可能是发生了高位破水，要及时入院。

好“孕”历程周报

随着预产期的临近，准妈妈的呼吸开始变得舒坦一些了，但是骨盆和膀胱出现更大的压迫感，腹部有沉甸甸的感觉，要知道，这里面就是陪着准妈妈将近9个月的胎宝宝。

胎宝宝发育状况

现在每当胎宝宝在准妈妈腹中活动时，他的手肘、小脚丫和头部可能会清楚地在准妈妈的腹部凸显出来，这是因为此时的子宫壁和腹壁已变得很薄了。而且因此会有更多的光亮透射进子宫，这会使胎宝宝逐步建立起自己每日的活动周期。胎宝宝的头骨之间尚有移动和交叠的空间，这有利于其顺利通过产道。胎宝宝的皮肤变得细腻而柔软。

准妈妈身体变化

胎宝宝继续增长使其对准妈妈内脏的挤压加重，准妈妈可能不像前几周那么容易饿了。这个时候少食多餐会让准妈妈感觉好受些。虽然胎宝宝的体重继续增加，大约每周增重28.5克，但准妈妈可能察觉不到自己体重的变化，同时宫缩的次数增加，有时就像分娩前兆，但这多数是假宫缩。有些准妈妈会担心子宫里供胎宝宝生长的空间不够，同时因为肚子太大而倍感疲倦。请记住在预产期之前，胎宝宝在子宫待的时间越长就越安全。准妈妈体重渐渐停止增长或增长变缓，腹部有下沉的感觉，有的准妈妈下腹部和大腿会感到疼痛。

在这一周，有一个好消息要告诉准妈妈，那就是胎宝宝快足月了。因此从现在开始要注意休息和保持个人卫生，随时准备和小宝宝见面。

营养饮食"孕"味

水是准妈妈必不可少的营养素，但什么时候喝水？哪些水不能喝？这些问题可能准妈妈还不知道。

早晨一杯白开水

白开水对人体有"内洗涤"的作用。早饭前30分钟喝200毫升25～30℃的白开水，可温润胃肠，使消化液足够分泌，促进食欲，刺激肠胃蠕动，有利于定时排便，防止痔疮、便秘。

不要口渴了才喝水

口渴是大脑中枢发出要求补水的救援信号，感到口渴说明体内水分已经失衡，脑细胞脱水已经到了一定的程度。准妈妈饮水应每隔2小时1次，每日8次，总量为1600毫升左右。

煮沸久了的水不宜喝

在炉上沸腾很长时间的开水及在饮水机中反复煮沸的水都不宜喝。水被反复煮沸后，水中的挥发性物质很容易溜掉，不挥发性物质钙、镁等重金属成分和亚硝酸盐等会积聚较多。久饮这种水，会干扰人的胃肠功能，出现腹泻、腹胀，甚至可能引发癌症。

鱼和豆腐是最佳搭配

鱼和豆腐二者搭配，有营养互补和补钙的作用，对人体吸收豆腐中的钙能起到更大的促进作用。豆腐中虽然含钙多，但单独吃并不利于人体吸收。鱼中丰富的维生素D，可将人体对钙的吸收率提高20多倍。另外，鱼肉内含有较多的不饱和脂肪酸，豆腐蛋白中含有大量的大豆异黄酮，两者都有降低胆固醇的作用，适合孕晚期的准妈妈食用。

日常健康护理

距离预产期越来越近了，盼望早日见到可爱宝贝的准妈妈可以做一下有益分娩的练习和缓解疼痛的呼吸方法。为了自身与胎宝宝安全，最好不要出远门了。

减轻分娩痛苦的呼吸法

科学的呼吸方法可以减轻分娩时的痛苦。首先选择稳固的椅子，要有椅背及把手，坐下时腰肢保持挺直，全身放松。

·高位呼吸：准妈妈将手肘放在台面或能承托手臂的平面上，手轻轻按于锁骨位置，以口轻轻吸气及呼气，呼吸快而短，吸入的空气只会到达支气管位置。

·中位呼吸：准妈妈把手臂放在椅子把手上，手轻按于腋下及乳房下位置，以鼻吸气以口呼气，频率慢而长，吸入的空气只会到达肺的上半部。

·低位呼吸：准妈妈把手臂同样放在椅子把手上，手轻按于两旁肋骨底部，以鼻吸气，圆形状口形呼气，频率更慢而长，吸入的空气到达肺的底部。

准妈妈不宜出远门

准妈妈在临产前几周应避免在人多的地方出入。如必须外出，要有家人陪同，并选择安全、舒适的交通工具，注意不要乘坐颠簸大、时间长的车子，以免出现一些不必要的危险。处于孕晚期的准妈妈不宜出远门旅行。如需适量活动，可以由家人陪同，选择附近环境优美的公园放松一下心情。

驱蚊不宜用蚊香

专家提示，准妈妈被蚊子叮咬以后，最好不用风油精或清凉油止痒、消肿，可以抹一点苯海拉明药膏，反复涂抹后，一般次日可消肿。蚊子之所以爱叮咬准妈妈，可能是因为准妈妈在妊娠晚期，呼气量比非妊娠女性大，呼出的潮湿气体与二氧化碳对蚊子具有相当大的吸引力。另外，准妈妈腹部温度相对高，皮肤表面所散发的挥发性物质多，由皮肤细菌产生的化学信号很容易被蚊子嗅到。为避免被蚊子叮咬，尽量不要用蚊香等，可使用一些相对安全的驱蚊措施如蚊帐等。

保证高质量的睡眠

孕晚期的心理压力影响睡眠质量，如有的准妈妈信心不足，担心不能顺利生产、宝宝不健康及以后难以抚养，等等。以下措施可以改变准妈妈的睡眠质量：

·在睡前2小时内不要大量吃喝。

·睡前不要做剧烈运动或令准妈妈兴奋、劳累的事情。可以冲个热水澡，喝1杯自己喜爱的热饮料。

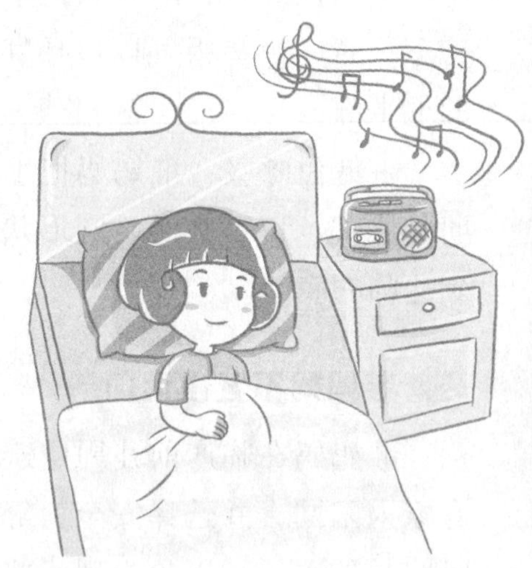

·如果努力入睡却怎么也睡不着，还不如干脆起床，做点事情。可以读读书，听听音乐，看看电视，写写信或电子邮件什么的，但不要做令你兴奋的事。这样过一段时间后，就会因劳累而自然入睡了。

·多与其他准妈妈或有经验的女性交流，她们会给你很好、很实用的建议。特别是在心理压力大、自己难以克服的情况下，更要与别人多交流、多学一些相关的知识，增加自信、摆脱烦恼，从而保证睡眠、促进健康。

快乐胎教进行时

此时准妈妈可以继续对胎宝宝进行各种胎教，并且要投入其中，才能得到很好的胎教效果。现在，与胎宝宝一起唱一支英文歌曲，唱一首童谣吧。

英语胎教：《幸福拍手歌》

选择一些轻柔欢快、单词数量少、重复次数多的歌曲，可使准妈妈迅速掌握。准妈妈通过不断哼唱这些歌曲，可以加强胎宝宝的记忆力。

If You're Happy

If you're happy,and you know it,Clap your hands.
If you're happy,and you know it,Clap your hands.
If you're happy,and you know it,Never be afraid to show it.
If you're happy,and you know it,Clap your hands.
If you're happy,and you know it,Stomp your feet.
If you're happy,and you know it,Stomp your feet.
If you're happy,and you know it,Never be afraid to show it.
If you're happy,and you know it,Stomp your feet.

童谣吟唱：月亮和星星

童谣是专门为宝宝创作的，诙谐幽默，音节和谐，形式简短，读起来朗朗上口，很适合准妈妈和胎宝宝聆听。

月亮和星星

月亮月亮是妈妈，星星星星是娃娃。
月亮嘴巴笑一笑，星星眼睛眨一眨。
月亮好，好妈妈，星星好，好娃娃。

不适与疾病应对

胎宝宝的健康平安是准妈妈最大的期盼，但是像脐带扭转、缠绕等意外事故，事前毫无警讯，准妈妈应该对这样的情况有所了解。

了解脐带的知识

脐带连接于子宫的胎盘和胎宝宝的肚脐之间，是母体供应胎宝宝氧气与营养成分以及胎宝宝排除代谢废物的专用通道，也可以说是胎宝宝赖以生长发育和维系生存的生命线。一旦脐带血流遭到外力阻碍，将直接危及胎宝宝的健康。轻微阻碍只会产生短暂的胎宝宝缺氧现象，持续严重阻碍将导致胎宝宝窘迫甚至胎死腹中。

警惕脐带扭转

由于胎宝宝在子宫里会自己活动，正常状况下，脐带本身就存在某种程度的扭转，但是一旦扭转的程度严重到阻碍脐带的血流，很快就会使胎宝宝死于腹中。发生脐带扭转的位置大都是在靠近胎宝宝身体的部分，扭转处血管管径缩小，缺乏胶状物质包覆。脐带扭转属于一种突发的意外状况，导致扭转的真正原因到目前为止，医学上仍然无法解释。虽然脐带问题无法预测和避免，但应该通过监测胎动、胎心率，及早发现异常情况，挽救胎宝宝的生命。

减轻腹部皮肤瘙痒的方法

随着腹部的增大，准妈妈腹部皮肤随之扩展以适应不断长大的胎宝宝的需要，这种伸展可引起皮肤瘙痒。涂沫一些面霜、炉甘石液及浴后乳液可以滋润皮肤，有助于减轻瘙痒。严重的全身瘙痒，并伴有失眠、疲劳、恶心、呕吐、食欲减退等症状，如果在孕晚期时出现，要引起注意，尽快到医院就诊。

第十一章

孕10月：就要和宝宝见面了

本月准妈妈是不是感觉下腹部的压力越来越大，突出的肚子逐渐下坠，这就是通常所说的胎宝宝开始入盆，即胎头降入骨盆，这是在为分娩做准备，预示着胎宝宝就要降生了。

好“孕”历程周报

胎宝宝在剩下的几周内将继续生长，并从母体接受抗体，形成免疫力。准妈妈则在期待着分娩时刻的到来。

胎宝宝发育状况

虽然在本周末胎宝宝被认为已经发育完全，但在发出“我要出来啦”的信号之前，最好还是让胎宝宝留在准妈妈的子宫里。胎宝宝还在以每天14克的速度积蓄脂肪，以便离开子宫后可以保温。他已经可以握拳头。如果有光束照射，胎宝宝还会转过来面向光源。大多数胎宝宝的头现在已经完全入盆。胎宝宝的头发变得又长又密。

如果此时胎宝宝的姿势还不是头朝下，那么准妈妈应和医生联系，还有方法可以调整胎宝宝的姿势。

准妈妈身体变化

这时已经接近临产，准妈妈的子宫底比起前几周有所下降，对于心脏、胃、肺的压迫减轻，准妈妈会感觉呼吸比以前顺畅，胃口也逐渐变好，有较好的食欲。

随着预产期的临近，准妈妈时常会感到腹部收缩疼痛，有时甚至会让准妈妈误认为阵痛已经开始。如果是不规则的疼痛，那么这时的疼痛并不是阵痛，而是身体准备适应生产时的阵痛而出现的正常现象。越临近预产期，疼痛就出现得越频繁。如果疼痛有规律地反复出现，那么就有可能要开始分娩，这时应该做好去医院的准备。此时准妈妈子宫口变软，体重和子宫大小没什么变化。

营养饮食“孕”味

准妈妈不要由于对新生命的即将来临过于激动而忽略了营养。进入冲刺阶段后，胃部不适感会有所减轻，食欲随之增加，因而各种营养的摄取应该不成问题。

摄取足够的营养

进入孕10月，准妈妈便进入了一个收获的“季节”。这时候，保证足够的营养，不仅可以供给胎宝宝生长发育的需要，还可以满足自身子宫和乳房的增大、血容量增多以及其他内脏器官变化所需求的“额外”负担。如果营养不足，所生的婴儿常常比较小，而且准妈妈自身也容易发生贫血、骨质软化等营养不良症，这些病症会直接影响临产时正常的子宫收缩，容易引发难产。

坚持少食多餐的原则

准妈妈应坚持这样的饮食原则：少吃多餐。越是临产，就越应多吃些含铁的蔬菜，如菠菜、紫菜、芹菜、海带、黑木耳等。因为此阶段准妈妈胃肠受到压迫，可能会有便秘或腹泻。所以，一定要增加进餐的次数，每次少吃一些，而且应吃一些容易消化的食物。

为住院分娩准备食物

随着住院日期的迫近，准妈妈要准备一些零食和饮料好带去医院。不过在生孩子时能否进食，最好先问问医院的规定。如果可以，住院前吃一些容易消化的食物，以免准妈妈在分娩初期感到饥饿。饼干、葡萄干都是理想的零食。

日常健康护理

越是到了最后关头，准妈妈越是不能掉以轻心，要注意行动的安全，必须将安全问题放到第一位。

注意保持身体平衡

由于现在准妈妈的腹部变得硕大而笨重，站直身体都会感觉吃力，保持身体的平衡也变得困难。因此，在整理家务时绝对不要攀高。遇到某些费力的事情，或者需要从高处拿物时，应该请丈夫或家人帮忙。另外，出门时应穿矮跟的鞋子，以免摔倒或扭伤脚。上下有坡度的地方也要格外小心。

产前锻炼骨盆底肌肉

目的：骨盆底肌肉有支撑并保护子宫内胎儿的作用。女性怀孕后这些肌肉会变得柔软且有弹性，由于胎儿的重量，一般会感到沉重且不舒服，到了怀孕后期，甚至可能会有漏尿症状。为了避免发生这些问题，准妈妈应该经常锻炼盆底肌肉。

方法：仰卧位，头部垫高，双手平放在身体两侧，双膝弯曲，脚平放于床面，像控制排尿一样，用力收紧骨盆肌肉，停顿片刻，再重复收紧。每次重复做10遍，每日至少3～5次。

拍个大肚照吧

这是个很特殊的时期，也是女性一段特殊而短暂的经历，无论你是夏天穿着孕妇裙，还是冬天穿着背带裤裹得严严实实，都别忘了留影作为纪念，留给你自己、给你的宝宝、给你的亲朋好友未来欣赏，都将会意味无穷。

快乐胎教进行时

胎宝宝的接受能力取决于准妈妈的用心程度，胎教的最大障碍是准妈妈有杂乱、不安的心情，想办法让自己安定下来吧，今天就由准爸爸来讲几个笑话吧。

准爸爸幽默讲笑话

即将成为人父的准爸爸，激动的心情难以言表，有时会语无伦次，闹出一些笑话来。现在就讲几个关于准爸爸的笑话与胎宝宝一同分享吧。

我是宝宝的爸爸

怀孕后，搞笑的老公常常会趴在我肚子上问我："宝宝怎么没反应？他还活着吗？"去医院检查时，他对护士说："让我也进去听听宝宝的胎心。"护士说："不行。"他说："我是宝宝的爸爸!"

如此胎教

我老公和宝宝说话，每天只说3句："宝宝你好，我是你爸爸，我是好人。"有时候我让老公给宝宝做做胎教，他就趴在我的肚皮上对宝宝用很像大灰狼的语调说："宝宝，你赶快给我睡觉，不然爸爸打你屁屁……"这叫什么胎教啊！

绕口令：种冬瓜

准爸爸给准妈妈和胎宝宝说一个绕口令吧，他们会非常开心的。

种冬瓜

东门童家，门东董家，童、董两家，同种冬瓜。童家知道董家冬瓜大，来到董家学种冬瓜。门东董家懂种冬瓜，来教东门童家种冬瓜。童家、董家都懂得种冬瓜，童、董两家的冬瓜比桶大。

不适与疾病应对

临近分娩，准妈妈要了解分娩的信号。一般来说，出现见红、开始阵痛、羊水破裂是准妈妈即将分娩的信号。

见红

阵痛前的少量出血被称为见红，这是由子宫剧烈收缩而使子宫口黏液卵膜脱落引起的，这说明子宫为分娩开始张开。见红和平时的出血不同，表现为黏状出血，很容易区分。不过，有些情况是因人而异，有的产妇在见红后很长时间才开始出现阵痛，也有不见红的产妇。一旦发现见红时，一定要及时到医院就诊，并检查有无分娩先兆。

开始阵痛

大部分准妈妈都知道子宫收缩意味着即将分娩，阵痛开始表现为轻微的痛经和腰痛。最初会感觉腹部紧绷，大腿内侧收缩。阵痛渐渐开始有规律地反复且疼痛感加强，初次生育的产妇如果阵痛间隔时间为10分钟时，就需住院准备分娩。

羊水破裂

原来包裹胎宝宝的羊膜脱落，从宫腔中流出大量温暖液体的现象称为破水。一般阵痛开始，子宫口张开后，羊水开始破裂，不过也有预产期前没有症状突然破水的情况。破水量少时内衣会浸湿，也有大量涌出的情况。准妈妈一旦发现破水后，需要换上干净的护垫并立即去医院。

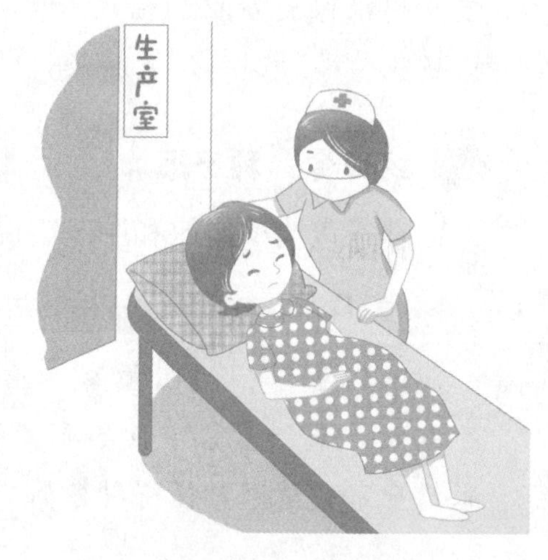

好“孕”历程周报

现在，胎宝宝的头在准妈妈的骨盆腔内摇摆，周围有骨盆的骨架保护，很安全。准妈妈现在可能会既紧张又焦急，既盼望宝宝早日降生，又对分娩的痛苦有些恐惧，这需要准妈妈学会调节自己。记住，坚持就是胜利。

胎宝宝发育状况

这一周，胎宝宝身上覆盖的一层细细的绒毛和大部分白色的胎脂还在逐渐脱落，并随着羊水吞入胎宝宝的肚子里，储存在胎宝宝的肠道中，出生后随胎便排出。现在胎宝宝的各个器官发育完全并已各就各位，脑部和肺部会在出生后继续发育成熟。胎宝宝的皮肤变得光滑，也变得比以前厚了一些。

这个时期的胎宝宝比较安静，很少有剧烈活动。不过你要知道，大多数的胎宝宝会在预产期两周内出生，现在你和胎宝宝已经进入该时间段了。胎宝宝的身体充满了子宫，背部已经弯成弓形，双手向前合拢。

准妈妈身体变化

准妈妈可能又开始经历腿部水肿，这是怀孕的必经之路，尤其是在孕晚期更易发生。尽管如此，如果伴有手、脸水肿或是突发、严重的足部、踝部水肿，准妈妈还是要尽快咨询医师。这很可能是患上了妊娠高血压综合征或血毒症。

值得提醒的是，临近分娩准妈妈的羊膜囊可能会破裂，羊水一般是细细流出而不是大量涌出，它独特的气味容易与小便区分，羊水流出时应尽快联系医生。外出时可以用纱布垫在内裤中。有的准妈妈常常出现类似于分娩阵痛的假宫缩疼痛。

营养饮食"孕"味

准妈妈应多吃新鲜的瓜果蔬菜，满足准妈妈对维生素A、维生素C以及钙和铁的需求。

补锌的好水果：苹果

苹果素有"益智果"与"记忆果"之美称。它不仅富含锌等微量元素，还富含脂质、糖类、多种维生素等营养成分，尤其是细纤维含量高，有利于胎宝宝大脑皮质边缘部海马区的发育，有助于胎宝宝后天的记忆力。准妈妈每天吃1～2个苹果即可以满足锌的需要量。血锌水平还会影响到准妈妈子宫的收缩，血锌水平正常，子宫收缩有力；反之，子宫收缩无力，影响正常分娩。

正餐之间吃些点心

有些准妈妈，在妊娠晚期会再度发生食欲不振、恶心呕吐的情况。如不及时纠正，就会造成胎宝宝营养障碍。因此被恶心、呕吐所困的准妈妈最好能在正餐之间吃些小吃和点心，如牛奶、面包、饼干等，尤其是在睡前，不要空着肚子上床。

早上一份麦片粥

为了让自己有一个充满活力的早晨，准妈妈赶快把早餐的烧饼、油条换成麦片粥吧。因为麦片不仅可以让你保持一上午都精力充沛，而且还能降低体内胆固醇的水平。在选购时不要选择那些口味香甜、精加工过的麦片，最好选择天然的、没有任何糖类或其他添加成分在里面的麦片。可以按照自己的口味和喜好在煮好的麦片粥里加一些果仁、葡萄干或蜂蜜。

日常健康护理

准妈妈这时坚持做一些适应性运动和练习，对正常分娩和产后体形的恢复都有好处。

骨盆的运动和练习

·锻炼骨盆底肌肉的方法：仰卧位，头部垫高，双手平放在身体两侧，双膝弯曲，脚底平放于床面，像要控制排尿一样，用力收紧骨盆底肌肉，停顿片刻，再重复收紧。每次做10遍，每日至少3～5次。

·骨盆倾斜练习的方法：手臂伸直，双手掌、双膝支撑着趴在床上，要设法保持背部平直。背部弓起，收紧腹部和臀部肌肉，并轻微向前倾斜骨盆，呼气；此姿势保持数秒钟，然后暖气，放松，恢复原姿势。重复数遍。注意练习时保持两肩不动。

盘腿坐练习

盘腿坐下，保持背部挺直，两腿弯曲，脚掌相对并使之尽量靠近身体，双手抓住同侧脚踝，双肘分别向外稍用力压迫大腿的内侧，使其伸展。这种姿势每次保持20秒，重复数次。如果你觉得把双脚靠近身体很困难，可以在刚开始时离得稍微远一些，然后慢慢靠近。进行这种练习时，背部一定要保持挺直。

下蹲练习

扶椅子下蹲姿势：如果开始时感到完全蹲下有些困难，可以先扶着椅子练习。两脚稍分开，面对一把椅子站好，保持背部挺直，两膝向外分开并且蹲下，用手扶着椅子。如果感到两脚掌完全放平有困难，可以在脚跟下面垫一些比较柔软的物品。起来时，动作要缓慢一些。

自然分娩好处多

从阴道分娩出宝宝是人类的本能，也是最可靠的分娩方式，如果没有特殊情况，最好不要选择剖宫产。从分娩过程来看，自然分娩有以下好处、阴道分娩时，胎宝宝头部虽然受到阴道的挤压可拉长变形，但这是一种适应性变化，出生后1~2天即可恢复，不会损伤大脑，相反还是对大脑的一种有益刺激。在阴道自然分娩过程中，胎宝宝有一种类似于“获能”的过程。自然分娩的婴儿能从母体获得一种免疫球蛋白，出生后机体抵抗力增强，不易患传染性疾病。

临床证实，产妇阴道分娩产后感染、大出血等并发症较少，产后体力恢复很快。阴道自然分娩的产妇下奶快，母乳喂养的成功率也高。胎宝宝经阴道自然分娩，子宫有节奏地使胎宝宝胸部受到压缩和扩张，使出生后婴儿的肺泡富有弹性，容易扩张。当胎宝宝经过阴道时胸部受压，娩出后胸腔突然扩大，有利于胎宝宝娩出后呼吸功能的建立。

了解剖宫产

剖宫产手术是经腹部切开子宫取出胎宝宝的手术。该手术应用适当能使母婴安全，但不可轻率实行。剖宫产术毕竟是一次手术，准妈妈出血较多，术中可能发生周围脏器损伤，术后可能发生感染、产后大出血等并发症。由于子宫上有瘢痕，再次妊娠时容易发生子宫破裂，所以应慎重确定手术适应证。虽然剖宫产避免了自然分娩过程的疼痛等，但是，相对于它给母婴带来的并发症和后遗症而言，剖宫产便显得不可取。

部宫产手术增加产妇大出血和感染的可能性，产后出现各种并发症的可能性是自然分娩的10~40倍。胎宝宝未经产道挤压，有部分胎儿肺液不能排出，出生后有的不能自主呼吸，容易发生新生儿窒息、肺透明膜病等并发症。所以，剖宫产只是限于产妇和婴儿存在病理因素的补救手术，不推荐正常产妇选择。

快乐胎教进行时

随着预产期的临近，准妈妈心中忐忑不安，全身心都进入分娩的准备状态。因此，最后一个月的胎教实际上很难坚持。不过，可以将前期进行的胎教回顾一遍，尽最大努力坚持。

让胎宝宝听大自然的声音

自然界的声音即使重复听，胎宝宝也不会厌烦，而且这种天籁之音能够使人保持愉快的心情。因此，与人为的机械声音相比，大自然的声音效果更好。最好将大自然中的各种天籁之音录下来放给胎宝宝听：鸟儿的啁啾声、草丛里昆虫的唧唧声、萧萧的风声、淅沥的雨声等。这也是最简单的胎教。

哲理故事：《人生的六字秘诀》

今天，仍旧由准爸爸给胎宝宝讲一个故事。

人生的六字秘诀

30年前，一个年轻人离开故乡，开始创造自己的前途。动身的时候，前去拜访本族的族长。老族长正在练字，他听说年轻人将开始踏上人生的路途，就写了3个字给年轻人：不要怕。然后告诉他："孩子，人生的秘诀只有6个字，今天先告诉你3个，供你前半生享用。"

30年后，年轻人已经是人到中年，并有了一些成就，同时，也添了很多伤心事。回到家乡，他又去拜访那位族长。他到了族长的家里，才知道老人家几年前已经去世，家人取出一个密封的信封对他说："这是族长生前留给你的，他说有一天你一定会再回来。"这是，还乡的游子才想起来，30年前他在这里听到人生的一半秘诀，于是，拆开信封，里面赫然又是3个字：不要悔。

不适与疾病应对

有的准妈妈常常担心胎宝宝的健康，总是怀疑这怀疑那，看到相关的医学介绍就会莫名的紧张和害怕，夜晚睡觉时常常有失眠且多梦。这些症状的产生主要是因为准妈妈压力过大。

腹痛腹泻的应对方法

准妈妈出现腹痛的原因有很多，应该及时到医院做详细检查，首先确定是否与腹中胎宝宝有关，其他引起腹痛的原因有胃胀气、肠痉挛、阑尾炎和细菌性痢疾等。有腹痛症状的准妈妈千万不可拖延就医时间，以防病情恶化，因为引发腹痛的阑尾炎等甚至会造成胎宝宝早产。

引起肠胃不适的最常见原因是消化不良。一般不需要药物处理，准妈妈只要减少高脂肪食物的摄取，避免辛辣食物和含有咖啡因的饮料，增加高纤维食物的摄取即可，这样做还可以减缓消化不良引起的便秘问题。同时，准妈妈还应少量多餐。

产前抑郁的防治

当准妈妈心理不适时，体内的胎宝宝也会受到影响，因为母子紧密相连，胎宝宝的个性会受到准妈妈心情的影响。此时家人的支持格外重要，只要家人多付出一些关心和帮助，就可使准妈妈心情好转。另外，准爸爸可以陪同妻子一起去咨询精神科医生，在尽量不使用药物的前提下，让准妈妈的心情开朗起来。

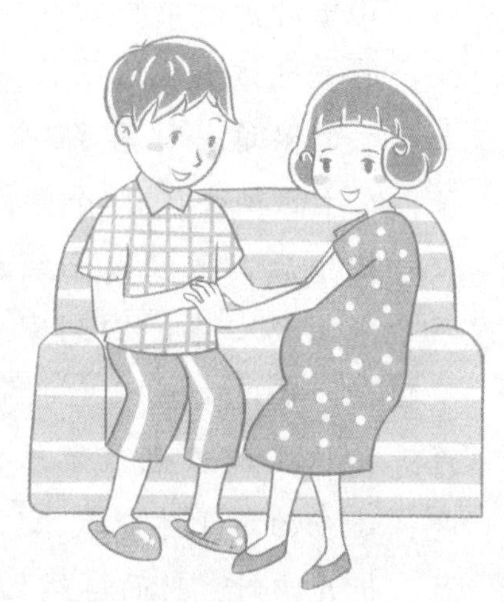

好“孕”历程周报

进入孕39周，现在出生的宝宝已经是足月儿了，准妈妈能做的只有放松心情，耐心等待分娩信号的出现。

胎宝宝发育状况

胎宝宝的脐带一般有55厘米长，它负责从胎盘运送养分给胎宝宝。一般情况下，即使脐带缠绕在胎宝宝脖子上也不会发生什么问题。覆盖在胎宝宝身上的大部分胎脂和胎毛已经消失。准妈妈通过胎盘向胎宝宝供应各种有益的抗体，这有助于宝宝的免疫系统在出生后的6个月里有效抵抗感染。随着营养给予，有的宝宝出生时体重可以到4千克以上。通常情况下，男孩出生时的体重会比女孩重一些。胎宝宝在本周的活动越来越少了，似乎安静了很多，这都是正常现象，不必担心。胎宝宝所有的身体器官已经发育完成。大部分胎宝宝的头部已经固定在骨盆中，随时准备出生。

准妈妈身体变化

现在，准妈妈的宫缩可能变得更加明显，其疼痛和强度有点像分娩时的情况，但不像真正分娩时那样规律，频率也不随时间而增加。另一个胎膜破裂的分娩迹象，在此阶段随时可能发生。有些准妈妈会感觉到一股水流涌出或是平稳地滴流出来。大多数准妈妈到分娩时才会有上述现象。如果准妈妈觉得宫缩很有规律或羊水已破，请速去医院检查。准妈妈在这几周中会感觉很紧张，心情烦躁焦急等，这都是正常现象。同时，准妈妈在这几周中身体会越来越沉重，要密切注意自己身体的变化，随时做好临产的准备。

营养饮食“孕”味

马上就要分娩了，准妈妈千万不能因为心理紧张而忽略饮食，或者因为紧张而饮食不正常，轻松、正常地科学饮食才能为分娩提供能量。

临产前的饮食调理

初产准妈妈从有规律性宫缩开始到宫口开全，大约需要12个小时。如果你是初产妇、无高危妊娠因素、准备自然分娩，可准备易消化吸收、少渣、可口味鲜的食物，如鸡蛋面条、排骨面条、牛奶、酸奶、巧克力等食物，让准妈妈吃饱吃好，为分娩准备足够的能量。否则吃不好睡不好又紧张焦虑，容易导致准妈妈疲劳，将可能引起宫缩乏力、难产、产后出血等危险情况。

第一产程的饮食

这个过程中不需要产妇用力，因此应尽可能多吃些东西，以备在第二产程时有力气分娩。所吃的食物一般以糖类食物为主，因为它们在胃中停留时间比蛋白质和脂肪短，不会在宫缩时引起产妇的不适感或恶心、呕吐；其次，这类食物在体内的供能速度快。食物应稀软、清淡、易消化，如蛋糕、挂面、糖粥等。

第二产程的饮食

这个过程中，多数产妇不愿进食，此时可适当喝点果汁或菜汤，以补充因出汗而丧失的水分。由于第二产程需要产妇不断用力，产妇应进食高能量易消化的食物，如牛奶、糖粥、巧克力。如果实在因宫缩太紧，很不舒服不能进食时，也可通过静脉输入葡萄糖、维生素来补充能量。

日常健康护理

这里教准妈妈几招产前运动，可增强骨盆底部肌肉和大腿的力量，消除分娩时的肌肉紧张。

背部运动

方法是：平躺，膝盖弯曲，双脚底平贴地面，同时下腹肌肉收缩使臀部稍微抬离地板，然后再放下。运动的同时配合呼吸控制，先自鼻孔吸入一口气，然后自口中慢慢吐气，吐气时将背部压向地面至收缩腹部，放松背部及腹部时再吸气，吐气后会觉得背部比以前平坦。

腿部运动

方法是：平躺，两手置身旁两侧，深吸一口气再大力吐出。慢慢抬起右腿，脚尖向前伸直，同时慢慢自鼻孔吸入一口气，注意两膝要伸直。然后脚掌向上屈曲，右腿慢慢放回地上，同时自口中呼出一口气。接着左腿以同样动作做一次。注意，吸气和呼气要与腿的抬高与放下相配合进行；当抬腿时，两脚尖尽量向前伸直；腿放下时，脚掌向上屈曲；膝盖要保持挺直，每脚各做5次。还有一种方法是保持自然站立，将一条腿用力提至45°，脚腕稍微向上翻，然后换另一条腿重复该动作。

放松运动

分娩时肌肉会无故紧张，准妈妈要提前学会一些放松方法。准妈妈双脚抬高放到椅子上，仰卧，可以减轻小腿和脚踝的肌肉紧张。准妈妈头枕着一个枕头，侧卧，上侧手臂和腿弯曲，腿下放一个枕头垫着，下侧的腿伸直，双眼闭合，把精力集中在自己的呼吸上，这样也可以缓解肌肉紧张。

了解分娩全过程

分娩的全过程共分为三期，也称为3个产程。

第一产程——开口期

即宫口扩张期。指从规律宫缩开始到宫口开全，初产妇12～16小时，经产妇6～8小时。此期子宫有规律地收缩，宫口逐渐扩张，产妇常有腰酸及腹部下坠感。

第二产程——娩出期

即胎宝宝娩出期。指从宫口开全到胎宝宝娩出，初产妇一般1～2小时。此期宫口已开全，胎膜已破，宫缩持续时间延长达30秒至1分钟，间歇1～2分钟，再次宫缩时出现排便感。此时应深吸一口气，努力向下屏气，以增加腹压，协助胎宝宝娩出。

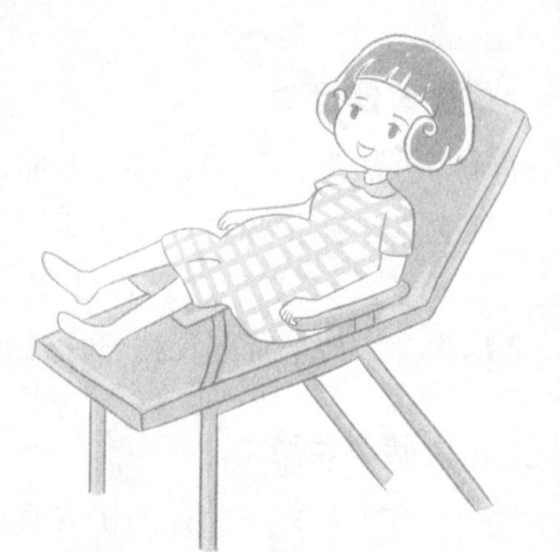

第三产程——后产期

指胎宝宝娩出到胎盘排出的过程，一般不超过30分钟。胎宝宝娩出后，宫缩暂时停止，不久又重新开始以促使胎盘排出，此时产妇只需稍加腹压即可。胎盘娩出后，医护人员必须检查胎盘胎膜是否完整，产道有无裂伤，并进行相应的处理。此时便完成了分娩的全过程。

分娩是个自然过程

对于分娩，不少准妈妈感到恐惧，犹如大难临头，烦躁不安，甚至惊慌，无所适从。这种情绪既容易消耗体力，造成宫缩无力，产程延长，也对胎宝宝的情绪造成刺激。其实这种恐惧完全不必要，因为生育过程几乎是每位女性的本能，是一种十分正常的自然生理过程，是每位母亲终身难忘的幸福时刻。

快乐胎教进行时

胎宝宝与准妈妈是心灵相通的，所以准妈妈可以通过意念相通，与胎宝宝进行思维沟通，从而让胎宝宝充分感受美好的事物和最温暖的爱。

准妈妈的“白日梦”

胎教专家们建议准妈妈，在胎宝宝的性格培养上，不妨经常做做“白日梦”。在清醒状态下所出现的一系列带有幻想情节的心理活动，在心理学上叫遐想。专家们认为，遐想与夜间梦一样，是在生活中得到的一部分信息绕开了知觉，成为梦的原始资料，这些无意识的资料，像一幅一幅的电影画面那样剪辑拼凑成幻想。研究者们发现：遐想的情节大多数是愉快的结局，一般没有挫折和烦恼。从心理学观点来说，遐想是一种相当有效的心理松弛方法，对松弛身心、解决问题大有益处。准妈妈心情愉快了，胎宝宝自然会愉快。

定时给胎宝宝做体操

给胎宝宝做体操应该定时，比较理想的时间是在傍晚胎动频繁时，也可以在夜晚10点左右。但不可太晚，以免胎宝宝兴奋起来，手舞足蹈，使准妈妈久久不能入睡。每次的时间也不可过长，5～10分钟为宜。但有早期宫缩者不宜采用这种办法。

在入睡前想象

准妈妈在构想胎宝宝的形象时，会使心情达到最佳状态，使体内具有美容作用的激素分泌增多，使胎宝宝面部器官的结构组合及皮肤的发育良好，从而塑造出自己理想的宝宝。所以，准妈妈可以在每天入睡前，想象一下可爱的胎宝宝，不用注意性别，只要想象他的漂亮和可爱就好，还可伴以轻抚肚皮的动作。

不适与疾病应对

分娩时的疼痛，是每个准妈妈比较紧张的问题。刚开始阵痛时，准妈妈要放松全身，进行深呼吸，一般都可以减轻疼痛。注意不要把注意力都集中在疼痛上。下面介绍一些可以让准妈妈感觉轻松的姿势，当遇到阵痛难忍的时候，不妨试一试。

借助工具减轻阵痛

·用球压迫肛门。准妈妈可以将网球放在肛门下坐上，出现疼痛时就加重力量，压迫肛门。准妈妈应该准备几个大小不同的球，到时分别尝试，看哪一个最舒服。

·准妈妈站在比较稳固的桌子前，轻度打开两脚，把双手放在桌面上。疼痛时，就左右旋转腰部，或轻轻弯腰。

·利用椅子，放松力量。准妈妈以俯卧的方式趴在椅子上，最好在椅子上和地板上都铺上垫子，这样身体的负担就不会加在膝盖上了。准妈妈还可以跨坐在椅子上，也有利于放松自己。

减轻阵痛的姿势

·坐姿。准妈妈盘腿坐下，把手放在腹部两侧，边深呼吸边上下抚摸。准妈妈也可以把手放在大腿的内侧，疼痛时就向上提起。

·站姿。准妈妈应两脚打开与肩同宽，两手抵在墙壁上，伸直手臂，疼痛时一边吸气吐气一边推墙壁。准妈妈还可以采用趴在墙壁上的姿势，这样对腹部不会加大压力。

·卧姿。准妈妈采取侧卧体位比较轻松。侧卧时，轻轻弯曲上面的脚，两脚之间最好夹着坐垫或枕头。准妈妈也可以采取把上半身趴在被子上的姿势来放松自己。

好“孕”历程周报

在这一周，准妈妈将要踏上分娩之旅，以前所做的一切努力都要产生回报。一个健康的新生儿，就是对父母最好的奖赏。

胎宝宝发育状况

40周出生的宝宝平均体重在3.3～4千克，身长大概有51厘米。别指望刚生出来的宝宝像洋娃娃那么可爱，宝宝头部通常都是暂时的畸形，浑身覆盖着胎脂和血液，还可能肤色不匀，有胎记或皮疹，这些都是正常的。

40周是胎宝宝降生的时候。通常胎宝宝会在本周出生，但是也会提前或错后两周，这都是正常的。如果胎宝宝比预产期推后两周依然没有要出生的迹象，要到医院咨询医生，因为胎宝宝过熟，有时也会有危险。

40周时，原来清澈透明的羊水变得浑浊，同时胎盘功能也开始退化，到胎宝宝生出后胎盘即完成了使命。

准妈妈身体变化

终于顺利等到妊娠最后一周了，准妈妈就要迎来生命中最重要的一刻。已经度过40周的漫长日子，其中经历了太多的痛苦与欢乐、煎熬与期待。不过，准妈妈要做好思想准备，因为胎宝宝也可能会推迟降生。准妈妈能做的，就是放松自己的心情，静静地等待。等待胎宝宝出生的心情是忐忑不安的、焦躁的、急迫的，在这个阶段夫妻双方应多谈些轻松的话题，像将来怎样和宝宝在一起玩耍等。

营养饮食"孕"味

一些准妈妈到了产前，因为心情紧张，导致什么也不想吃，殊不知这样做即不利于自己的健康，又直接影响胎宝宝的娩出。

产前饮食两要点

一是要吃得饱，吃得好，营养丰富，合理调配，利用营养互补作用提高食物的营养价值，同时多吃含纤维素的食品。二是饮食要有规律，避免饥一顿、饱一顿。特别是早餐，要保质保量。

缺乏维生素B_1不利分娩

孕晚期需要充足的水溶性维生素，尤其是维生素B_1，这是因为准妈妈需要维持良好的食欲与正常的肠道蠕动。孕晚期维生素B_1摄入不足，易引起便秘、呕吐、气喘与多发性神经炎，还会使肌肉衰弱无力，以致分娩时子宫收缩缓慢，使产程时间延长，增加生产的困难。

助产大力士巧克力

很多营养学家和医生都推崇巧克力，认为它可以充当"助产大力士"。这是因为巧克力营养丰富，含有大量的优质糖类，而且能在很短时间内被人体消化吸收和利用，产生大量的热量供人体消耗。另外，它体积小、产热多，而且香甜可口，吃起来很方便。因此，准妈妈临产时吃几块巧克力，可以缩短产程，顺利分娩。

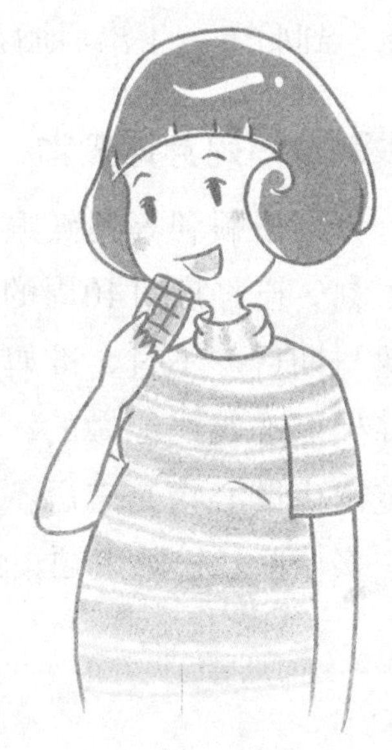

日常健康护理

产妇在忍受分娩阵痛的同时，一方面期望尽快结束分娩；另一方面对自己能否生一个理想的孩子，感到忧心忡忡和烦躁不安。

焦虑不利于分娩

准妈妈对分娩有一些焦虑，这很正常。即使知道生宝宝很费力，到了临产前也很想顺利地分娩。谁也不愿意让宝宝总待在自己的子宫里。准妈妈不要着急，宝宝就要降生了。尽量保持平静、镇定的心情，焦虑不利于分娩，只会消耗体能。经过医生热情、细心、耐心的安慰，产妇多能平静下来，以保证分娩时有充沛的精力和体力。

避免过分恐惧、紧张

初产妇听亲朋好友的诉说，以及目睹其他产妇的表现，会非常紧张。其中以高龄初产妇且文化程度较高者，更为敏感多虑，对自己能否正常分娩持怀疑态度。另外一种是初产妇，文化素质偏低，缺乏妊娠及分娩的一般常识，由于宫缩所致疼痛呈进行性加剧，过分恐惧与紧张，以至于大吵大闹。这对于产妇和胎宝宝都是有害的。

保存体力应对分娩

完全正常分娩需要多方面的因素，其中也包括产妇的体力，所以准妈妈在产前抓住机会能睡便睡，以保存体力。实际上，初产妇的分娩过程大多要在12小时以上，这个过程需要消耗大量的体力，不抓紧时间休息，会影响正常分娩。临产以后，子宫出现有规律的宫缩，产妇应保存体力应对分娩。

加快自然分娩有办法

在自然分娩过程中，由于子宫阵阵收缩，会有腹痛而且相当剧烈，由此带来肉体上的痛苦和精神上的紧张，会让很多准妈妈望而却步。以下方法有助准妈妈自然分娩更快、更顺利。

准妈妈应该开朗

研究发现，性格会直接影响产妇在分娩过程中的承受力，也会直接影响她们子宫收缩的频率和强度。准妈妈可以每天多听听轻松的音乐，主动地亲近自然，养些花草类的植物来改善自己的心情。如果有什么心事，多跟身边的亲人、朋友沟通，这可是减少分娩时痛苦的好办法。

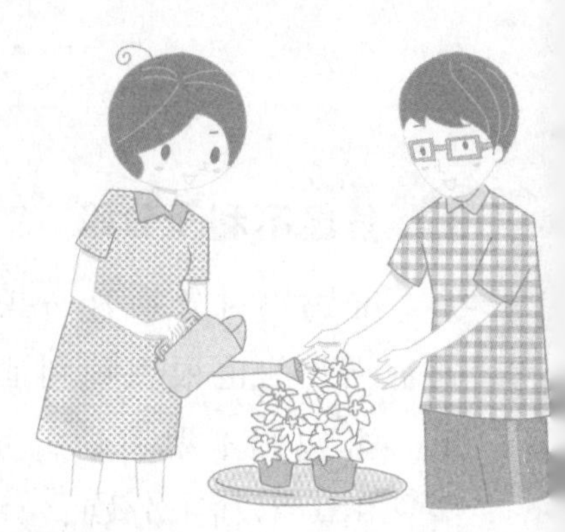

保证营养均衡、锌摄入量充足

准妈妈自然分娩的速度与其妊娠晚期饮食中的营养是否均衡，特别是锌摄入量是否充足有关。锌对自然分娩的影响主要是增强子宫有关酶的活性，促进子宫肌肉收缩，把胎宝宝驱出子宫腔。当缺锌时，子宫肌肉收缩力减弱，会增加自然分娩时的时间和痛苦。

进行自我暗示

准妈妈可以用“痛苦是为了让宝宝更聪明”等内容鼓励自己。一般情况下，采用自然分娩方式出生的宝宝比剖宫产的宝宝更聪明。在自然分娩的过程中，如果能用“痛苦是为了让宝宝更聪明”这样的自我暗示，无疑可以让自然分娩更快速，减少自然分娩的痛苦。

采用科学呼吸法

为了减少生产时的紧张和压力，预先练习运用科学的呼吸方法是非常必要的。呼吸法其实不仅仅是呼吸的方法，通过神经肌肉的控制，配合产前体操、呼吸技巧，还能够大大转移准妈妈的注意力，从而帮助准妈妈减缓分娩疼痛。

快乐胎教进行时

虽说胎宝宝随时都有分娩的可能，但是，准爸爸、准妈妈对胎教仍然需要坚持进行。

进行产前爱抚

临近分娩的孕晚期，准爸爸、准妈妈在抚摸胎宝宝的时候谈谈心，交流一下感情，憧憬一下胎宝宝出生后的美好生活，营造温馨、甜蜜的气氛，这样有利于加深一家三口的感情。胎宝宝在准爸爸、准妈妈的爱抚下，更加向往外面的世界，想着赶紧出来与父母见面。准妈妈的腹壁已经很薄，而胎宝宝又已经大到几乎贴近子宫壁，因此，胎宝宝对外界的刺激和感受是相当灵敏的，他能强烈感受到准爸爸、准妈妈的安抚，并作出相应的反应。

童心·童谣：《猴子与鳄鱼》

在最后一周，准妈妈再给胎宝宝读一首童谣吧。

猴子和鳄鱼

五只猴子荡秋千，嘲笑鳄鱼被水淹，
鳄鱼来了，鳄鱼来了，嗷嗷嗷！
四只猴子荡秋千，嘲笑鳄鱼被水淹，
鳄鱼来了，鳄鱼来了，嗷嗷嗷！
三只猴子荡秋千，嘲笑鳄鱼被水淹，
鳄鱼来了，鳄鱼来了，嗷嗷嗷！
两只猴子荡秋千，嘲笑鳄鱼被水淹，
鳄鱼来了，鳄鱼来了，嗷嗷嗷！
一只猴子荡秋千，嘲笑鳄鱼被水淹，
鳄鱼来了，鳄鱼来了，嗷嗷嗷！

不适与疾病应对

准妈妈就要分娩了，现在是非常关键的时刻。准妈妈一旦感觉不适，要及时就医，以免给自身和胎宝宝带来危害。

及时发现脐带异常

每个宝宝的脐带长短不一，脐带太短可能会因为牵扯而导致胎位异常、胎盘早期剥离、脐带内出血或分娩后子宫外翻，脐带太长则易发生脐带打结、缠绕、脱垂、血管栓塞等问题。

由于胎宝宝在子宫里面会自己活动，正常状况下脐带本身就存在着某种程度的扭转，但是一旦扭转的程度阻碍脐带的血流，就会造成胎死腹中。虽然脐带问题无法预测和避免，但应该通过科学的方法监测胎动、胎心率，及早发现异常情况，挽救胎宝宝的生命。

勉强憋尿有危害

怀孕晚期，由于胎头下降压迫膀胱，导致准妈妈的尿频现象加重，准妈妈要及时解尿，不憋尿。临睡前1～2小时内不要喝水，可以减少起夜次数。如果同时伴有尿急、尿痛，则属于异常情况，应去医院检查。

呼吸困难的对策

有些准妈妈偶尔会出现呼吸困难的情况，这是因子宫逐渐增大，将横膈向上顶，膈肌活动幅度减少，影响到胸部的呼吸肌肉所致。若在闷热季节和空气不流通的地方待的时间过长，也会有呼吸困难与憋气的感觉。应避免到拥挤的公共场所，多到户外呼吸新鲜空气。

第十二章

坐月子：健康、美丽的幸福妈妈

十月怀胎，一朝分娩。经过40周漫长的等待，如今终于见到了盼望已久的小宝宝。分娩给所有的母亲带来了幸福的感觉，但同时也需要忍受身体上的痛苦和心理上的煎熬。现在你在照料宝宝的同时，自己需要更好更快地康复，恢复从前的健康和美丽。

产后营养饮食

分娩就像是一场重体力劳动，消耗掉了新妈妈不少的体力，照顾新生儿也颇费精力。同时，新妈妈为了能向宝宝供应足够的高质量乳汁，确实需要通过合理的饮食来调养身体。

制订月子餐的原则

新妈妈刚生完宝宝身体虽然很虚弱，但不能一味地进补。要分阶段及个体情况，一边调理一边进补。制订月子餐应遵循以下几点原则：

·营养丰富。新妈妈产后所需要的营养并不比怀孕期间少，尤其要吃含蛋白质、钙、铁比较丰富的食物，如牛肉、鸡蛋、牛奶、动物肝和肾，以及豆类和豆制品。婴儿的生长发育较快，仍然需要母体供应大量的钙、铁等元素，通过母乳提供给婴儿，因此，新妈妈就必须进食富含钙、铁等微量元素的食物，以提高乳汁中微量元素的含量。

·干稀搭配。新妈妈多喝鸡汤、猪蹄汤、鱼汤、馄饨、面条(面片、面疙瘩)、粥类等稀的饮食，一方面可增加水分的供应，以补充新妈妈分娩时、产后多汗所损失的水分；另一方面，又可保证胃肠道有充足的水分，防止产后便秘，同时也能为泌乳提供有力保证。

·荤素搭配。即饮食要结合鱼、肉、禽、蛋等动物蛋白、植物蛋白（豆制品)、蔬菜水果。如鸡蛋中虽含有丰富的蛋白质，但一般新妈妈每天吃2个就足够了。超量食用鸡蛋会增加肠胃的负担，易引起消化不良。水果、疏菜对新妈妈也是十分有益的，其中所含的维生素不但是母体自身必需的，也可以促进乳汁的正常分泌，给宝宝充足的乳汁。

·粗细搭配。主食不是吃得越精越好，而是在主食中一定要适当加些粗粮，如玉米窝头、煎饼、小麦（包括麦片）粥、小米稀饭、烤红薯等，以满足身体对维生素、纤维素等的需要。

月子期间不宜吃哪些食物

科学的月子饮食需要注意规避下面不宜吃的食物。

·生冷硬的食物：分娩后吃硬食容易伤害牙齿，吃生食容易引起感染，吃冷食则会刺激口腔和消化道，所以生冷硬的食物都不要吃。吃水果时，可以先用热水温一下。像黄瓜、番茄、生菜、白萝卜这类可以生吃的蔬菜也要加热后再吃。

·寒凉食物：由于产后身体气血亏虚，应多食用温补食物，以利气血恢复。若产后进食寒凉食物，会不利于气血的充实，容易导致脾胃消化吸收功能障碍，并且不利于恶露的排出和瘀血的去除。

·辛辣刺激性食物：辛辣食物如辣椒、胡椒等容易伤津耗气损血，加重气血虚弱，并容易上火，导致便秘，吃这些食物后妈妈分泌的乳汁对宝宝也不利。浓茶、咖啡、酒精等刺激性食物会影响睡眠及肠胃功能，也对宝宝不利。

·有回奶作用的食物：有些食物有回奶作用，如大麦（大麦茶）、韭菜、麦乳精等，母乳喂养的新妈妈不能食用。

·补血补气的中药不能乱吃：人参、桂圆、黄芪、党参、当归等补血补气的中药最好等产后恶露排出后再吃，否则可能会活血，增加产后出血。桂圆中含有抑制子宫收缩的物质，不利于产后子宫的收缩恢复，不利于产后瘀血的排出。

温馨提示 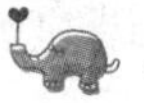 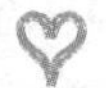

新妈妈应当保持孕期养成的每日喝牛奶的良好习惯，多吃新鲜蔬菜、水果。总之，吃得好、吃得对，既能让自己奶量充足，又能修复元气且营养均衡不发胖。

产后正确的进食顺序

产后，新妈妈在进食的时候，最好按照一定的顺序进行，因为只有这样，才能更好地被人体消化吸收，更有利于新妈妈身体的恢复。

正确的进餐顺序应为：汤→青菜→饭→肉，半小时后再进食水果。

饭前先喝汤，饭后喝汤的最大问题在于冲淡食物消化所需要的胃酸。所以新妈妈吃饭时忌一边吃饭，一边喝汤，或以汤泡饭或吃过饭后，再来一大碗汤，这样容易阻碍正常的消化。

米饭、面食、肉食等淀粉及含蛋白质成分的食物需要在胃里停留1～2小时，甚至更长的时间，所以要喝过汤后再吃。

自然产妈妈产后饮食

顺产的新妈妈在产后头三天体力尚未恢复，食物应以清淡、不油腻、易消化、易吸收、营养丰富为佳，形式为流质或半流质。

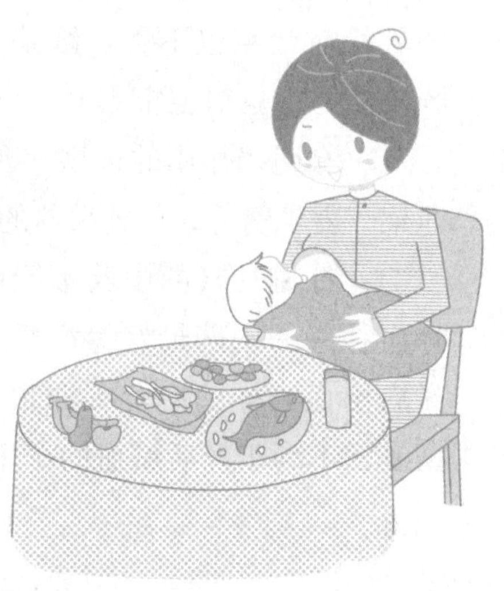

·产后头几天饮食以稀粥、汤面、馄饨、面包、牛奶、豆浆等软性食物为好，选用的动物蛋白以鸡蛋、瘦肉、鱼、鸡较好，每餐小食，除了三顿饭，可以在下午和晚间各加餐1次。

·鸡汤、鱼汤、排骨汤有利下奶，但要把汤内的浮油撇净，以免进食过多脂肪。母乳内脂肪含量增加，会导致宝宝腹泻。在下奶前不要喝太多汤水，以防奶胀，乳管通畅后可以不再限制汤水。

·不要忌食青菜和水果。绿叶菜和水果含有丰富的维生素C、膳食纤维，能使大便通畅。

·孕期合并缺钙、贫血以及分娩时出血多的新妈妈，除了吃含钙、铁多的食物外，还要服用鱼肝油丸、钙片等。

剖宫产妈妈产后饮食

剖宫产妈妈的产后恢复会比正常分娩的妈妈慢些，同时，因手术刀口的疼痛，新妈妈的食欲会受到影响，因此，剖宫产的新妈妈对营养的要求比正常分娩的新妈妈更高。

·产后6小时内要禁食，因为手术使得肠道功能受到抑制，肠腔内有积气，术后会有腹胀感，且麻醉药药效尚存，全身反应低下，为避免引起呛咳、呕吐等，应暂时禁食，若口渴，可间隔一定时间喂少量水。

·产后6～24小时可以适当进食一些排气类的汤水，如萝卜汤等，这段时间以米粉、藕粉、果汁、蛋花汤等流质食物为主，促进排气，同时也可以补充体内的水分。此时要少吃黄豆、豆浆、薯类食物。

·产后24~48小时，多数新妈妈已经排气，肠胃功能逐渐恢复，可以吃粥类、鱼汤等。未排气前不能吃一般性的食物，如煮鸡蛋、炒菜、肉块、米饭等，不能吃甜食，包括巧克力、红糖水、甜果汁、牛奶等，以免加重腹胀。

·排气后1～2天内可改进半流食，如蒸蛋羹、稀饭、面条等，注意少吃多餐，多饮水，缓解便秘与水肿。

·产后4～7天，可以像顺产新妈妈一样进食了，注意饮食不要太油腻，多吃蔬菜，多吃高蛋白食物，如蛋、鱼、肉等，促进伤口愈合。产后1周，可以适当吃些催乳的食物，例如鲫鱼汤、猪蹄汤、排骨汤等。

不可猛吃鸡蛋

鸡蛋是完美的孕产期食物，但并不是说多多益善。新妈妈吃鸡蛋应适度，每天一两个即可，如果每天吃太多的鸡蛋，或基本依赖于鸡蛋提供营养，非但不会对身体有利，反而会让新妈妈的肠胃、肝、肾增加负担。鸡蛋中含有大量胆固醇，吃鸡蛋过多，会使胆固醇的摄入量大大增加，增加新妈妈胃、肠的负担，不利于消化吸收；其蛋白质分解代谢产物会增加肝脏的负担，在体内代谢后所产生的大量含氮废物，都要通过肾脏排出体外，又会直接加重肾脏的负担。

吃公鸡比吃母鸡好

产妇分娩后，血中雌激素、孕激素浓度降低，这有利于催乳素发挥作用促进乳汁的分泌。母鸡的卵巢、蛋衣中含有一定量的雌激素，可使产妇催乳素的效能减弱，影响泌乳。而雄鸡睾丸中含有雄激素，具有对抗雌激素的作用。因此，产后若吃上一只清炖的大公鸡，连同睾丸一起吃，无疑将会使产妇的乳汁分泌增多。雄鸡脂肪较少，食之对母婴均有益，还有助于产妇在哺乳期保持较好的身材。

喝红糖水不宜过量

适量吃些红糖对母婴都有利。红糖所含营养成分有助于产后恢复。特别是红糖水有利尿作用，可使产妇排尿通畅，减少膀胱内的尿潴留，使恶露排泄通畅，有利于产后子宫收缩。但红糖有活血化淤的作用，过食反而会引起恶露增多，造成继发性失血。因此，产妇喝红糖水的时间以7~10天为宜。红糖杂质较多，应煮沸沉淀后再饮用。

产后多补充铁铜锌

由于妊娠血容量扩充及胎儿需要，约有半数妈妈患缺铁性贫血。加上分娩时和产后出血，哺乳又从乳汁中失去一些铁，产后补血非常重要，有助于新妈妈身体康复。造血需要铁、铜、锌等微量元素，如果在饮食中多吃一些富含这些营养素的食物，如动物肝、瘦肉、黑木耳、芝麻酱、绿叶菜、鸡蛋、牡蛎、红糖等，即可避免贫血。

产后不宜吃巧克力

新妈妈在产后需要给宝宝喂奶，巧克力含可可碱，会渗入母乳并在宝宝体内蓄积，损伤神经系统和心脏，并使肌肉松弛，排尿量增加，使宝宝消化不良、睡眠不稳、哭闹不停。巧克力还会影响新妈妈的食欲，使身体发胖，而必需的营养素却缺乏，从而影响新妈妈的身体健康，不利于宝宝的生长发育。

摄取必需脂肪

月子里要注意摄取必需脂肪，其中的脂肪酸对宝宝的大脑发育很有益，特别是不饱和脂肪酸，对中枢神经的发育特别重要。哺乳妈妈饮食中的脂肪含量及脂肪酸组成，会影响乳汁中营养的含量。但也不能过度摄取脂肪，脂肪所提供的热能应该低于总热能的1/3。

多吃果蔬海藻类

产后禁吃或少吃蔬菜水果的习惯应该纠正。新鲜蔬菜和水果中富含丰富维生素、矿物质、果胶及足量的膳食纤维，海藻类还可提供适量的碘。这些食物既可增加食欲、防止便秘、促进乳汁分泌，还可为新妈妈提供身体必需的营养素。

不要盲目节食

新妈妈所增体重大多是脂肪和水分，如果给宝宝哺乳，增加的脂肪不一定够用，还需动用身体里原来储存的脂肪。而节食则使妈妈不能保证每天吃到各种营养丰富的食物，使身体保持一定的热量，由此不能满足宝宝的营养需要，保证自身的康复。

产后不宜采取节食的方法减肥，特别是母乳喂养的新妈妈。如果体重过重，可以在专业人士指导下进行适宜的健身锻炼。在饮食上，多吃一些蔬菜有利于身体减重。

吃山楂的益处

对于新妈妈来说，可以多吃山楂，因为它能帮助子宫复旧，有利于恶露排出，减轻腹痛。山楂炒炭后，有助于产后消化，增进食欲。脾胃为生化之源，消化功能旺盛后，新妈妈就能从食物中获取更多的营养成分，有利于乳汁的分泌，保证母乳喂养的顺利进行。

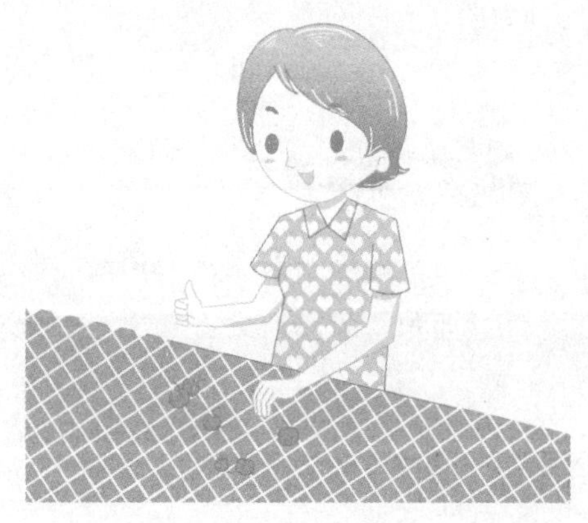

产后宜吃丝瓜

丝瓜含皂苷、脂肪、蛋白质等，丝瓜藤还含有植物黏液、糖胶、B族维生素、维生素C等，丝瓜水含硝石，嫩瓜可做菜，老瓜可入药。丝瓜全部均可作药用，具有祛风化痰、凉血解毒、通经络、利血脉、下乳汁等作用。《罗氏会约医镜》中曾记载："丝瓜凉血解毒，除风化痰。"

多食用丝瓜，对产后出血过多或乳量不足，以及便秘、大小便带血、疮肿等，有很好的辅助治疗作用。

多喝面汤，利于身体恢复

面汤是新妈妈适宜的饮食，既可用挂面下汤，也可自己做细面条或薄面片下汤，再加两个鸡蛋，放些番茄，更有利于新妈妈补养。

肉类进补适可而止

产后新妈妈元气大伤，需要适当进食一些高蛋白食物，如鸡、鱼、瘦肉、蛋、奶等。但如果新妈妈在坐月子期间，尤其是在吃得多、动得少的冬季大量进补，很容易造成营养过剩，反而不利于体型的恢复。因此新妈妈进补肉类要注意适可而止。坐月子期间饮食应该多样化，营养要更加均衡，鸡，瘦肉、排骨、鱼、蛋等虽有补益的作用，但是也不宜过量。

温馨提示 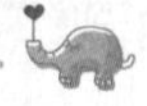 

新妈妈在喝汤的同时，别忘了要多吃些肉，肉比汤的营养要丰富得多，那种"汤比肉更有营养"的说法是不科学的。

新妈妈不宜多喝茶

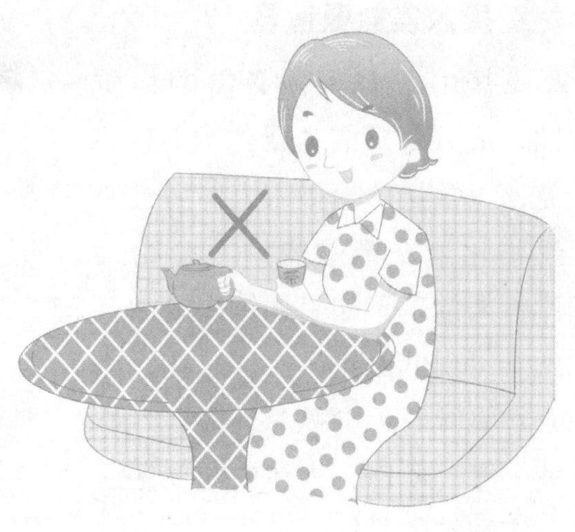

产后新妈妈身体相对弱，特别是生产过程失血较多，气血虚，需要进行身体调养，特别是补血。茶中含有鞣酸，可以与食物中的铁结合，影响人体对铁的吸收，不利于新妈妈特别是贫血的新妈妈。所以产后不宜喝茶，尤其是浓茶。茶里含有咖啡因，一般浓茶中咖啡碱的浓度高达10%，进入母乳会影响宝宝，造成宝宝精神亢奋无法安眠等后果。另外，产后需要休息，夜间哺乳本身就消耗体力，喝茶也影响自身休息。所以，新妈妈产后不要喝茶，特别是浓茶会对妈妈和宝宝都产生不利影响。

产后不宜急于吃人参

新妈妈产后急于用人参补身子是有害无益的。人参含有多种有效成分，这些成分能对人体产生广泛的兴奋作用，其中对人体中枢神经的兴奋作用能导致服用者出现失眠、烦躁、心神不安等不良反应。而刚生完孩子的新妈妈，精力和体力消耗很大，十分需要卧床休息，如果此时服用人参，反而因兴奋难以安睡，影响精力的恢复。

人参是补元气的药物，促进血液循环，加速血的流动，这对刚刚生完孩子的新妈妈十分不利。因为分娩过程中，内外生殖器的血管多有损伤，服用人参，有可能影响受损血管的自行愈合，造成流血不止，甚至大出血。因此，新妈妈在生完孩子的1个星期之内，不要服用人参。分娩7天以后，新妈妈的伤口已经愈合，此时服点人参，有助于新妈妈的体力恢复，但也不可服用过多。

摄入食盐要适量

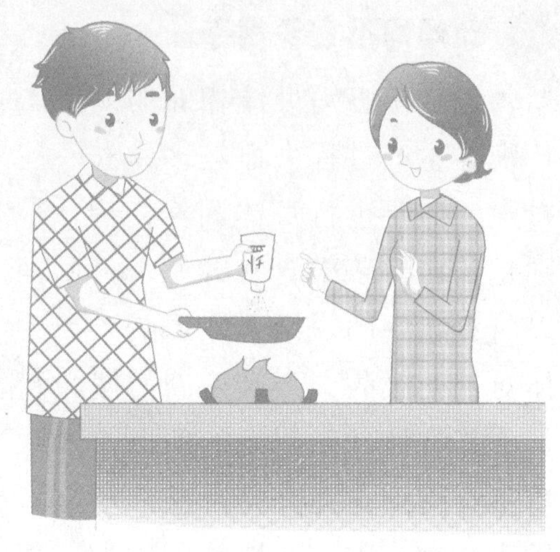

盐中含有人体必需的物质钠，成人每天需盐量约为4.5～9克，正常量的盐摄入人体后会通过消化道全部吸收，不会给人体带来损害。如果人体内缺钠，就会出现低血压、头昏眼花、恶心、呕吐、无食欲、乏力、容易疲劳等。所以，人体内应该保证一定的钠的平衡。

月子里的新妈妈不能过多食盐，也不能忌盐。盐吃多了，会加重肾脏的负担，使血压升高；盐吃得太少，限制钠的摄入，影响了体内电解质的平衡，就会影响妈妈的食欲，进而影响泌乳，影响宝宝的身体发育。

产后新妈妈是可以吃盐的，但一定要掌握好度。要学会根据自己的口味，科学地安排月子饮食，努力把身体恢复到最好。

食用补血食物

·猪肝：猪肝富含多种维生素、矿物质，这些营养成分不仅对养生健体有益，更重要的是它能够补血补铁、补肝明目，适合产后妈妈食用。

·金针菜：金针菜含铁量很大，另外，它含有的其他营养素有利尿及健胃作用。

·红枣：红枣含有较丰富的铁质，准妈妈经常食用，不仅能够防止缺铁性贫血，还有滋补强身的功效。

·胡萝卜：胡萝卜含有维生素B、维生素C，且含有一种特别的胡萝卜素，胡萝卜素对补血极有益。

·面筋：面筋的铁质含量相当丰富，是一种值得提倡的美味食品。

·菠菜：菠菜是有名的补血食物。

少吃味精

为了宝宝不出现缺锌症，新妈妈应忌吃过量味精。如果哺乳期间，妈妈在摄入高蛋白饮食的同时，又食用过量味精不利宝宝的健康发育。因为味精内的谷氨酸钠会通过乳汁进入宝宝体内。过量的谷氨酸钠对宝宝，尤其是12周以内的宝宝发育有严重影响。它能与宝宝血液中的锌发生特异性的结合，生成不能被机体吸收的谷氨酸，随尿排出，从而导致宝宝锌的缺乏。这样，宝宝不仅易出现味觉差、厌食，而且还可造成智力减退、生长发育迟缓等不良后果。

产后宜吃橘子

橘子中含维生素C和钙质较多，维生素C能增强血管壁的弹性和韧性，防止出血，钙是构成宝宝骨骼、牙齿的重要成分。新妈妈适当吃些橘子，能够通过乳汁把钙质提供给宝宝，这样不仅能促进宝宝牙齿、骨骼的生长，而且能防止宝宝发生佝偻病。另外，橘络也有很好的通乳作用。

产后宜多吃鲤鱼

鱼类含有丰富的蛋白质。中医认为，鲤鱼性平味甘，有利小便、解毒的功效；能治水肿胀满、妇女血崩、产后无乳等病。《食疗本草》也有记载："鲁鱼鳞烧，烟绝，研细，用酒送服，方七七（约3克），可破产妇滞血。"也就是说鲤鱼可以治疗新妈妈产后瘀血留滞子宫。这些记载说明，产后吃鲤鱼确实可帮助子宫收缩。此外，鲤鱼还有催乳的作用。所以，产后适当多吃些鲤鱼是有道理的。

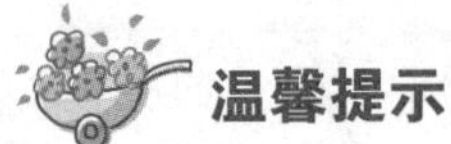
温馨提示
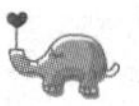

产后为了补充营养和有充足的奶水，新妈妈一般都非常重视饮食滋补。但滋补过量容易导致新妈妈肥胖，并进一步使体内糖和脂肪代谢失调。此外营养太过丰富，必然使奶水中的脂肪含量增多，容易造成婴儿或腹泻或肥胖。

新妈妈不宜挑食、偏食

产后新妈妈不能挑食、偏食，要做到食物多样化，粗细、荤素搭配，合理营养。由于产后胃肠功能较弱，过饱不仅会影响新妈妈胃口，还会妨碍消化功能。因此，新妈妈要做到少食多餐，每日可由平时3餐增至5～6餐。

新妈妈忌烟酒

有的新妈妈在妊娠期能停止吸烟、喝酒，怕烟酒给胎宝宝带来损害，可是分娩后则又恢复吸烟、喝酒，以为宝宝已经生下来，吸烟、喝酒不会伤害宝宝了，这种想法是不对的。烟酒都是刺激性很强的东西。吸烟可使乳汁减少，烟中的尼古丁等多种有毒物质还会浸入乳汁中。宝宝吃了这样的乳汁，生长发育会受到影响，而且吸烟时呼出的烟雾、气体也会直接危害宝宝的健康。酒中含有酒精，酒精可进入乳汁。大量饮酒可引起宝宝沉睡、深呼吸、触觉迟钝、多汗等，有损宝宝健康。所以，为了自身和宝宝的健康，新妈妈不要吸烟喝酒。

产后忌喝高脂肪浓汤

新妈妈产后多喝高脂肪的浓汤，既容易影响食欲，还会使身体发胖，影响体型。同时，高脂肪也会增加乳汁的脂肪含量。有不少的新生儿不能耐受和吸收这种高脂肪的乳汁，而出现腹泻。因此，新妈妈不宜喝高脂肪的浓汤。可以喝些有营养的荤汤和素汤，如蛋花汤、鲜鱼汤、豆腐汤、蔬菜汤、面汤、米汤等，以满足母婴对各种营养素的需要。

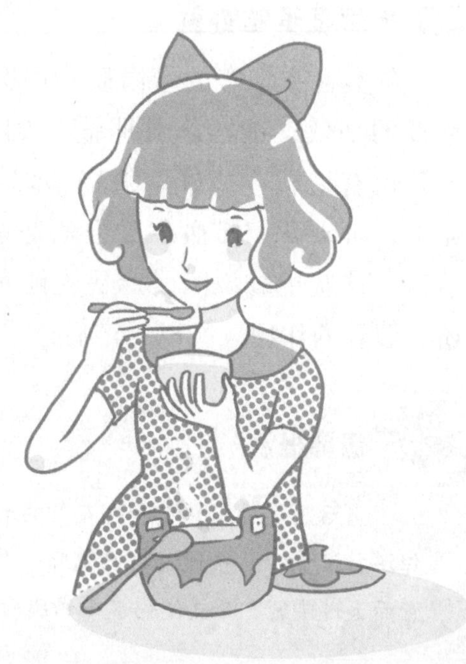

日常保健护理

产后的护理保健是女性一生中重要的部分，可以说它决定了女性后半生的幸福和健康。因此，产后生活的各个方面不但要引起新妈妈的重视，还要学会科学的护理保健方法。

分娩当天的护理

保持安静，卧床进食，卧床排便，由护士帮助处理恶露以及消毒。注意要点：分娩之后产妇往往感到身心疲惫，因此应当充分休息，注重饮食调养。分娩后应尽快排尿，并在家人的帮助下将恶露处理干净。分娩当天，子宫收缩会引起产后阵痛，会阴部缝合处也会非常疼痛。但是，即使躺在床上也要进行简单的运动，以加快身体恢复速度。

注意多坐少躺

很多新妈妈在产后第一天基本上是躺着度过的，这样可不好。其实，顺产新妈妈可以在产后6~8小时坐起来。要多坐少躺，不能总躺在床上。躺在床上不仅不利于体力的恢复，还容易降低排尿的敏感度，这就有可能阻碍尿液的排出，引起尿潴留，并可能导致血栓形成。

产后及时排尿

由于生理上的原因，产后排尿，尤其是第一次排尿，不像正常人那样容易，有的新妈妈不习惯在床上排尿，因为精神紧张，解不下小便，容易发生尿潴留，而尿潴留使膀胱胀大，妨碍子宫收缩，从而会引起产后出血，还易引起膀胱炎。因此，产后新妈妈要及时排尿。最好是在产后6~8小时主动排尿，不要等到有尿意才解。

生活方式要科学

这个时期是静心调养自己身体的时期，不能劳累，应时刻保持身心安定。下面介绍一下产褥期特别需要注意的生活方式。

避免受风

产后风是产后变弱的筋骨受风而引起的病症。新妈妈产后骨骼松弛、关节非常脆弱，如果受风就会患产后风。产后风易发展成关节炎，因此应避免穿裸露关节的衣服。

穿着宽松衣服

坐月子时，要穿着不束缚身体、宽松的衣服。如果穿紧绷住身体的衣服或用腰带、橡皮绳等束住腰部，浮肿不易消除。这时新妈妈可继续穿着妊娠末期的宽松衣服，不过应在里面套上内衣，以免受风。

睡硬床或硬褥

新妈妈在关节变脆弱的情况下如果睡软床或软褥，关节易出现问题，将会引起腰椎间盘突出等脊椎疾患。因此，新妈妈不要过度活动关节，并睡在尽可能硬的床或褥子上，就寝时，应面对天花板，端正睡姿。

保持外阴部清洁

产后子宫内膜还没有完全恢复，要防止细菌感染。经常处理恶露，保持双手清洁，排泄后从前向后慢慢擦拭，之后用水洗净，保持外阴部的清洁。

舒适、安静的室内环境

新妈妈休息、哺乳都需要一个良好的环境，居室要安静、整洁、光线充足、空气新鲜、温度适宜。夏天，可以将房间内不直接对着新妈妈和宝宝的窗户打开通风，避免电风扇直接吹向新妈妈，谨防感冒。可用空调保持室内温度（25℃）。冬季注意保暖，每日开窗换气，先将新妈妈和宝宝送到另一间屋子，然后通风，每次20分钟，上、下午各一次。被褥要清洁、松软。

养成定时喂乳的习惯

每天要用温水擦洗乳房及乳头，喂奶前要洗手，养成定时喂乳的习惯，每3～4小时1次，每次哺乳不超过20分钟。要两侧乳房交替哺喂。坚持纯母乳喂养，可以促进子宫复旧和减少产后出血，还有利于体型恢复。

学会处置恶露

恶露的处置应加以重视，如不注意清洁，会引起阴道、子宫感染，相当麻烦。恶露处置应先洗手，大小便后也应立即洗手，同时要用消毒纸巾或药棉，由阴道向肛门方向擦拭消毒，同一张纸巾或药棉不可重复使用，务必每次使用过后就换新的。药棉可用医院配制的。

注意会阴伤口的护理

如果在分娩时会阴部有了伤口要注意护理。在产后的最初几天里，恶露量较多，应选用消毒过的卫生垫，并经常更换。大小便后要用清洁的水清洗外阴，以保持伤口的清洁干燥，以防感染。伤口痊愈情况不佳时要坚持坐盆，每天1～2次，持续2～3周，这对伤口肌肉的复原极有好处。坐盆药水的配制应根据医生的处方和医嘱。睡觉的体位对伤口也有影响，如果伤口在左侧，应当采用右侧卧位；如果伤口在右侧就应采用左侧卧位。

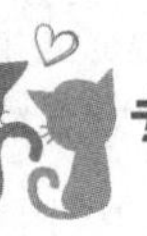

专家答疑

月子里的新妈妈能做家务吗？

宝宝出生后，家务事儿一下子增加了许多，月子里的新妈妈也难免要插手，然而，照料宝宝时新妈妈一定要避免做久蹲、久站或频繁地大幅度弯腰的动作。

新妈妈要端正坐姿

有些新妈妈由于身体虚弱，在沙发上坐下的时候，经常是一种歪歪斜斜、懒懒散散的姿势，认为这样会让自己舒服一些。其实，新妈妈就是再累，坐姿也应该端正，否则会很容易弄伤腹部的伤口。

不宜看书或上网

产后过早或长时间看书、上网，会使新妈妈特别是孕期合并妊娠高血压者眼睛劳累，日后再长久看书或上网容易眼痛。所以，在产褥早期不宜多看书或上网，待身体康复后再量力而行。

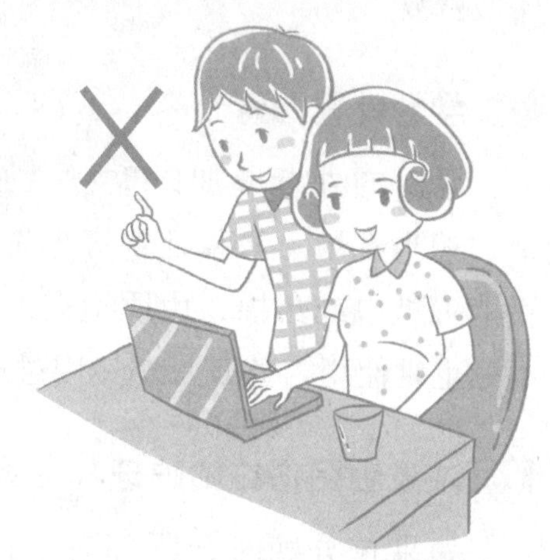

用温水刷牙

产后的头几天，为了补充营养，促进体力恢复，常给以高糖、高蛋白、高脂肪饮食，每天多达6～7餐，大量的食物残渣留在口腔内、牙缝里，在细菌的作用下，发酵变成酸性物质，腐蚀牙齿，使龋齿、牙周炎、口腔炎等发病率大大增加，甚至因链球菌感染诱发风湿热、肾炎、心脏病等。新妈妈可以用温水刷牙，以保护牙齿健康。

新妈妈不宜盆浴

产后汗腺很活跃，容易大量出汗，乳房胀还要淌奶水，下身又有恶露，全身发黏，几种气味混在一起，所以新妈妈就应比平时更讲究卫生。产后及时地洗澡可使全身血液循环增加，加快新陈代谢，保持汗腺孔通畅，有利于体内代谢产物通过汗液排出。还可调节自主神经，恢复体力，解除肌肉和神经疲劳。一般产后即可进行擦浴或淋浴。不宜在澡盆内洗盆浴，以免洗澡用过的脏水灌入生殖道而引起感染。浴后要迅速擦干，穿好衣服，防止受凉。

坐月子不能“捂”

按照民间传统的老习惯，新妈妈坐月子要捂。即使是三伏天，也要包扎头巾，长衣长裤，盖被垫褥，门窗紧闭，这样做合适吗？其实，坐月子要捂，特别在夏天还要捂，这是错误的观念。

以前延续下来的新妈妈怕风，其实不是指自然风，而是破伤风、过堂风。破伤风是由于旧法接生，不消毒、不卫生而引发破伤风杆菌感染所致的致命性疾病，而不是受了风寒所致。

夏天坐月子，尤其不能捂。当外界气温超过35℃时，身体依靠大量汗液蒸发进行散热，而汗液蒸发需要空气流通才能实现。怕新妈妈受风而关闭门窗，使新妈妈处在高温、高湿、通风不良的环境中，严重影响出汗散热。加上新妈妈产后体质虚弱，容易导致大脑内的体温调节中枢发生障碍而产生高热，引起中暑。

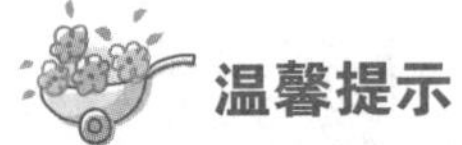
温馨提示
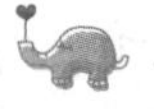

新妈妈夏天坐月子忌讳包头巾，穿长衣、长裤和袜子，卧室也必须门窗洞开，让空气流通。

新妈妈应适当活动

由于受一些传统观念的影响，不少新妈妈认为，产后“坐月子”应该卧床休息1个月。其实，这是一种错误的认识，不符合产后新妈妈的养生之道。

产后最初几天，新妈妈比较疲劳，应充分卧床休息，在休息期间，家人应从各方面给予护理和照顾，使其精神和体力得以恢复，但也应鼓励正常分娩的妈妈下床适当活动。一般的新妈妈，如果没有手术助产、出血过多、阴道撕裂、恶露不尽、身痛、腹痛等特殊情况，24小时后即可起床做轻微活动。

新妈妈睡姿有讲究

新妈妈的卧姿不应有特别的规定，以经常地自由变换体位为佳。如果身体无异常情况，在产后的第二天便可开始俯卧，每天1~2次，每次15~20分钟，便于子宫恢复。新妈妈在月子里多做胸膝卧位，多做加强盆底肌肉弹性的运动和缩肛运动，有助于防止子宫后倾。

自然分娩的新妈妈会阴部有切口，如果切口在左侧应当采用右侧卧位，如果切口在右侧就应采用左侧卧位，这是为了防止切口受到压迫。新妈妈可以以一种最佳卧姿为主，同时注意其他姿势的交替进行，才能达到最佳效果。

剖宫产新妈妈产后回到病房，需要头偏向一侧、去枕平卧6个小时。6小时以后，可以垫上枕头了，进行翻身，变换不同的体位，以半卧位为主。

做好室内清洁消毒

新妈妈和宝宝在月子里几乎整天都在居室内度过，做好清洁卫生是防病保健的重要方法。所以，一定要在新妈妈出院回家之前的两三天，将坐月子的房间打扫得非常干净。具体做法有：

· 家里最好用3%的来苏水湿擦或喷洒地板、家具和2米以下的墙壁，并彻底通风2小时。卧具、家具也要消毒，阳光直射5小时可以达到消毒的目的。

· 保持卫生间的清洁卫生，随时清除便池的污垢，排出臭气，以免污染室内空气。

· 新爸爸和家人不要在居室内吸烟。

接待来客的方法

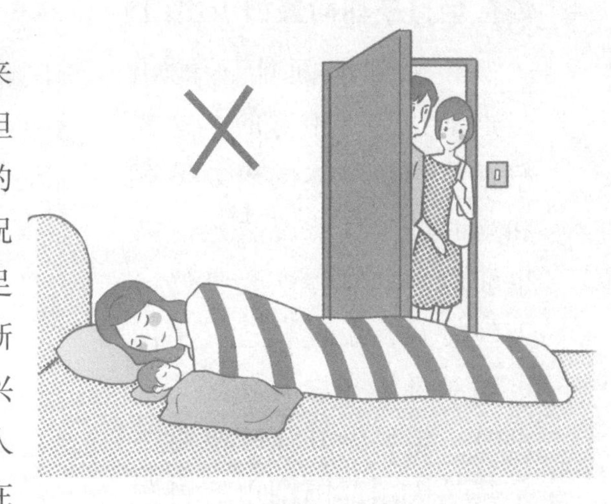

生了宝宝后，亲戚朋友过来道喜，这是我国的传统礼仪。但新妈妈最好不要接受亲朋好友的来访，通电话是最理想的接受祝贺的方式。因为新妈妈需要充足的休息，过多地接待客人，使新妈妈很劳累，也会使新妈妈很兴奋，容易造成睡眠障碍。人来人往，也容易带来病菌，特别是在流性疾病爆发的时候，会对新妈妈和宝宝的健康构成很大的威胁。

如果是推辞不掉的造访，来访的时候应该避开新妈妈白天小睡的时段。要求客人进门就脱去外套，抱宝宝之前一定要洗手，不要随便亲宝宝。月子里不要在家里大宴宾客，这会扰乱新妈妈和宝宝的正常作息。如果家人需要请客吃饭，可以选择在饭店设宴，不需要新妈妈出席。

注意劳逸结合

刚生完宝宝的新妈妈，身体非常虚弱，气血也不足，身体的各种器官需要通过休养来恢复。

休息好不代表一直躺在床上，体力较好时还是要下床适当活动的，也可以做少量的家务，只要避免重体力活即可。

产后可以适当下床活动时，仅限于慢慢地走走，也可在床上休息的时候，多翻身、抬胳膊、仰头，这些也是运动。产后两周可以做一些简单的家务活，如擦擦窗台、抹抹桌子、叠叠衣服。可以充分利用一切可以提供方便的工具，提高效率，如电饭锅、温奶器、电磁炉、电压力锅等，减轻家务负担。但要注意做家务的肘候，不要碰冰凉的东西，洗抹布、擦桌子、洗手都要用温水。

坐月子期间最好少出门

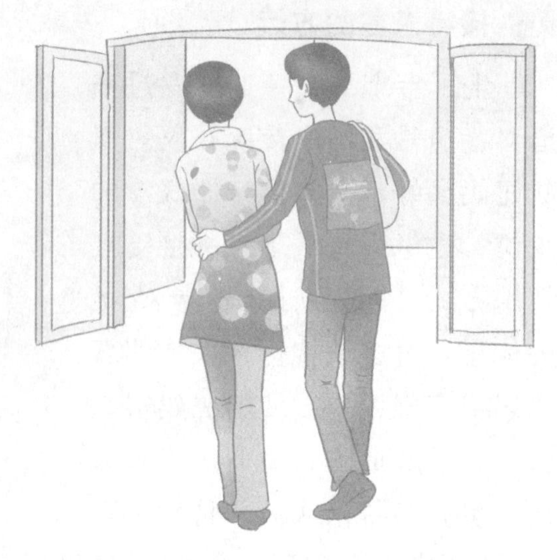

坐月子期间能不能出门走动，都是相对的。这要根据新妈妈身体的康复情况和当时的天气状况决定。如果新妈妈的身体恢复良好，天气暖和，温度合适，出门走动对身体并没有坏处。外出时一定要做好保暖措施，尤其是头颈部围围巾，可预防“月子病”。

产后百脉空虚，又容易流汗，风邪一旦入里，除了容易感冒外，还可能导致日后四肢关节游走性的疼痛。因此，月子期间要避免在大风天或冷天出门，因为产后身体比较虚弱，容易出汗，风吹容易导致受凉。总体来说，产褥期以休息为重，减少出门次数，避免劳累。

不宜长时间吹空调

坐月子非常重要，新妈妈不能吹风，不能受凉。空调吹多了，妈妈的身体受不了。如果夏天坐月子，温度过高，容易中暑，适当吹空调对妈妈有好处。新妈妈生产后，要先进入一间没有开空调的房间，将身体擦干后，再进入空调房休养。温度降低过程中，新妈妈、宝宝最好不要待在空调房里，待温度达到26℃的适宜温度后，再进入空调房。空调房不能密闭，要保持通风。无论什么情况，都不能长时间吹空调，睡觉更不能吹，当室温降到一定温度时及时停止。如果高温难耐，也切忌贪凉。新妈妈衣服要穿好，尽量将所有部位遮住的情况下再吹，以防贪图凉快而受凉。一般建议穿长衣长裤，在很热的情况下，也可以穿长裤短衣，最好穿上一双薄袜子。

不宜直面吹电风扇

月子里的新妈妈怕受风。如果是在夏天，实在受不了高温，吹电风扇也要小心。

吹电风扇的目的是为了适度降温。新妈妈要注意不要让风扇直接对着自己吹，因为直吹容易受凉，引发产后疾病。新妈妈可以让风扇对着墙吹，让风反弹回来，这样风会柔和一些，也可以把电风扇调到柔风那一档。每个人对温度的敏感性不太一样，所以自己的身体感觉舒适就可以了。

月子里少碰凉水

中医认为，产后气血不足、元气亏损，风寒凉气容易入侵新妈妈身体，造成气血运行不畅甚至导致产后身体疼痛。坐月子期间，新妈妈应该注意尽量少接触冰凉、寒冷的环境。如果你的宝宝出生在寒冷的冬天，那么建议坐月子期间避免频繁地接触冷水。如果新妈妈经常开启冰箱门，频繁接触到冰箱里冒出的凉气，对产后恢复也有害无益。

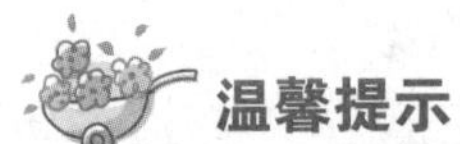
温馨提示
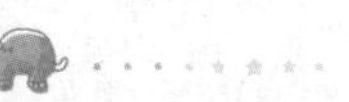

如果新妈妈只是偶尔碰碰凉水，不会有太大的害处。但不要持续、频繁地使用凉水。如果想自己给宝宝洗衣服和尿布，建议用温水。

坐月子期间不宜哭

新妈妈产后激素水平急剧下降，伤口还没有恢复，可能还有母乳喂养遭遇挫折、身材改变、不知如何照顾宝宝等问题，容易感到忧郁甚至哭泣。中医认为肝开窍于目，为精血所养，产后本已气血耗损，如果再哭泣则更伤精血，可能对眼睛造成伤害。因此，新妈妈尽量不要哭泣，要好好休养，家人要帮助新妈妈度过这个难关。

热水泡脚好处多

用热水泡脚可以疏通经络，解表散寒，达到缓解手脚冰凉、扩张毛细血管、促进脑部供血等作用。新妈妈分娩后精疲力尽，如果每天用热水泡脚，对恢复体力、促进血液循环、消除肌肉和神经疲劳都有好处。如果在热水泡脚的时候，同时按摩脚趾和脚心，就会收到更好的效果。泡脚时水温不宜过高，热而不烫即可。水温太高容易引起心、脑、肾等器官供血不足，还容易破坏足部皮肤表面的皮脂膜，使角质层干燥甚至皲裂。

适合新妈妈的内衣

产后最常见的生理现象就是出汗多，尤其是夜里睡觉和刚睡醒时最为明显。而且，妈妈还要频繁地给小宝宝哺乳。所以，新妈妈的内衣一定要选择无刺激性、透气性好、吸汗的纯棉布料，宜宽大舒适，不要过于紧身。

月子里宜戴乳罩

新妈妈在产后应该戴乳罩，这有利于乳房健美与恢复。

·乳罩的作用是托住乳房，使其保持在合适的位置上，有利于乳房的血液循环，不仅能使乳汁分泌增多，还可以避免乳汁淤积而患乳腺炎。

·乳罩能保护乳头免受刺激和擦伤，减轻运动时乳房受到震动。

·乳罩在哺乳时还能使乳汁排泄通畅，防止其他衣物上的纤维进入乳管孔，引起堵塞，影响哺乳，特别是穿羊毛类衣服时。

·有些妈妈溢乳严重，经常弄得胸前衣服湿一片，感觉尴尬。戴乳罩会吸收一些溢出的乳汁，不至于外衣湿很多。

·乳罩可以支撑托起乳房，避免哺乳期结束后乳房明显下垂，这个可是很多妈妈都在乎的哦！

不适与疾病的应对

产后的新妈妈有可能出现产褥感染、产后风、子宫脱垂等不适，这直接关系到新妈妈的身体恢复和健康。应该采取措施更好地预防。

防止尿潴留

膀胱内积有大量尿液而不能排出，称为尿潴留。要防止尿潴留，产后饮水要适量，产后4小时即使无尿意也要主动排尿。如果情况允许，可试着起床排尿或坐在床上排尿。用热水袋敷膀胱区有利于排尿。还可用小容器盛水，从高处将水倒在低处的大容器内，让妈妈听着水流声，反射排尿。如果这些方法还不能排尿，应请医生导尿或打针、服药，以便及时纠正尿潴留。

预防产褥热

产褥热表现为产后2～5天开始出现发热、头痛、全身不适及下腹部压痛、恶露有臭味且增多等症状。

对于产褥感染，预防胜于治疗。产前应加强营养，纠正贫血，治疗妊娠高血压综合征及其他并发症，预防和治疗滴虫性阴道炎或霉菌性阴道炎；妊娠末期，禁止性交和盆浴，以免将病菌带到阴道和子宫里，引起产后感染。产后新妈妈要注意卫生，尤其是要保持会阴部的清洁；尽早下床活动，促使恶露早排出，注意营养，增强身体抵抗力；产褥期要禁止性生活。

一旦患了产褥感染，一定要及时就医治疗，使用针对性强、敏感性高的抗生素，如青霉素、卡那霉素、庆大霉素、灭滴灵等。患产褥感染的产妇要充分休息，有条件的最好不要给宝宝喂奶，待身体康复之后再喂。

子宫脱垂的应对措施

发生子宫脱垂的主要原因有急产、滞产和产后过早参加劳动。子宫脱垂患者会感到下腹、外阴及阴道有坠胀感，并可有腰酸背痛，久立或劳动时感觉更加严重；若病情继续加重，严重者影响行动。

子宫早期脱垂或症状较轻者，可取平卧位或稍坐一会儿，即可使会阴部恢复常态；也可使用体育疗法，如缩肛运动，一缩一放地进行，每次10～15分钟，每天2次。为了预防子宫脱垂，在产褥早期产妇应当做简单的康复体操，加强产后锻炼。产妇在产褥期卧床时应经常更换体位，要多侧卧或俯卧，不要总是仰卧。产后避免过早参加重体力劳动，尽量避免便秘或剧烈咳嗽。

缓解宫缩疼痛的方法

在产褥早期因宫缩引起下腹部阵发性剧烈疼痛，称为产后宫缩痛。哺乳时，反射性催产素分泌增多会使疼痛加重。产后宫缩痛的主要原因是子宫收缩。产后子宫要通过收缩，逐渐恢复到正常大小。多胎产妇及经产妇的痛感更强烈，主要是因为子宫只有加强收缩才能恢复正常大小。一般产妇都能忍受得了这种疼痛，对于严重者，可以采用以下方法缓解疼痛：

· 口服止痛片，或取山楂100克，水煎加糖服。

· 用针刺中极、关元、三阴交、足三里等穴位。

· 轻揉子宫，以促进宫腔内残余物质排出。

· 用热水袋热敷小腹部，每次敷0.5个小时。

· 按摩小腹，使子宫肌肉暂时放松，缓解疼痛。

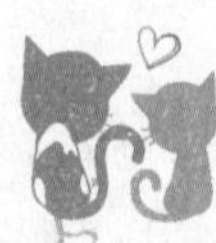

专家答疑

什么时间会产生产后宫缩痛？

产后宫缩痛一般在产后一两日出现，持续两三日后自然消失，多见于经产妇。

预防产后便秘

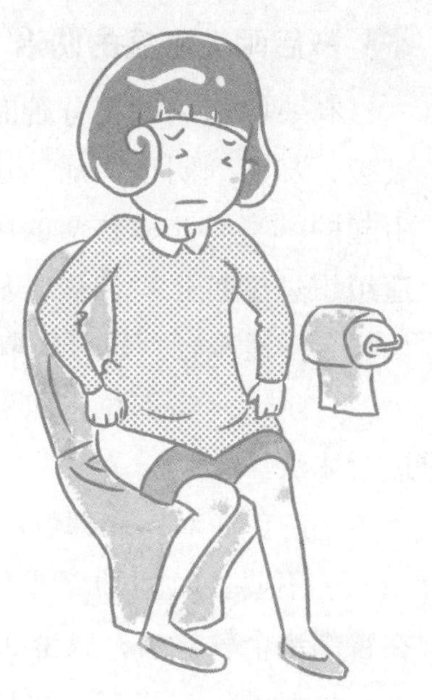

预防产后便秘，一是产妇应适当地活动，不能长时间卧床。二是在饮食方面，要多喝汤、饮水；力求主食多样化；在吃肉、蛋食物的同时，还要吃一些含纤维素多的新鲜蔬菜和水果。三是平时保持精神愉快、心情舒畅，避免不良的精神刺激。还要注意大便困难时切忌用力，以防子宫脱垂及直肠脱出，保持会阴部清洁，预防感染。仍然无效者应去医院咨询治疗。

预防乳房湿疹

乳房湿疹是一种变态反应性皮肤病，多见于妇女哺乳期，表现为乳头和乳晕处瘙痒、糜烂，有渗出液和结痂。迁延不愈后局部乳头增大、皲裂，有时很痛。乳房湿疹的患者可在医生指导下选用一些药物治疗，夜间瘙痒剧烈可于晚餐及睡前各服一次。乳房湿疹是可以预防的，新妈妈应该从注意乳房卫生做起，经常沐浴或用温水清洗乳头、乳晕，避免搔抓，忌用肥皂和洗澡水过热。

预防腰酸背痛

除了要重视适当的休息外，适量的产后运动也有助于身体的恢复。产后运动的目的，在于使生产过程中过于紧张或是受伤的肌肉能够放松，消除紧张的状态，有点像在激烈运动后的暖身。产后运动也可以减少某些生产的并发症，例如尿失禁或是子宫脱垂。但是，产后运动必须量力而为，在身体状况许可的情形下进行。新妈妈由于哺喂母乳需要较长时间保持一个固定的姿势，很容易出现腰酸背痛。应该请医护人员指导正确的哺喂姿势，尽量减少酸痛的情形。

产后阴道疼痛的防治

有一些新妈妈在分娩时既没有做会阴切开，阴道和会阴部也没有破裂，却感到阴道疼痛。这种疼痛是分娩时阴道组织过于扩张和伸展引起的，当婴儿从狭窄的阴道娩出时，尤其是婴儿较大时，会迫使阴道组织过度扩张、伸展，从而造成淤血和损伤。随着时间推移，这种疼痛会慢慢减轻。也可采取下列的防治措施：

·阴道疼痛部位采取温水浴，也可用纱布包裹碎冰对疼痛的地方进行冰敷。

·避免做对疼痛部位产生压力的姿势，睡眠宜取侧卧位。

·不要长时间站立或久坐，坐时注意缓解疼痛部位的紧张性，如在臀部垫个软枕头，或坐在中间有凹陷的坐垫上。

·多淋浴或坐浴也可以起到缓解作用。避免在水中加盐，因为没有研究显示盐有任何帮助，而且盐还会引起皮肤干燥和发痒。

·给宝宝喂奶时要坐得舒舒服服的，还可以选择侧躺着喂奶。

·做促使阴部组织恢复的运动。方法为：收紧阴部及肛门附近的肌肉，以8～10秒钟为宜，然后慢慢放松肌肉，并持续放松几秒钟，接着重复做，每天做20次。这项运动可在任何体位时做，以加快血液循环，使损伤的组织尽快康复。

温馨提示 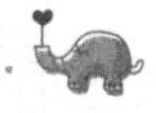 

如果疼痛没有减轻，或是发烧了，去做妇科检查，看是否阴道炎或分娩时有裂伤后缝线不吸收导致，对症治疗。一般产后40天左右阴道子宫会恢复正常，不会有异常感觉。如果是阴道炎导致，应该应用外用药物治疗，如果是缝线问题导致需要相应的处理。

产后足跟痛的防治

新妈妈分娩后穿拖鞋或赤脚穿凉鞋，不注意避寒凉或不注意休息易造成足跟痛。产后正值气血两虚的时候，很容易受凉，特别是足部，包括足后跟，一旦受凉，在以后的日子里就容易出现疼痛。

· 产后一定要注意足部保暖，不要穿拖鞋或赤脚穿凉鞋，穿袜子，穿护脚趾、护足后跟的鞋子，使脚下保持一定的温度。

· 每天用热水泡脚10～20分钟，以使经脉畅通，促进血液循环，促进肌肉和神经疲劳的恢复。

· 一旦出现足跟痛，可将适量的食醋倒入热水中，待温度合适时进行足浴，也可用食醋涂抹足跟，并做轻缓的足部揉捏。

· 对疼痛部位热敷，或进行其他物理治疗。

防治产后肛裂

肛裂是肛门齿状线以下肛管皮肤层裂伤后形成的小溃疡。新妈妈容易发生肛裂的原因，除了因分娩时阴道扩张、撕裂累及肛门所致外，更主要是便秘所伤。预防方法有：

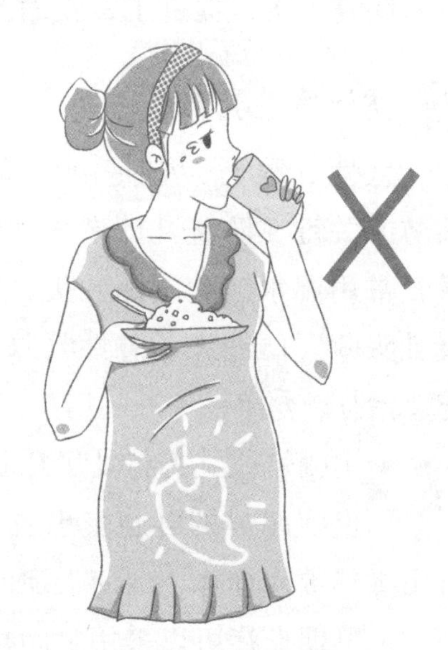

· 每次大便后用温水轻轻洗净肛门。

· 避免长时间坐着。

· 尽量不吃辛辣、煎炸食物，定时大便，预防便秘。

· 做缩肛、提肛练习，锻炼肛门括约肌，改善局部的血液循环。在吸气时提缩肛门，如忍大便状，然后呼气、放松，如此反复，每次做10～20下，每天做2次。

· 便秘时，不要强行排便，应先由肛门塞入开塞露、甘油栓等，促使大便排出，防止肛门裂伤。

改善小便失禁

新妈妈产后不能约束小便而尿自遗者，称为产后尿失禁。改善小便失禁的锻炼方法如下：

· 盆底肌运动。仰卧在床，双脚屈膝微开约7～8厘米，收紧肛门、会阴及尿道5秒钟，然后放松，心里默数5下再重做，每次运动做10次左右。

· 腹肌运动。仰卧屈膝，双臂放在身体两侧，深吸一口气，呼出时收缩腹肌，将头及肩抬起，维持5秒后放松。

双臂放在身体两侧，举起腿与躯干垂直，然后慢慢放下，轮流交换举腿5次，每天1～2次。

双腿放平，双手托枕部，利用腹肌收缩的力量使身体慢慢坐起来，反复多次，促进子宫收缩及回位。

防治急性乳腺炎

急性乳腺炎大多是由金黄色葡萄球菌引起的急性化脓性感染。预防的关键在防止乳汁淤积和保持乳头清洁，避免损伤。孕后期和产后经常用温水清洗两侧乳头，定时哺乳，并排空乳汁，不要让宝宝含着乳头睡。已经患了急性乳腺炎的妈妈，必须及早采取积极的治疗措施。治疗方法有：

· 用绷带或乳托将乳房托起。局部用冰敷，以减少乳汁分泌。

· 炎症明显的乳腺炎患者，应该暂停哺乳，同时排空乳汁。局部可用湿热敷或理疗，促使炎症的局限化。

· 早期炎症可以采用封闭疗法，以含有抗菌药物的0.25%～0.5%普鲁卡因溶液60～80mL注射在乳腺四周及乳腺后组织，可以减轻痛苦，促使炎症消退。

· 全身使用抗菌药物。一旦形成脓肿，则应及时将脓液排出。

产后感冒的防治

产后一周，新妈妈出汗太多，受风寒的概率也就增加了，更易患感冒。新妈妈感冒后，必须补充大量水分，可以多喝白开水、姜糖水、冰糖梨水及各种新鲜果汁等；饮食要清淡、易消化，不吃辛辣刺激、油腻食物；必要时，可在医生的指导下，口服一些中成药；发烧的新妈妈必须卧床休息，及时进行物理降温；如果出现高烧不退、咳嗽加重、呼吸困难等症状，应尽早去医院治疗。

产后谨防静脉栓塞

静脉栓塞是由于静脉中血液黏稠度过高而引起的静脉堵塞。预防静脉栓塞的方法如下：

· 孕期和产后避免久站久坐。

· 孕期和产后采取措施促进静脉血液回流。如果刚刚形成静脉曲张，每天起床后穿上高弹力的袜子，或在小腿由下而上地缠上弹力绷带，待晚上临睡前取下。

· 避免用过冷或过热的水洗澡，与体温相同的水最为适宜。

· 孕前及产后都应积极运动。

· 剖宫产术后补足水分，坚持常规输液3天，吃流质食物，以免脱水及血液浓缩。

产后中暑早防治

夏季新妈妈坐月子期间容易发生中暑，需小心防范。

· 夏天分娩的新妈妈不要用布包头，也不要穿长的、厚的衣裤和袜子，要穿薄一些。

· 月子室一定要开窗户，使空气流通，保持适当的温度。

· 养成良好的饮水习惯，不要等口渴了才喝水，因为口渴表示身体已经缺水了。平时注意多吃新鲜蔬菜和水果也可补充水分。

· 保证充足的睡眠，使大脑和身体各系统都得到放松，是预防中暑的好办法。

防治产后腕部疼痛

产后有些妈妈会做一般性的家务，如洗衣服、洗尿布等，导致手腕痛，尤其在拇指和腕部活动时疼痛加剧。产后出现这些症状，可采取以下措施缓解：

· 避免重复一种劳动的时间过长，手腕有酸胀感时要及时休息，冬天不宜用冷水洗涤。

· 产后注意休息，如果产后给宝宝洗东西，多请家人帮助。平时也可以适当活动手指和手腕部。

· 如已经出现症状，则可用热敷来缓解疼痛。但不要用止痛的弹性绷带，因为缠绷带会使血液循环不通畅，加重疼痛。

· 也可以采用穴位按摩的方法减轻疼痛，如热水泡浴后用指揉法按摩阿是穴1～3分钟。

· 出现手腕痛应减少活动和冷水刺激，如果出现肿胀更应注意。局部用红花油轻轻揉擦。

防治产后耻骨痛

有些新妈妈产后经常感到阴毛上端的耻骨部分以及大腿根部疼痛，尤其在走路、上楼梯、提重物、下蹲、排便时，还有些出现腰背痛、腹股沟疼痛，这种现象往往是耻骨联合分离造成的。疼痛严重时，新妈妈须卧床休息，并采用弹性腹带固定骨盆。平时多吃虾、牡蛎等富含钙的食物，也可在医生指导下服用药物。

P37谜语答案	**P65谜语答案**	**P95谜语答案**
1.眼睛	1.茄子	1.薯片
2.眼睛	2.黄瓜	2.荷兰豆
3.眼睛	3.红皮萝卜	3.马铃薯
4.眼睛	4.辣椒	4.热狗